国家卫生健康委员会"十三五"规划教材

高等卫生职业教育应用技能型规划教材

供护理、助产专业用

儿科护理

第2版

主　编　张玉兰　卢敏芳

人民卫生出版社

图书在版编目（CIP）数据

儿科护理/张玉兰，卢敏芳主编. —2版. —北京：
人民卫生出版社,2020

ISBN 978-7-117-29566-6

Ⅰ.①儿…　Ⅱ.①张…②卢…　Ⅲ.①儿科学–护理
学–高等职业教育–教材　Ⅳ.①R473.72

中国版本图书馆 CIP 数据核字(2020)第 013256 号

| 人卫智网 | www.ipmph.com | 医学教育、学术、考试、健康，购书智慧智能综合服务平台 |
| 人卫官网 | www.pmph.com | 人卫官方资讯发布平台 |

儿 科 护 理

第 2 版

主　　编：张玉兰　卢敏芳

出版发行：人民卫生出版社(中继线 010-59780011)

地　　址：北京市朝阳区潘家园南里 19 号

邮　　编：100021

E – mail：pmph @ pmph. com

购书热线：010-59787592　010-59787584　010-65264830

印　　刷：人卫印务（北京）有限公司

经　　销：新华书店

开　　本：850×1168　1/16　印张：16

字　　数：419 千字

版　　次：2016 年 8 月第 1 版　　2020 年 2 月第 2 版
　　　　　2024 年 12 月第 2 版第 10 次印刷(总第 16 次印刷)

标准书号：ISBN 978-7-117-29566-6

定　　价：46.00 元

打击盗版举报电话：010-59787491　E-mail：WQ @ pmph.com

质量问题联系电话：010-59787234　E-mail：zhiliang @ pmph.com

编者名单

主　编　张玉兰　卢敏芳

副主编　王敬华　于海红　朱鹏云　周良燕

编　者（以姓氏笔画为序）

于海红（承德护理职业学院）

于彩霞（沧州医学高等专科学校）

王敬华（唐山职业技术学院）

卢敏芳（甘肃省武威职业学院）

孙小红（广安职业技术学院）

吕小明（合肥职业技术学院）

朱鹏云（江西卫生职业学院）

李　娜（甘肃卫生职业学院）

佘小丽（安徽医学高等专科学校）

张玉兰（大庆医学高等专科学校）

张婧媛（黑龙江护理高等专科学校）

周良燕（雅安职业技术学院）

梁　红（大庆医学高等专科学校）（兼秘书）

梁蓓蓓（安庆医药高等专科学校）

程　进（安徽卫生健康职业学院）

谭奕华（赣南卫生健康职业学院）

数字内容编者名单

主　编　张玉兰　卢敏芳

副主编　王敬华　于海红　朱鹏云　周良燕

编　者　（以姓氏笔画为序）

于海红（承德护理职业学院）

于彩霞（沧州医学高等专科学校）

王敬华（唐山职业技术学院）

卢敏芳（甘肃省武威职业学院）

孙小红（广安职业技术学院）

吕小明（合肥职业技术学院）

朱鹏云（江西卫生职业学院）

李　娜（甘肃卫生职业学院）

佘小丽（安徽医学高等专科学校）

张玉兰（大庆医学高等专科学校）

张婧媛（黑龙江护理高等专科学校）

周良燕（雅安职业技术学院）

梁　红（大庆医学高等专科学校）（兼秘书）

梁蓓蓓（安庆医药高等专科学校）

程　进（安徽卫生健康职业学院）

谭奕华（赣南卫生健康职业学院）

修订说明

2017 年国务院办公厅印发《关于深化医教协同进一步推进医学教育改革与发展的意见》(以下简称《意见》),对医学教育的改革与发展提出了新要求,也为卫生职业教育改革指明了方向。为进一步落实《意见》精神,2018 年,在新一届高等卫生职业教育应用技能型规划教材评审委员会全程指导和参与下,人民卫生出版社启动了第二轮高等卫生职业教育应用技能型规划教材修订工作。

2019 年 1 月,国务院印发了《国家职业教育改革实施方案》(以下简称《实施方案》),指出:"建设一大批校企'双元'合作开发的国家规划教材,倡导使用新型活页式、工作手册式教材并配套开发信息化资源","专业教材随信息技术发展和产业升级情况及时动态更新",为教材体系建设与改革进一步指明了科学方向。

新一轮应用技能型规划教材修订紧密对接新时代健康中国高质量卫生人才培养需求,依据最新版《高等职业学校护理专业教学标准》,坚持立德树人,继续着力体现"以服务为宗旨,以就业为导向,以能力为本位"的人才培养模式,强调应用技能型人才成长规律,在教材编写和资源建设两个方面全面推进。尤其是教学资源,以原有成果为基础,突出新思路、新技术、新形式,体现新内涵、新资源、新变化。本轮修订基本原则:

1. 适应人才培养需求 教材修订按照《实施方案》中"从 2019 年开始,在职业院校、应用型本科高校启动'学历证书 + 若干职业技能等级证书'制度试点(以下称 1+X 证书制度试点)工作"的要求,着重夯实"1"所代表的卫生职业院校教育教学基本要求,同时兼顾"X"所代表的卫生与健康行业需求及职业能力体现。尝试卫生职业教育与卫生行业能力需求同向同行,适应卫生职业教育人才培养需求,贯彻"思维与技能并重,医学与人文融通,学习与服务互动"的卫生职业教育改革理念,将医德养成、医学人文教育融入专业教育。

2. 服务专业发展 突出新时代育人导向,体现"敬佑生命、救死扶伤、甘于奉献、大爱无疆"的卫生与健康工作者精神。强化护理、助产专业特色,重视整体护理观,贯穿"以人的健康为中心"的优质护理理念,应用护理程序工作方法,提高学生的整体职业素养。

3. 强化"医教协同、产教融合" 校企"双元"编写,临床一线专家参与教材编写。注重学生临床思维能力训练,注重与职业岗位需求对接,将临床实践融入教材与教学资源。

4. 继续"融合"创新 融合需求、融合情感、融合标准、融合准入、融合资源,在封面设置开放式二维码——"主编说"。通过 AR、视频、动画等形式,进一步增强纸数资源的适用性与协同性,打造具有新时代内涵的高等卫生职业教育融合教材。

第二轮高等卫生职业教育应用技能型规划教材共 48 种,将于 2020 年 3 月前陆续出版,供各卫生职业院校选用。

教材目录

序号	申报教材	专业	主编
1	人体解剖学与组织胚胎学（第2版）	供护理、助产、临床医学等相关专业用	任　晖　乔跃兵
2	正常人体结构（第2版）	供护理、助产专业用	夏广军　陈地龙
3	正常人体功能（第2版）	供护理、助产专业用	彭　波　杨宏静
4	生物化学（第2版）	供护理、助产、临床医学等相关专业用	张又良　刘　军
5	生理学（第2版）	供护理、助产、临床医学等相关专业用	杨桂染　周晓隆
6	病原生物与免疫学（第2版）	供护理、助产、临床医学等相关专业用	曹德明　吴秀珍
7	病理学与病理生理学（第2版）	供护理、助产、临床医学等相关专业用	张军荣　李　夏
8	疾病学基础	供护理、助产等相关专业用	夏广军　吴义春
9	药理学（第2版）	供临床医学、护理、助产等相关专业用	孙宏丽　田卫东
10	护理药理学（第2版）	供护理、助产专业用	黄　刚　刘　丹
11	健康评估（第2版）	供护理、助产专业用	杨　颖　高井全
12	护理学基础（第2版）	供护理、助产专业用	程玉莲　赵国琴
13	护理学导论（第2版）	供护理、助产专业用	张琳琳　王慧玲
14	基础护理技术（第2版）	供护理、助产专业用	周春美　陈焕芬
15	内科护理（第2版）	供护理、助产专业用	马秀芬　王　婧
16	外科护理（第2版）	供护理、助产专业用	郭书芹　王叙德
17	妇产科护理（第2版）	供护理、助产专业用	李淑文　王丽君
18	儿科护理（第2版）	供护理、助产专业用	张玉兰　卢敏芳
19	母婴护理	供护理、助产专业用	单伟颖　蒋　莉
20	儿童护理	供护理、助产专业用	罗玉琳　熊杰平
21	成人护理（上册）	供护理、助产专业用	黄永平　王荣俊
22	成人护理（下册）	供护理、助产专业用	王荣俊　周俊杰

续表

序号	申报教材	专业	主编	
23	老年护理(第2版)	供护理、助产专业用	刘梦婕	
24	急危重症护理(第2版)	供护理、助产专业用	狄树亭	万紫旭
25	眼耳鼻咽喉口腔科护理(第2版)	供护理、助产专业用	桂 平	张爱芳
26	中医护理(第2版)	供护理、助产专业用	屈玉明	才晓茹
27	精神科护理(第2版)	供护理、助产专业用	高健群	马文华
28	社区护理(第2版)	供护理、助产专业用	姜新峰	王秀清
29	营养与膳食(第2版)	供护理、助产专业用	林 杰	唐晓武
30	传染病护理(第2版)	供护理、助产专业用	孙美兰	
31	遗传与优生	供助产专业用	王洪波	王敬红
32	助产学	供助产专业用	郭艳春	王玉蓉
33	妇科护理	供助产专业用	杨淑臻	郭雅静
34	母婴保健	供助产专业用	王黎英	
35	护理管理(第2版)	供护理、助产专业用	周更苏	周建军
36	护理礼仪与美学(第2版)	供护理、助产专业用	袁慧玲	蔡季秋
37	护理心理学基础(第2版)	供护理、助产专业用	孙 萍	崔秀娟
38	护理伦理学基础(第2版)	供护理、助产专业用	杨金奎	杨云山
39	护理技能综合实训(第2版)	供护理、助产专业用	卢玉彬	臧谋红
40	医护英语	供高等卫生职业教育各专业用	秦博文	刘清泉
41	医用化学(第2版)	供高等卫生职业教育各专业用	段卫东	陈 霞
42	医学生应用文写作(第2版)	供高等卫生职业教育各专业用	冉隆平	舒 洁
43	计算机应用基础(第2版)	供高等卫生职业教育各专业用	敬国东	王 博
44	卫生法律法规(第2版)	供高等卫生职业教育各专业用	苏碧芳	陈兰云
45	体育与健康(第2版)	供高等卫生职业教育各专业用	李连芝	郭章杰
46	大学生心理健康(第2版)	供高等卫生职业教育各专业用	王江红	
47	人际沟通(第2版)	供护理、助产专业用	韩景新	
48	职业生涯规划与就业指导(第2版)	供高等卫生职业教育各专业用	周武兵	施向阳

前　言

　　高等卫生职业教育应用技能型规划教材《儿科护理》(第2版)根据本套教材编写的指导思想和整体要求,坚持立德树人、面向精准、传承创新的原则,遵循高等卫生职业教育的规律,以培养技术技能护理人才为教育目标,注重学生职业素养和职业精神的培养,注重教材内容与工作岗位需求紧密衔接,力求满足专业需要、岗位需要和社会需要。

　　本教材坚持"三基五性"的原则,在总结第一版教材编写经验的基础上,继续定位于应用技能型融合教材:①突出应用技能性。教材内容的选取依据"三基"原则,并完全涵盖护士执业资格考试大纲内容,同时,设有实训指导内容,将14项儿科护理技术按照最新标准编写,突出对学生岗位操作技能的培养。②强调立德树人。强化以人为本的理念,在学习目标中均加入职业素养目标;在Box中增加职业道德教育内容;在思考与练习中设置人文关怀的开放性问题,将职业素养教育贯穿于全教材。③力求先进性。引入最新相关疾病指南和诊疗方案,对神经心理发育的评价、体重生长的估算、婴儿喂养、新生儿黄疸等内容进行了更新。④深化"纸数融合"。以强化重点知识和突破难点内容为中心,增加视频、微课内容,使数媒学习内容系统化,实现了纸数的有机融合。

　　在编写体例上,每章设有学习目标,并对执考知识点加文本框标注,使学生学有重点;设置情景导入、知识链接等,增加学生情景体验、引导学生拓展阅读;设有思考与练习,以病例分析为主,培养学生临床思维能力。

　　本教材数媒内容丰富,除设有主编说、教学大纲、自学汇、看总结、测一测等五个模块外,还包括相应的图片、音频、视频及微课等学习素材,赋予融合教材的开放性,为学生提供了多元化的学习空间。

　　本教材在编写过程中得到了教材评审委员会及各参编院校的大力帮助和支持,在此谨致以衷心的感谢!由于编者水平有限,教材中存在的缺点和不足之处,恳请广大同仁和读者批评指正。

张玉兰　卢敏芳

2019 年 12 月

教学大纲
(文本)

目　录

第一章 绪 论

0101
扫一扫，
自学汇

 学习目标

1. 掌握儿童年龄分期。
2. 熟悉儿科护理的特点。
3. 了解儿科护理的任务与范围、儿科护士的角色以及儿科护理的发展与展望。
4. 学会分析儿童各年龄期的特点。
5. 明确儿科护士的角色，具备良好的儿科护理岗位所需要的职业素质。

第一节 儿科护理的任务与范围

儿科护理（pediatric nursing）是研究儿童生长发育规律、卫生保健、疾病防治和护理，以促进儿童身心健康的一门专科护理学。研究对象是自胎儿至青春期的儿童。

（一）儿科护理的任务

儿科护理的任务是从体格、智力、行为和社会等方面来研究和保护儿童，充分利用现代医学、护理学及相关学科的理论和技术，提供"以儿童及其家庭为中心"的全方位整体护理，以保障儿童健康，提高生命质量。

（二）儿科护理的范围

凡涉及儿童健康保健和疾病防治问题都属于儿科护理的范围，包括儿童的生长发育、儿童营养与喂养、儿童身心健康的保健与促进、儿童疾病的防治与护理以及疾病的康复等。随着医学研究的进展，儿科医学不断向更深入的三级专业学科细化发展。同时，派生出围生期医学、青春期医学等新兴学科以及与其他学科交叉派生出的许多亚专业，如发育行为儿科学、环境儿科学、儿童教育学等，多学科的协作是当今儿科医学发展的必然趋势。

随着医学模式和护理模式的转变，儿科护理的范围不断拓展，已由单纯的疾病护理转变为以儿童及其家庭为中心的身心整体护理；由单纯的患儿护理扩展为对所有儿童生长发育、疾病防治与护理及促进儿童身心健康的全面服务；由单纯的医疗保健机构承担的工作任务逐渐发展为全社会都参与并承担的儿童保健和护理工作。因此，儿科护理尚需与临床儿科、产科、心理学以及教育学等多门学科密切联系,其工作的开展还应得到家庭及社会等各方面的支持。

> **知识链接**
>
> **儿童疾病的三级预防**
>
> Ⅰ级预防(primary prevention):也称基础预防,是疾病发生前的干预、促进性措施,如健康教育、营养指导、心理支持、预防接种及环境保护等。
>
> Ⅱ级预防(secondary prevention):是疾病症状前的干预措施,即早发现、早诊断、早干预和治疗,避免严重后果。包括定期体格检查、生长监测、疾病早期筛查及产前检查等。
>
> Ⅲ级预防(tertiary prevention):即疾病期的彻底治疗,防止并发症和后遗症,争取全面康复。包括家庭护理、心理治疗、促进功能恢复等。

第二节 儿科护理的特点

儿童处在不断的生长发育过程中,除个体差异、性别差异外,还有明显的年龄差异,同时,还具有自身防护能力较弱、对疾病损伤的恢复能力较强的特点。

(一)儿童解剖生理特点

1. 解剖 儿童的身高、体重、头围、胸围、骨骼、牙的发育及内脏器官的大小和位置均随年龄增长而不同,必须熟悉各年龄体格生长发育规律,才能正确判断和处理临床问题。如新生儿和小婴儿的头相对较大,颈部肌肉和颈椎发育相对滞后,抱起时应注意保护头部;儿童髋关节附近的韧带较松,臼窝较浅,容易发生脱臼及损伤,护理时应避免过度牵拉。

2. 生理 儿童各系统器官的功能随着年龄的增长逐渐发育成熟,某年龄段功能尚未成熟常是疾病发生的内在因素。如婴幼儿生长发育快,对营养的需求量相对较高,但此期的消化系统功能发育尚未成熟,故婴幼儿易发生腹泻病和营养障碍性疾病。另外,不同年龄儿童的生理生化正常参考值各自不同,如心率、呼吸频率、血压、周围血象等。因此,掌握各年龄期儿童的功能变化特点是儿科护理工作的基本要求。

3. 免疫 小婴儿的免疫功能发育不成熟,容易患感染性疾病。如胎儿只能通过胎盘从母体获得抗体 IgG,体内缺乏 IgM,故新生儿容易患革兰氏阴性细菌感染;婴儿从母体获得的 IgG 在生后 3~5 个月逐渐消失,易患感染性疾病和传染性疾病,故婴儿期是实施计划免疫的重要时期;婴幼儿体内 IgG 和 SIgA 水平均较低,故婴幼儿容易患呼吸道和消化道感染性疾病。

> 考点提示:儿童的免疫特点

(二)儿童心理社会特点

儿童时期是心理、行为形成的基础阶段,可塑性强。儿童身心发育未成熟,依赖性较强,合作性较差,对心理压力的应对能力较弱,需要心理关怀和照顾。儿童心理行为发育易受家庭、学校和社会的影响,根据不同年龄儿童的心理特点,提供合适的环境和条件,给予耐心的引导和正确的教养,可以培养儿童良好的个性和行为习惯。

(三)儿童疾病特点

1. 病理 同一致病因素儿童与成人病理变化和疾病过程会有很大差别,即或是不同年龄的儿童也会出现这种差异。

> 考点提示:儿童的病理特点

如肺炎链球菌所引起的肺部感染,婴幼儿常表现为支气管肺炎,而年长儿和成人则可引起大叶性肺炎;如维生素 D 缺乏时,婴儿患佝偻病,而成人表现为骨软骨症、骨质疏松症。

2. 疾病种类　儿童的疾病种类与成人有很大差别。如心血管疾病,儿童以先天性心脏病为主,成人则以冠状动脉粥样硬化性心脏病常见;不同年龄儿童的疾病种类也有差别,新生儿疾病常与先天遗传和围生期因素有关,婴幼儿疾病中以感染性疾病占多数。

3. 预后　儿童患病时往往起病急,来势凶猛,但是如处理及时,渡过危重期后,恢复也较快,且较少转为慢性或留有后遗症。但年幼、体弱、病情危重患儿病情变化迅速,甚至发生突然死亡。因此,儿科医护人员更强调密切观察病情的变化。

4. 预防　预防工作是儿科护理的特征性工作。计划免疫是预防工作的重点,此外,还包括生长发育的监测、先天性和遗传性疾病的筛查以及许多成人疾病(如动脉粥样硬化、高血压和糖尿病等)的儿童期预防等,疾病的预防和健康的促进在儿科护理中的地位日显重要。

（四）儿科护理特点

1. 护理评估　儿童因不会诉说病情或因害怕等因素不能如实描述病情,多由家长或其照顾者代诉,其健康史的可靠性较差,但仍要认真听取和分析。全面准确的体格检查非常重要,但患儿多不会主动配合。不同年龄儿童的检验正常值常不相同,应特别注意。

2. 病情观察　儿童病情发展快、变化多端,更需要对病情进行细致和系统的观察。如年幼儿患感染性疾病时,常急性起病,病势凶猛,容易并发败血症、循环衰竭及中毒性脑病等;新生儿及体弱儿患严重感染时,对疾病反应差,常缺乏典型的症状和体征,仅表现为反应低下、体温不升和拒乳等非特异性症状。所以,儿科护士病情观察任务重,对疾病的正确判断和及时处理至关重要。

3. 护理内容　儿科护理内容和时间均较成人多,如头皮静脉穿刺、喂养、生活照顾及游戏等为儿科特有的护理项目。儿童好动、好奇,但缺乏经验,需特别注意安全护理。另外,慢性病住院患儿的学习和教育,也属护理内容。

第三节　儿童年龄分期

儿童生长发育是连续渐进的动态过程,不应被人为割裂认识,但是在这个过程中,儿童的解剖结构、生理功能和心理行为等确实在不同阶段表现出与年龄相关的规律性,故在实际工作中,一般将儿童年龄分为 7 个时期。

> 考点提示:儿童 7 个年龄分期的时间界点

（一）胎儿期

从受精卵形成至胎儿出生为胎儿期,正常胎儿期约 40 周（40±2 周）,胎儿的周龄即为胎龄。胎儿完全依靠于母体生存,母亲在妊娠期间如受到不利因素影响,如感染、滥用药物、接触放射性物质、吸毒以及患严重疾病和创伤等都可能影响胎儿的正常发育,导致畸形、宫内发育不良或流产。

（二）新生儿期

从胎儿娩出脐带结扎至生后满 28d 为新生儿期。按年龄划分,此期实际包含在婴儿期内,但由于此期在生长发育和疾病方面具有非常明显的特殊性,且发病率和死亡率均较高,故将其列为婴儿期中的一个特殊时期。此期儿童刚脱离母体转为独立生存,所处的内、外环境发生根本变化,其适应能力尚不成熟。此外,分娩过程中的损伤、感染延续存在,先天性畸形也常在此期表现。

胎龄满 28 周至出生后 7d 为围生期,此期包括胎儿晚期、娩出过程和新生儿早期,是生命经受巨大变化和遭受最大危险的时期,此期死亡率最高。

(三)婴儿期

从出生后到满 1 周岁为婴儿期。此期是儿童生长发育最迅速的阶段,对营养的需求相对较高,但其消化功能发育尚不完善,容易发生营养障碍和消化系统疾病,应提倡母乳喂养,合理喂养。同时,婴儿体内来自母体的抗体逐渐减少,而自身免疫功能尚未成熟,抗感染能力较弱,容易发生各种感染性和传染性疾病,应实施计划免疫,预防感染。

(四)幼儿期

从满 1 周岁到 3 周岁为幼儿期。此期体格生长速度较前稍减慢,智力发育加快,活动范围渐广,接触社会事物渐多。此期儿童对危险的识别和自身保护能力都有限,是最容易发生意外的阶段,要注意防止意外的创伤和中毒。饮食已从乳汁逐渐过渡到成人饮食,要保证营养供给,培养良好的饮食习惯。

(五)学龄前期

从 3 周岁至 6~7 岁入小学之前为学龄前期。此期体格生长速度进一步减慢,并处于稳步增长状态,智力发育更加迅速,社会接触范围扩大,自理能力和初步社交能力得到锻炼,应注意培养良好的思想品德和行为习惯。此期急性肾小球肾炎等自身免疫性疾病开始增多,同时,应继续预防传染病和意外事故与中毒。

(六)学龄期

从小学开始(6~7 岁)至青春期前为学龄期。此期体格稳步增长,除生殖系统外各器官发育均已接近成人,智力发育更趋成熟,可以接受科学文化教育。

(七)青春期

青春期年龄范围一般为 10~20 岁,女孩的青春期开始和结束年龄都比男孩早 2 年左右。青春期进入和结束年龄存在较大的个体差异,可相差 2~4 岁。此期体格生长再次加速,出现第二个生长高峰,同时,生殖系统发育加速并趋于成熟。此期应重视道德品质教育与生理、心理卫生及性知识教育。

儿童年龄分期(微课)

第四节 儿科护士的角色与素质要求

(一)儿科护士的角色

随着护理学科的发展,儿科护士的角色有更大范围的扩展。

1. 专业照护者 儿童机体各系统、器官的功能发育尚未完善,生活尚不能自理或不能完全自理。儿科护士最重要的角色是在帮助儿童促进、保持或恢复健康的过程中,为儿童及其家庭提供直接的专业照护,如营养的摄取、感染的预防、药物的给予以及心理的支持等,以满足儿童身、心两方面的需要。

2. 护理计划者 为促进儿童身心健康发育,护士必须运用护理专业知识和技能,收集儿童的生理、心理、社会状况等方面的资料,全面评估儿童的健康状况及其家庭对疾病和伤害的反应,找出其健康问题,制订系统全面和切实可行的护理计划,采取有效护理措施,以减轻儿童痛苦,帮助儿童适应医院、社区和家庭的生活。

3. 健康教育者　在护理儿童的过程中,护士应依据各年龄段儿童智力发展水平,向他们及其家长有效地解释疾病治疗和护理的过程,帮助他们建立自我保健意识,培养他们良好的生活习惯,纠正其不良行为。同时,还应向家长宣传科学育儿知识,使他们采取健康的态度和行为,以达到预防疾病、促进健康的目的。

4. 健康协调者　护士需联系并协调有关人员和机构,维持一个有效的沟通网,使诊断、治疗、救助以及相关的儿童保健工作得以互相协调和配合,保证儿童获得最适宜的整体性医护照顾。如护士需与医师联络,讨论有关治疗和护理方案;与营养师联系,讨论有关膳食的安排;与儿童及其家长进行有效的沟通,让家庭共同参与儿童护理过程,以保证护理计划的贯彻执行。

5. 健康咨询者　护士通过倾听儿童及其家长的倾诉,关心儿童及其家长在医院环境中的感受,解答他们的问题,提供有关治疗的信息,给予健康指导。澄清儿童及其家长对疾病和与健康有关问题的疑惑,使他们能够以积极有效的方式去应对压力,找到满足生理、心理及社会需要的最习惯和最适宜的方法。

6. 儿童及其家庭代言人　儿科护士是儿童及其家庭权益的维护者,在儿童不会表达或表达不清自己的要求和意愿时,儿科护士有责任解释并维护儿童及其家庭的权益不受侵犯或损害。护士还需评估有碍儿童健康的问题和事件,提供给医院行政部门改进,或提供给卫生行政单位作为拟定卫生政策和计划的参考。

7. 护理研究者　护士应积极进行护理研究工作,通过研究来验证、扩展护理理论知识,发展护理新技术,指导和改进护理工作,提高儿科护理质量,促进护理专业发展。

（二）儿科护士的素质要求

1. 思想道德品质

(1)热爱护理事业,具有高度社会责任感和同情心,爱护儿童,具有为儿童健康服务的奉献精神。

(2)具有诚实的品格、较高的慎独修养、高尚的道德情操,以理解、友善、平等的心态,为儿童及其家庭提供帮助。

(3)具有正视现实、面向未来的目光,追求崇高的理想,忠于职守,救死扶伤,实行人道主义。

2. 科学文化素质

(1)具备一定的文化素养和自然科学、社会科学、人文科学等多学科知识。

(2)掌握基本的计算机应用技术和一门外语,及时了解现代科学发展的最新信息。

3. 专业素质

(1)具有结构合理的专业理论知识和精湛的护理实践技能,操作准确,动作规范。

(2)具有敏锐的观察能力、综合分析的判断能力、快速敏捷的反应能力,准确、有效、及时地解决问题。

(3)具有熟练运用护理程序对患儿实施整体护理的能力。

(4)具有开展护理科研的意识,了解一定的护理科研方法。

4. 身体心理素质

(1)具有健康的身体和心理,乐观、开朗、平和的心态,宽容豁达的胸怀,良好的言行举止。

(2)具有良好的沟通能力,能与儿童及其家长建立良好的人际关系,与同事相互尊重、团结协作。

第五节　儿科护理的发展与展望

祖国医学在儿童疾病的防治与护理方面有丰富的经验,其起源比西方医学要早得多。许多的医学典籍中可见到有关儿童保健、疾病防治等方面的记载,如最早的《黄帝内经》、唐代孙思邈著的《备急千金要方》、宋代钱乙著的《小儿药证直诀》等,到明代还注重了疾病的预防,如薛铠提出的用烧灼脐带法预防新生儿破伤风;张琰的《种痘新书》提出接种人痘来预防天花,较欧洲人发明牛痘早百余年。

> ### 📖 知识链接
>
> #### 我国中医儿科学体系的创建者——钱乙
>
> 钱乙(1035—1117),字仲阳,北宋郓州(今东平县)人。钱乙是我国医学史上第一个著名中医儿科专家,第一次系统地总结了对儿童的辨证施治法,使中医儿科发展成为独立的一门学科。他撰写的《小儿药证直诀》,是我国现存的第一部儿科专著,书中有23个病例和创制的114个药方,对儿童生理、病理、辨证施治和制方用药等颇有创见,比欧洲最早出版的儿科著作早三百年,后人视之为儿科的经典著作,被尊称为"幼科之鼻祖"。

进入19世纪下半叶,西方儿科学发展迅速,并随着商品和教会进入我国。20世纪30年代西医儿科学逐渐受到重视,至40年代儿科临床医疗规模初具,在防治各种传染病和营养不良方面做出了重大贡献。

中华人民共和国成立以后,党和政府对儿童健康十分重视,历届宪法都特别提出了保护母亲和儿童的条款。从建立健全各级儿童医疗保健机构,到各大省市建立儿童医院,直至专设儿科监护病房(PICU)和新生儿监护病房(NICU),儿科护理范围、护理水平有了很大的拓展和提高。通过大力加强城乡儿童保健、实行计划免疫,使儿童传染病的发病率大幅度下降,天花已于1951年7月后在国内消灭。通过推行新法接生、提倡科学育儿、开展生长发育监测以及遗传代谢疾病筛查、进行儿童"四病"(维生素D缺乏性佝偻病、腹泻病、肺炎和缺铁性贫血)的防治等,使得儿童常见病和多发病的发病率及病死率亦迅速降低,婴儿的死亡率逐年下降。2016年中共中央、国务院颁发了《"健康中国2030"规划纲要》,提出了实施健康儿童计划,加强儿科建设,加大儿童重点疾病防治力度,扩大新生儿疾病筛查,继续开展重点地区儿童营养改善项目等,对提高儿童健康水平做出了更明确要求。

> ### 📖 知识链接
>
> #### 婴儿死亡率
>
> 婴儿死亡率是指每1 000名活产婴儿中在1岁以内的死亡人数。婴儿死亡率是反映一个国家和民族的居民健康水平和社会经济发展水平的重要指标,特别是妇幼保健工作水平的重要指标。1949年我国的婴儿死亡率约在200‰以上,中华人民共和国成立10年后(1959年),婴儿死亡率已降至70‰,至20世纪90年代中期,婴儿死亡率为50.2‰。根据2012年中国卫生统计提要的数字显示,我国婴儿死亡率从2000年的32.2‰已下降到2011年的12.1‰,与发达国家的差距明显缩小。2016年、2017年我国婴儿死亡率分别为7.5‰、6.8‰。2019年5月22日,国家卫生健康委员会发布《2018年我国卫生健康事业发展统计公告》显示,婴儿死亡率为6.1‰,实现了与国际儿童健康同步发展。

随着时代的发展,儿科护理教育体系日趋完善。1835 年美国传教士在广州开设了我国第一所医院,两年后开设了护士训练班;1888 年美国人在福州成立了第一所护理学校。20 世纪 50 年代,护理教育被列入中等专业教育;80 年代初,我国恢复中断了 30 余年的高等护理教育,培养了一大批高等儿科护理人才;进入 90 年代又设置了护理研究生教育,促进了护理教育事业向更高层次、水平迈进,儿科护理也发展成为具有独特功能的专门学科。

现代医学的革命性突破发展将带动儿科护理的研究和发展,快速的经济发展而出现的工业化、城市化、现代化和全球化,使得环境因素、社会因素、人们的行为和生活方式都在发生巨大变化,儿科疾病谱将继续发生变化,儿童健康也将面临着许多新的问题和挑战。主要表现为:①传染性疾病和感染性疾病仍然是威胁儿童健康的主要问题。由于一些已经得到控制的传染病(如结核病)在全球范围内的回升,加之艾滋病等新的传染病在世界范围的广泛传播,新的病毒、新的菌种的不断出现,流动人口中儿童传染病的高发病风险,都将对儿童健康构成新的威胁。②慢性非传染性疾病的低龄化日益凸显,在儿童发病率和死亡率中所占比例越来越高,逐渐成为严重的儿童健康问题。③儿童发育障碍及行为问题不断增加。学习环境、家庭关系、网络冲击以及增多的留守儿童,都影响着儿童的成长和发展。此外,意外损伤、成人疾病的儿童期预防以及环境污染对儿童健康的危害等将成为重点关注的课题,儿科护理的研究范围将随之扩展,儿科护理任务将赋予更多的使命。因此,儿科护理工作者应不断学习,勇于创新,推动儿科护理事业的发展。

(张玉兰)

思考与练习

1. 男婴,10d,足月顺产,出生体重 3.3kg,身长 52.6cm。经访视该儿童体格发育正常。

(1)儿童年龄分哪几期?

(2)该儿童处于哪一年龄期? 此期的特点有哪些?

2. 女婴,6 个月,家长带小儿来门诊健康体检。体重 7.5kg,母乳喂养,已添加鱼肝油、米糊等辅食,能短暂独坐,对名字有反应。

(1)该女婴所处的年龄期易患哪些疾病? 为什么?

(2)对该期儿童如何进行健康指导?

0103
扫一扫,
看总结

0104
扫一扫,
测一测

第二章 儿童生长发育

扫一扫,
自学汇

学习目标

1. 掌握生长发育的规律、体格生长常用指标及其意义以及与体格生长有关的其他系统的发育。
2. 熟悉影响生长发育的因素以及儿童神经心理发育。
3. 了解体格生长以及神经心理发育的评价。
4. 学会评价不同年龄儿童体格发育状况。
5. 明确监测和促进儿童生长发育的工作职责,具备正确评价儿童生长发育所需要的素质。

生长发育是指从受精卵到成人的成熟过程,生长和发育是儿童区别于成人的重要特点。生长是指儿童各器官、系统的长大,可以通过具体的测量值表示,是"量"的变化;发育是指细胞、组织、器官分化与功能成熟,为"质"的改变。生长和发育紧密相关,监测和促进儿童生长发育是儿科护理工作的重要内容。

第一节　生长发育规律及其影响因素

一、生长发育的规律

(一)生长发育是连续的、有阶段性的过程

生长发育在整个儿童时期是连续的过程,但各年龄阶段生长发育的速度不同。例如:体重和身长在婴儿期增长最快,尤其是前3个月,生后第1年为第一个生长高峰,第2年以后增长速度逐渐减慢,至青春期生长发育速度又加快,出现第二个生长高峰(图2-1)。

> 考点提示:生长发育的规律

(二)各系统、器官生长发育不平衡

儿童各系统、器官的发育遵循一定的规律。神经系统发育较早,生殖系统发育较晚。淋巴系统在儿童期迅速生长,于

> 考点提示:儿童生长发育较早和较晚的系统

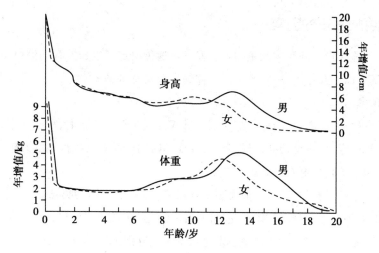

图 2-1　男女童身高、体重生长速度曲线

青春期前达高峰,以后逐渐下降到成人水平。其他系统如呼吸、循环、消化、泌尿等的发育基本与体格生长相平行(图 2-2)。

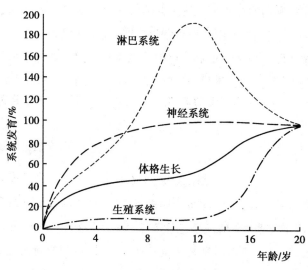

图 2-2　各系统、器官发育不平衡

（三）生长发育的一般规律

生长发育遵循由上到下、由近到远、由粗到细、由简单到复杂、由低级到高级的规律。如出生后运动发育的规律是:先抬头、后抬胸,再会坐、立、行(由上到下);从臂到手,从腿到脚的运动(由近到远);从全手掌抓握到手指端拾取(由粗到细);先画直线后画圈、画图形(由简单到复杂)。认识事物的过程是:先会看、听、感觉事物,逐渐发展到有记忆、思维、分析和判断(由低级到高级)。

> 考点提示:生长发育的一般规律

（四）生长发育的个体差异性

儿童生长发育虽按一般规律发展,但在一定范围内由于受遗传、环境等因素的影响,存在着较大的个体差异。因此,生长发育的正常值不是绝对的,要充分考虑各种因素对个体的影响,并应做连续动态的观察,才能做出较正确的评价。

二、影响生长发育的因素

遗传因素和环境因素共同影响儿童的生长发育。遗传决定了生长发育的潜力,外界环境因素影响着这个潜力,两方面相互作用,决定了儿童个体的生长发育水平。

(一)遗传因素

儿童生长发育的特征、潜力、趋势等都受到父母双方遗传因素的影响,种族和家族的遗传信息影响深远,如皮肤、头发颜色,脸型特征,身材高矮,性成熟时间以及对某些疾病的易感性等都与遗传有关。遗传性疾病对生长发育更有显著影响。

性别也可造成生长发育的差异,一般女孩平均身高、体重低于同龄男孩。但女孩比男孩早2年进入青春期,此时女孩的平均身高与体重超过同龄的男孩。在骨骼、肌肉和皮下脂肪发育等方面,女孩与男孩亦有较大差异。因此,在评估生长发育水平时应分别按男、女标准进行。

(二)环境因素

1. 营养 充足和合理的营养是儿童生长发育的物质基础。宫内营养不良的胎儿,不仅体格生长落后,还严重影响脑的发育;生后营养不良,特别是第1~2年的严重营养不良,可影响体格生长及智力的发育;儿童摄入过多热量导致的肥胖也会影响生长发育。

2. 疾病和药物 疾病和药物对儿童生长发育的影响十分明显。急性感染可使体重减轻,慢性疾病则影响身高和体重的增长,内分泌疾病常使骨骼和神经系统发育迟缓,如先天性甲状腺功能减退症患儿身材矮小和智力低下,先天性心脏病可使儿童生长迟缓。链霉素可影响听力和肾功能,长期使用糖皮质激素可使身高增长速度减慢。通常2岁以内的儿童,疾病痊愈后,如营养充分,会出现"追赶生长"现象。

📖 **知识链接**

追赶生长的利与弊

儿童生长发育遵循一定的轨迹。当儿童营养不良、严重疾病或缺乏激素时,就会逐渐偏离生长发育的轨迹,出现生长迟缓。而一旦这些阻碍生长的因素被去除,儿童将以超过相应年龄正常的速度加速生长,以便重新回到原来的生长轨道上,这一现象称为"追赶生长"(catch-up growth)。追赶生长长期被看做从生长迟缓对发育和健康的不利影响中恢复的一种特性。但近年的研究发现,追赶生长也可能有远期的健康危害。胎儿期生长受限或婴儿期生长不良,以后出现追赶生长者,有较明显发生代谢综合征的倾向。因此,应权衡追赶生长的利弊,在进行喂养推荐时,指导"适当地"追赶生长,而非最大限度地加速生长。

---

3. 孕母情况 孕母的生活环境、营养、情绪及疾病等都会影响胎儿的生长发育。如孕母妊娠早期的病毒性感染可导致胎儿先天畸形;妊娠期严重营养不良可导致流产、早产以及胎儿体格生长和脑的发育迟缓;孕母接受放射线辐射、妊娠早期使用某些药物、接触环境中毒物以及精神创伤等均可能使胎儿生长发育受阻。

4. 生活环境 外界环境、季节、心理及社会因素、运动以及父母的育儿态度与习惯,对儿童体格生长有一定的影响。良好的居住环境,如阳光充足、空气清新和水源清洁,选择健康的生活方式、科学的护理与教养,为儿童安排有规律的生活制度和适合年龄特点的体格锻炼,以及完善的医疗保健服务设施等,是保证儿童体格、神经心理发育达到最佳状态的重要因素。

知识链接

出生缺陷的三级预防

据统计,我国每年大约出生 100 万例出生缺陷儿,占出生人口的 4%～6%,给患儿家庭和全社会带来了沉重的负担。为减少出生缺陷发生,世界卫生组织(WHO)提出了出生缺陷干预"三级预防"策略:一级预防是孕前及孕早期(又称围孕期)阶段的综合干预,通过健康教育、选择最佳生育年龄、遗传咨询、孕前保健、合理营养、避免接触放射性和有毒有害物质、预防感染、谨慎用药、戒烟戒酒戒毒等,减少出生缺陷的发生;二级预防是指通过孕期筛查和产前诊断识别胎儿的严重先天缺陷,早期发现,早期干预,减少缺陷儿的出生;三级预防是指针对新生儿疾病的早期筛查,早期诊断,及时治疗,避免或减少致残,提高患儿的生活质量。

第二节　体格生长发育与评价

导入情景

刘女士带着 3 月大的儿子强强到儿保门诊做健康体检,她觉得自己的孩子长得偏小,怀疑母乳营养不够丰富,担心影响孩子的发育。护士测得强强的体重为 6.5kg,身长 61.2cm。既往体检记录:足月顺产,出生时体重 3.3kg,身长 49.0cm,纯母乳喂养。

工作任务:

1. 正确做出强强的体格生长发育评价。

2. 对刘女士进行科学育儿的健康教育。

一、体格生长常用指标

体格生长通常选用易于测量、有较好人群代表性的指标来表示。常用的指标有体重、身高(长)、头围、胸围、上臂围等。

二、体格生长规律

(一)出生至青春前期体格生长规律

1. **体重的增长**　体重是身体各器官、系统、体液的总重量。体重最能反映儿童的营养状况,是衡量儿童体格生长最重要的指标,也是儿科临床计算药量和输液量的重要依据。

新生儿出生体重与胎次、胎龄、性别及宫内营养状况有关。正常新生儿出生时平均体重为 3kg,我国 2015 年九市城区调查结果显示,平均男婴出生体重为(3.38±0.40)kg,女婴为(3.26±0.40)kg,与世界卫生组织的参考值相近。新生儿出生后第 1 周内(多为生后 3~4d),由于摄入不足、胎粪排出及水分丧失,可出现暂时性体重下降,但一般不超过 10%(多为 3%～9%),常于生后 7～10d 恢复到出生时的体重,此种现象称为生理性体重下降。儿童生后第 1 年是体重增长最快的时期,为第一个生长高峰。我国儿童体格发育调查资料显

> **考点提示**:生理性体重下降的概念

示,正常足月儿生后第 1 个月体重增加达 1~1.7kg,生后 3~4 个月时体重约为出生时的 2 倍;第 1 年内婴儿前 3 个月体重的增加值约等于后 9 个月体重的增加值,即 12 月龄时体重约为出生时的 3 倍(10kg);生后第 2 年体重增加 2.5~3.5kg,约为出生时的 4 倍(12~13kg);2 岁后到青春前期体重增长减慢,每年增长约 2kg;进入青春期后,体重增长再次加快,进入生长发育第二个高峰,每年增加 4~5kg。

> 🔖 **考点提示**:*儿童生长发育的两个生长高峰*

儿童体重的增长为非等速增长,进行评价时,应以个体儿童自己体重的变化为依据,不可把"公式"计算的体重或人群体重均数(所谓"正常值")作为"标准"进行评价。当无条件测量体重时,为便于计算儿童用药量和补液量,可按以下公式估算儿童体重:

> 🔖 **考点提示**:*体重的临床应用和计算公式*

体重的增长
(微课)

> 1~6 个月:体重(kg)= 出生时体重(kg)+月龄×0.7(kg)
>
> 7~12 个月:体重(kg)= 6(kg)+月龄×0.25(kg)
>
> 1~12 岁:体重(kg)= 年龄(岁)×2+8(kg)

2. **身高(长)的增长**　身高指头顶至足底的垂直距离,是反映骨骼发育的重要指标。3 岁以下儿童采用测量床仰卧位测量,称身长;3 岁以后采用身高计立位测量,称身高。身高(长)的增长规律与体重相似,也出现婴儿期和青春期两个生长高峰。正常新生儿出生时平均身长为 50cm,生后第一年身长平均增长 25cm,上半年增长比下半年快,其中前 3 个月增长 11~13cm,约等于后 9 个月的增长,1 岁时身长约 75cm。第 2 年增加速度减慢,平均为 10~12cm,到 2 岁时身长约 87cm。2 岁以后身高(长)稳步增长,平均每年增长 6~7cm。2 岁至青春期前儿童身高(长)可按下列公式粗略计算:

$$身高(长)(cm)= 年龄×7+75(cm)$$

> 🔖 **考点提示**:*身高的临床应用和计算公式*

身高(长)包括头、脊柱和下肢的长度。这 3 部分的发育速度并不一致,头部生长较早,而青春期身高增长则以下肢为主。临床上通过测量上部量和下部量,以判断头、脊柱、下肢所占身长的比例。上部量为头顶至耻骨联合上缘的长度,反映头和脊柱的发育;下部量为耻骨联合上缘至足底的长度,反映下肢的发育。新生儿上部量大于下部量,中点在脐上;2 岁时中点在脐下;6 岁时中点移至脐与耻骨联合上缘之间;12 岁时上、下部量相等,中点在耻骨联合上缘(图 2-3)。

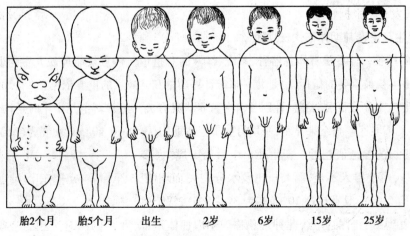

| 胎2个月 | 胎5个月 | 出生 | 2岁 | 6岁 | 15岁 | 25岁 |

图 2-3　头与身高(长)的比例

身高(长)的增长与遗传、内分泌、营养和疾病等因素有关。某些疾病如甲状腺功能减退、生长激素缺乏、长期严重营养不良等可影响身高(长)的发育;短期的疾病与营养波动不易影响身高(长)的生长。

3. 头围的增长　指自眉弓上缘经枕骨结节绕头一周的长度,是反映脑和颅骨生长的重要指标。正常新生儿头围平均为33~34cm,在第1年的前3个月和后9个月头围均增长约6cm。3个月约40cm;1岁时头围约为46cm;2岁时约为48cm;5岁时约为50cm;15岁时头围接近成人,为54~58cm。头围的监测在生后头2年最有价值,头围过小常提示脑发育不良;头围过大或增长过快则提示脑积水、脑肿瘤的可能。

身高的增长
(微课)

4. 胸围的增长　平乳头下缘经肩胛角下缘平绕胸一周为胸围,反映肺和胸廓的发育。出生时胸围比头围小1~2cm,约32cm,1岁时胸围约等于头围,出现头围、胸围生长曲线交叉,1岁以后胸围发育开始超过头围,1岁至青春前期胸围超过头围的厘米数约等于年龄(岁)减1。胸廓的发育与营养和上肢及胸廓锻炼有关。胸廓畸形见于佝偻病和先天性心脏病等。

5. 上臂围的增长　上臂围是指沿肩峰与尺骨鹰嘴连线中点绕上臂一周的长度,反映上臂骨骼、肌肉、皮下脂肪和皮肤的发育,是儿童营养状况的评估指标。生后第1年内增长迅速,1~5岁期间增长缓慢。在无条件测量体重和身高的情况下,可测量左上臂围以普查5岁以下儿童的营养状况。评估参考值为:>13.5cm为营养良好;12.5~13.5cm为营养中等;<12.5cm为营养不良。

头围、胸围和上臂围的增长(微课)

(二)青春期体格生长规律

青春期是儿童到成人的过渡期,受性激素等因素的影响,体格生长出现生后第二个高峰。

青春期体格生长有明显的性别差异。女孩在乳房发育后(为9~11岁),男孩在睾丸增大后(为11~13岁),身高开始加速生长,经1~2年达身高增长高峰,此时女孩身高平均年增加8~9cm,男孩9~10cm。在第二生长高峰期,身高增加值约为最终身高的15%。男孩的身高增长高峰约晚女孩2年,且每年身高的增长值大于女孩,因此,男孩一般比同龄女孩高12~13cm。

青春期体重也迅速增长,无论男女,体重增长25~30kg,体重增长值约为成年人理想体重的25%。体型亦发生显著变化,女性逐渐形成身体曲线,耻骨和髂骨下部脂肪堆积使臀围增大;男性则肩部增宽、肌肉发育强壮。

三、与体格生长有关的其他系统的发育

(一)骨骼的发育

1. 颅骨的发育　根据头围、囟门大小以及骨缝和前、后囟门闭合时间来评价颅骨的发育。由于分娩时婴儿头颅通过产道,故出生时骨缝稍有重叠,生后2~3个月颅骨重叠逐渐消失。后囟是由顶骨与枕骨形成的三角形间隙,出生时很小或已闭合,最迟出生后6~8周闭合。前囟是由顶骨和额骨形成的菱形间隙(图2-4),出生时1~2cm,以后随颅骨发育而增大,6个月后逐渐骨化而变小,最迟于2岁闭合。

前囟大小以两对边中点连线的长度表示,前囟检查非常重要,头围小、前囟小或

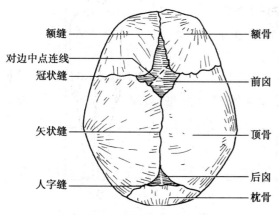

图 2-4　颅骨骨缝、前囟与后囟

闭合早常提示脑发育不良或小头畸形;前囟迟闭或过大常见于佝偻病、甲状腺功能减退症等;前囟饱满常提示颅内压增高;前囟凹陷则见于脱水或极度消瘦者。

考点提示:前囟的闭合时间及临床意义

2. 脊柱的发育 脊柱的增长反映脊椎骨的发育。生后第一年脊柱的增长先于四肢,以后四肢增长快于脊柱。新生儿时脊柱仅轻微后凸。3个月抬头动作的发育使颈椎前凸,形成颈曲;6个月会坐时,胸椎后凸形成胸曲;1岁左右开始行走,腰椎前凸逐渐形成腰曲,至6~7岁时脊柱的自然弯曲才为韧带所固定。

3. 长骨的发育 随年龄的增长,长骨干骺端的骨化中心按一定的顺序和骨解剖部位有规律地出现。骨化中心的出现反映长骨的生长发育成熟程度,通过X线测定不同年龄儿童长骨干骺端骨化中心的出现时间、数目、形态的变化,并将其标准化,即为骨龄。出生时腕部尚无骨化中心,股骨远端及胫骨近端已出现骨化中心,故婴儿早期应摄膝部X线骨片,年长儿摄左手及腕部X线片,来判断长骨的生长。腕部于出生时无骨化中心,其出生后的出现次序为:头状骨、钩骨(3个月左右),下桡骨骺(约1岁),三角骨(2~2.5岁),月骨(3岁左右),大小多角骨(3.5~5岁),舟骨(5~6岁),下尺骨骺(6~7岁),豆状骨(9~10岁)。10岁时出全,共10个,1~9岁腕部骨化中心的数目约为其岁数加1。骨龄落后应考虑甲状腺功能减退症、生长激素缺乏症等;骨龄超前可见于中枢性性早熟、先天性肾上腺皮质增生症等。

(二)牙的发育

牙的发育与骨骼发育有一定的关系。人一生有乳牙(共20个)和恒牙(共28~32个)两副牙。生后4~10个月乳牙开始萌出,13个月后未萌出者为乳牙萌出延迟。乳牙萌出顺序一般为下颌先于上颌、自前向后(图2-5),大多于3岁前出齐,2岁以内乳牙的数目为月龄减4~6。

考点提示:乳牙出牙时间、出齐时间、2岁内乳牙数目估算公式

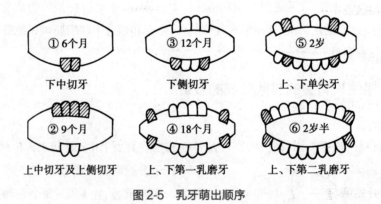

① 6个月 下中切牙
③ 12个月 下侧切牙
⑤ 2岁 上、下单尖牙
② 9个月 上中切牙及上侧切牙
④ 18个月 上、下第一乳磨牙
⑥ 2岁半 上、下第二乳磨牙

图2-5 乳牙萌出顺序

骨骼、牙齿的发育(微课)

恒牙的骨化从新生儿开始,6岁左右萌出第一恒磨牙,6~12岁乳牙按萌出先后逐个被同位恒牙替换,12岁左右出第二磨牙,17~18岁以后出第三磨牙(智齿),也有人终生不出。恒牙一般20~30岁时出齐。

(三)生殖系统的发育

受下丘脑-垂体-性腺轴的调节,生殖系统至青春期前才开始发育,生殖系统发育包括生殖器官的形态、功能发育和第二性征发育。

1. 女性生殖系统的发育 女性第二性征发育顺序为乳房、阴毛、腋毛。乳房发育在第二性征中

最早出现,为青春期始动的标志。青春期始动后 2.5~3 年,月经初潮来临,标志女性生殖功能发育成熟。

2. 男性生殖系统的发育 男性第二性征发育顺序为睾丸、阴茎、阴囊、阴毛、腋毛、胡须、喉结及变声。男孩以睾丸增大作为青春期始动的标志。首次遗精标志男性性功能发育成熟。从睾丸增大到遗精出现平均历时 3 年。

青春期开始、持续时间及第二性征出现的顺序有很大的个体差异。女孩在 8 岁前、男孩在 9 岁前出现第二性征,为性早熟,即青春期提前;女孩 14 岁、男孩 16 岁后仍无第二性征出现,为性发育延迟。

四、体格生长的评价

儿童处于快速生长发育阶段,充分了解儿童生长发育规律和特点,正确评价其生长发育状况,给予适当的指导和干预,对促进儿童的健康成长十分重要。

(一)体格生长评价常用方法

1. 体格生长指标分析方法

(1)均值离差法(标准差法):正常儿童生长发育状况多呈正态分布,常用均值离差法。以均值($\overline{X}$)加减标准差(S)来表示,68.3%的儿童生长水平在 $\overline{X}\pm1S$ 范围内,95.4%的儿童在 $\overline{X}\pm2S$ 范围内,99.7%的儿童在 $\overline{X}\pm3S$ 的范围内。

(2)百分位数法:当测量值呈偏正态分布时,百分位数法能更准确地反映所测数值的分布情况。当变量呈正态分布时,百分位数法与均值离差法两者相应数值接近,常用 P_3、P_{10}、P_{25}、P_{50}、P_{75}、P_{90}、P_{97} 表示百分位数 5 个等级。

上述两种表示方法广泛应用于儿童体格生长评价,均值离差法计算较简单,百分位数法计算虽相对较复杂,但精确,故目前一般都用百分位数法。

(3)标准差的离差法(Z 评分或 Z score,SDS):可进行不同质(即不同年龄、不同性别、不同指标)数据间比较,用偏离该年龄组标准差的程度来反映生长情况,结果表示也较精确。$Z=(X-\overline{X})/S$,其中 X 为测得值,S 为标准差。Z 评分可以正值,也可为负值。

(4)指数法:比较两项指标间的相互关系以评价生长发育。常用的有体质指数(body mass index,BMI),即体重(kg)/身高(m)^2,其含义是单位面积中所含的体重数。BMI 能较为敏感地反映体型胖瘦,常用于区别正常或肥胖和评价肥胖程度。

2. 界值点的选择与评价结果等级划分 通常均数离差法以 $\overline{X}\pm2S$(包括总体样本的 95%)为正常范围;百分位数法以 $P_3\sim P_{97}$(包括总体样本的 94%)为正常范围;标准差的离差值以±2.0 以内为正常范围。

等级划分的方法比较简单,利用均数加减标准差或直接用百分位数法进行分级,按细分要求可分为三等级或五等级划分法(图 2-6)。

3. 测量值的表示方法

(1)表格:将测量数值按等级以表格形式列出,方便查找,但不够直观。

(2)生长曲线图:是将各等级的生长发育指标测量数值绘制成曲线图(图 2-7)。生长曲线图是儿科临床中使用最为广泛的体格生长评价工具,此方法较表格更直观,不仅能快速地了解儿童某项指标的发育水平,还能进行纵向观察,发现生长趋势有无偏离,以便及早寻找原因,采取干预措施。

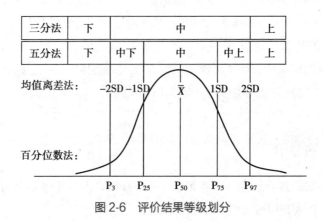

图 2-6 评价结果等级划分

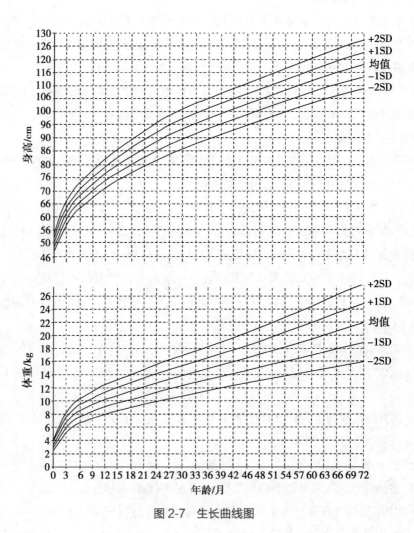

图 2-7 生长曲线图

（二）体格生长评价的内容

1. 生长水平　将儿童某一年龄时点的某一项体格生长指标测量值与参照人群值比较,即得到该儿童该项指标在同年龄、同性别群体中所处位置,即其生长的现实水平,通常以等级表示。其优点是简单、易行,但不能预示其生长趋势。

2. 生长速度　定期连续监测儿童某一年龄阶段的单项体格生长指标,即可得到该儿童该项指标在该年龄段的生长速度。这种动态纵向观察方法可发现儿童自身的生长轨道,预估生长趋势,与参照人群数值比较,可及时发现生长偏离。以生长曲线图观察儿童生长速度最简单、直观。

3. 匀称程度　评价体格生长发育各指标之间的关系,如以坐高与身高的比值来评价身材匀称度,以身高的体重(一定身高的相应体重增长范围)来评价体型匀称度。

（三）体格生长评价的注意事项

1. 选择适宜的体格生长指标,最重要和常用的指标为身高(长)和体重,<3 岁儿童应常规测量头围。

2. 采用规范的测量工具及正确的测量方法,获取准确的体重、身高、头围、胸围、上臂围等指标数据进行分析。

3. 选择合适的生长标准或参照值,建议选择 2006 年世界卫生组织儿童生长标准或以 2015 年中国九市儿童体格发育测量值为数据制订的中国儿童生长参照值(附录一)。

4. 体格测量的评价结果应结合儿童的健康史、体格检查及实验室检查结果等综合分析,以便得出较确切的判断。早产儿体格生长有一定允许的"落后"年龄范围,对早产儿进行发育水平评价时,应矫正胎龄至 40 周(足月)后再评价。一般身长至 40 月龄、头围至 18 月龄、体重至 24 月龄后不再矫正。

5. 应定期、连续地纵向观察,以了解儿童的生长趋势,不可单凭一次检查结果就做出结论。

📖 **知识链接**

我国发布第五次儿童体格发育调查结果

体格发育反映了儿童的营养和健康状况,也是衡量一个国家和地区经济社会发展水平的重要标志之一。我国儿童体格发育调查始于 1975 年,此后,每 10 年进行一次。历时 40 年,到 2015 年,已经是第五次。2016 年 6 月 8 日国家卫生和计划生育委员会举行了第五次儿童体格发育调查报告发布会。

主要调查结果为:①近 10 年来儿童体格发育水平进一步提高。②近 40 年间我国儿童体格发育状况变化显著,除新生儿外,其他各年龄组身高体重均有明显增长,男、女儿童趋势一致,城乡儿童差别逐步缩小。③儿童体格发育平均水平明显超过 WHO 标准。报告中也提到了我国儿童营养和健康仍面临一些困难和挑战:贫困地区农村儿童的体格发育水平仍明显低于城市儿童;流动和留守儿童等弱势儿童群体的营养健康状况亟待改善;超重和肥胖问题日益凸显。

第三节 神经心理发育及其评价

一、神经心理发育

（一）神经系统的发育

1. 脑的发育 儿童神经系统最先开始发育,出生时脑重约370g,达成人的25%左右。新生儿大脑皮质神经细胞数目与成人大致相同,但其分化较差。出生后脑重的增加主要是神经细胞体积的增大,突触数量和长度的增加,以及神经髓鞘的形成和发育,3岁时神经细胞分化基本完成,8岁时接近成人水平。神经髓鞘的形成和发育约在4岁完成,在此之前,神经冲动传导慢且易泛化,不易形成兴奋灶,易疲劳而进入睡眠状态。

2. 脊髓的发育 出生时相对较成熟,其发育与运动功能进展平行,随年龄而增长。在胎儿期脊髓下端位于第2腰椎下缘,4岁时上移至第1腰椎,故婴幼儿腰椎穿刺位置宜低,以第4~5腰椎间隙为宜,4岁后与成人相同。

3. 神经反射 反射是神经活动的基础。儿童神经反射发育的特点:①出生时已存在并保持终生的反射,如角膜反射、瞳孔反射、吞咽反射等。②出生时已存在以后逐渐消失的反射,如觅食反射、拥抱反射、握持反射、吸吮反射等,该类反射多于生后3~4个月消失。③出生时不存在以后逐渐出现并保持终生的反射,如腹壁反射、提睾反射、腱反射等,在新生儿期不易引出,婴儿期不明显,1岁时才稳定。上述三类反射在应该出现时未能出现或反射减弱、应消失时仍存在,均提示神经系统有病理改变。④病理反射,3~4个月的婴儿凯尔尼格（Kernig）征可为阳性,2岁以下正常儿童巴宾斯基（Babinski）征呈阳性。若单侧出现或2岁后仍出现则为病理现象。

（二）感知觉的发育

1. 视感知发育 新生儿已有视觉感应功能,瞳孔有对光反应。新生儿可出现一时性斜视和眼球震颤,3~4周内自动消失。在安静状态下有短暂的注视能力,但只能看清15~20cm内的物体。第2个月起开始有头眼协调,3~4个月时头眼协调较好,可追物180°,辨别彩色和非彩色物体;6~7个月时目光可随上、下移动的物体垂直方向转动;8~9个月时开始出现视深度感觉,能看到小物体;18个月时能辨别形状;2岁时可区别垂直线和横线;5岁时能区别颜色;6岁时视深度已充分发育。

视感知的发育（视频）

2. 听感知的发育 出生时因鼓室无空气,听力差;3~7d听力已良好;3~4个月时头可转向声源（定向反应）,听到悦耳声时会微笑;7~9个月时能确定声源,区别语言的意义;13~16个月时可寻找不同响度的声源;4岁时听觉发育完善。听感知发育与语言发育直接相关,听力障碍如不能在语言发育的关键期内（6个月内）得到确诊和干预,则可因聋致哑。

听感知的发育（视频）

3. 味觉和嗅觉的发育 出生时味觉已发育完善,4~5个月对食物轻微的味道改变已很敏感,是味觉发育关键期,应适时添加各类转乳期食物。新生儿嗅觉已基本发育完善,3~4个月时能区别愉快与不愉快的气味,7~8个月时开始对芳香气味有反应。

4. 皮肤感觉的发育 皮肤感觉包括触觉、痛觉、温度觉和深感觉。新生儿眼、口周、手掌及足底等部位的触觉已很灵敏,而前臂、大腿、躯干触觉较迟钝。新生儿对痛觉的反应迟钝,2个月后逐渐改善。出生时温度觉很灵敏,尤其是对冷的刺激。

（三）运动的发育

运动的发育可分为大运动发育（包括平衡）和细运动发育两大类（图2-8）。

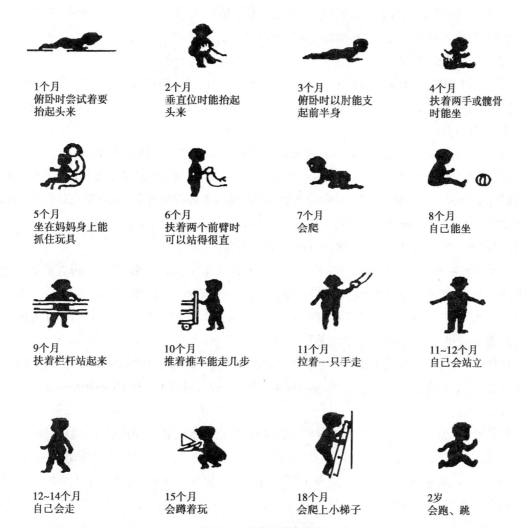

1个月
俯卧时尝试着要
抬起头来

2个月
垂直位时能抬起
头来

3个月
俯卧时以肘能支
起前半身

4个月
扶着两手或髋骨
时能坐

5个月
坐在妈妈身上能
抓住玩具

6个月
扶着两个前臂时
可以站得很直

7个月
会爬

8个月
自己能坐

9个月
扶着栏杆站起来

10个月
推着推车能走几步

11个月
拉着一只手走

11~12个月
自己会站立

12~14个月
自己会走

15个月
会蹲着玩

18个月
会爬上小梯子

2岁
会跑、跳

图 2-8　儿童运动发育图

1. 平衡与大运动的发育

（1）抬头：新生儿俯卧时能抬头 1~2s,3 个月抬头较稳,4 个月抬头很稳并自由转动。

（2）翻身：4 个月可由仰卧翻身至侧卧位,7 个月时能有意识地从仰卧位翻身至俯卧位,再从俯卧位翻身至仰卧位。

（3）坐：6 个月能靠双手向前支撑独坐,8~9 个月时能坐稳。

（4）爬：8~9 个月能用双上肢支撑向前爬,12 个月时能手膝并用向前爬。

（5）站立、行走与跳：10 个月可扶走;11 个月可独站片刻;15 个月能独自走稳;24 个月能双足并跳;30 个月时会独足跳。

2. 细运动的发育　婴儿 3~4 个月时握持反射消失后,试用全手掌抓握物体,6~7 个月时能独自摇摆或玩弄小物体,出现换手与捏、敲等探索性动作;9~10 个月时可用拇、示指拾物;12~15 个月时学会用匙,乱涂画;18 个月时能叠 2~3 块方积木;2 岁时可叠 6~7 块方积木、会翻书。

（四）语言的发育

语言的发育与大脑、发声器官的正常发育及听觉的完善有关,要经过发声、理解和表达 3 个阶段。新生儿已会哭叫,3~4 个月咿呀发音,6~7 个月能听懂自己的名字,7~8 个月能发出"爸爸""妈妈"等语音,但无意识;10 个月左右能有意识地喊"爸爸""妈妈"等;12 个月时能说简单的单词;

大运动的发育（视频）

细运动的发育（视频）

18个月能用15~20个字,能指认并说出家庭主要成员的称谓;24个月时能讲2~3个字构成的短句;3岁时能说短歌谣;4岁时能讲述简单的故事情节。

(五)心理活动的发展

1. 注意的发展　注意是指个体的心理活动集中于一定的人或物的过程,分无意注意和有意注意。婴儿以无意注意为主,随年龄的增长,逐渐出现有意注意。5~6岁后儿童才能较好地控制自己的注意。

2. 记忆的发展　记忆是将所获得的信息"贮存"和"读出"的神经活动过程,可分为感觉、短暂记忆和长久记忆3个不同的系统。长久记忆可分为再认和重现,再认是以前感知的事物在眼前重现时能被认识;重现是以前感知的事物虽不在眼前出现,但可在脑中重现。1岁内婴儿只有再认而无重现,随年龄的增长,重现能力亦增强。幼儿只按事物的表面特性记忆信息,以机械记忆为主;随年龄增长和理解、语言、思维能力的加强,逻辑记忆逐渐发展。

3. 思维的发展　思维是运用理解、记忆、综合分析能力来认识事物的本质和掌握其发展规律的一种精神活动。思维分为具体形象思维和逻辑思维。1岁以后的儿童开始产生思维,在3岁以前只有最初级的形象思维,3岁以后开始有初步抽象思维,6~11岁以后逐渐学会综合分析、分类比较等抽象思维方法,进一步发展独立思考能力。

4. 想象的发展　想象是人感知客观事物后在脑中创造出新的思维活动。新生儿无想象能力,1~2岁儿童仅有想象的萌芽,学龄前期儿童仍以无意想象和再造想象为主,学龄期儿童有意想象和创造性想象迅速发展。

5. 情绪、情感的发展　情绪是个体生理和心理需要是否得到满足时的心理体验和表现,情感是在情绪的基础上产生对人、对物的关系的体验。新生儿因生后不易适应宫外环境,较多处于消极情绪中,表现为不安、啼哭,而哺乳、抱、摇、抚摸等则可使其情绪愉快;婴幼儿情绪表现特点为时间短暂,反应强烈,容易变化,外显而真实;随年龄的增长,儿童能够有意识地控制自己,情绪趋向稳定。

6. 意志的发展　意志是自觉地、主动地调节自己的行为、克服困难以达到预期目的或完成任务的心理过程。新生儿没有意志,随年龄渐长,语言和思维发展愈深入,以及社会交往愈多,在成人教育的影响下,意志逐步形成和发展。

7. 个性和性格的发展　个性是个体所表现出来的与他人不同的习惯行为方式和倾向性。性格是个性特征的一个重要方面。婴儿期一切生理需求完全依赖亲人,建立了对亲人的依赖性和信任感。幼儿期产生一种自主感,但又未脱离对亲人的依赖,任性与依赖行为交替出现。学龄前期儿童主动性增强,但主动性行为失败时,易产生失望与内疚。学龄期儿童开始正规学习生活,重视自己勤奋学习的成就,如不能发现自己的学习潜力将产生自卑。青春期体格生长和性发育开始成熟,社交增多,心理适应能力加强但容易波动,在感情问题、伙伴问题、职业选择、道德评价和人生观等问题上处理不当时,易发生性格变化。性格一旦形成即相对稳定。

(六)社会行为的发展

儿童社会行为是各年龄阶段心理行为发展的综合表现。其发展受外界环境的影响,也与家庭、学校、社会对儿童的教育密切相关,并受神经系统发育程度的制约。新生儿觉醒时间短,对周围环境反应少,但不舒服时会哭叫,抱起来即安静;2~3个月时能以笑、停止啼哭、发音等行为表示认识父母;3~4个月的婴儿开始出现社会反应性的大笑;7~8个月的婴儿,表现出认生、对发声玩具感兴趣;9~12个月时是认生的高峰;12~13个月儿童喜欢玩变戏法和躲猫猫游戏;18个月时逐渐有自我控制能力,成人在附近时可独自玩耍很久;2 岁时不再认生,爱表现自己,吸引别人注意,喜欢听故事、看画片,能执行简单命令;3 岁时人际交往更熟练,与他人同玩游戏。此后,随着接触面的不断扩大,对周围人和环境的反应能力更趋完善。

儿童神经精神发育进程见表 2-1。

表 2-1   儿童神经精神发育进程

年龄	粗、细动作	语言	适应周围人和物的能力与行为
新生儿	无规律、不协调动作;紧握拳	能哭叫	铃声使全身活动减少;或哭渐止,有握持反射
2 个月	直立及俯卧位时能抬头	发出和谐的喉音	能微笑,有面部表情;眼随物转动
3 个月	仰卧位变为侧卧位;用手摸东西	咿呀发声	头可随看到的物品或听到的声音转动 180°;注意自己的手
4 个月	扶着髋部时能坐;可在俯卧位时用两手支撑抬起胸部;手能握持玩具	笑出声	抓面前物体;自己玩弄手,见食物表示喜悦;较有意识地哭和笑
5 个月	扶腋下能站得直;两手各握一玩具	能喃喃地发出单词音节	伸手取物;能辨别人声;望镜中人笑
6 个月	能独坐一会儿;用手摇玩具	能听懂自己的名字	能认识熟人和陌生人;自拉衣服;自握足玩
7 个月	会翻身;自己独坐很久;将玩具从一手换入另一手	能发"爸爸""妈妈"等复音,但无意识	能听懂自己的名字;自握饼干吃
8 个月	会爬;会自己坐起来、躺下去;会扶着栏杆站起来;会拍手	重复大人所发简单音节	注意观察大人的行动;开始认识物体;两手会传递玩具
9 个月	试独站;会从抽屉中取出玩具	能懂几个较复杂的词句,如"再见"等	看见熟人会手伸出来要人抱;或与人合作游戏
10~11 个月	能独站片刻;扶椅或推车能走几步;拇、示指对指拿东西	开始用单词,一个单词表示很多意义	能模仿成人的动作;招手、"再见";抱奶瓶自食
12 个月	独走;弯腰拾东西;会将圆圈套在木棍上	能叫出物品的名字,如灯、碗;指出自己的手、眼	对人和事物有喜憎之分;穿衣能合作,用杯喝水
15 个月	走得好;能蹲着玩;能叠一块方木	能说出几个词和自己的名字	能表示同意、不同意
18 个月	能爬台阶;有目标地扔皮球	能认识和指出身体各部分	会表示大小便;懂命令;会自己进食
2 岁	能双脚跳;手的动作更准确;会用勺子吃饭	会说 2~3 个字构成的句子	能完成简单的动作,如拾起地上的物品;能表达喜、怒、怕、懂
3 岁	能跑;会骑三轮车;会洗手、洗脸;脱、穿简单衣服	能说短歌谣,数几个数	能认识画上的东西;认识男、女;自称"我";表现自尊心、同情心、害羞
4 岁	能爬梯子;会穿鞋	能唱歌,讲述简单故事情节	能画人像;初步思考问题;记忆力强,好发问
5 岁	能单腿跳;会系鞋带	开始识字	能分辨颜色;数 10 个数;知物品用途及性能
6~7 岁	参加简单劳动,如扫地、擦桌子、剪纸、泥塑、结绳等	能讲故事;开始写字	能数几十个数;可简单加减;喜独立自主,形成性格

二、神经心理发育的评价

儿童神经心理发育的水平表现在感知、运动、语言和心理过程等各种能力及性格方面,对这些能力和特征的评价称为心理测验。儿童心理测验方法有发育水平测验、智力测验、适应性行为评定等类型,依据其作用和目的又可分筛查性测验和诊断学测验。心理测验需由经专门训练的专业人员根据实际需要选用。

(一)发育水平测验

根据其作用和目的,可分为筛查和诊断两类。

1. 筛查性评估

(1)丹佛发育筛查测验(DDST):是测量儿童心理发育最常用的方法,适用于2个月至6岁儿童(最适年龄≤4.5岁),共104个项目,内容包括大运动、细运动、语言、个人适应性行为四个能区。检查时逐项检测并评定其及格或失败,最后评定结果为正常、可疑、异常、无法判断。对可疑或异常者应进一步做诊断性测试。

(2)年龄及发育进程问卷(ASQ):适用于1个月至5.5岁的儿童,在国际上使用广泛,中文版于2013年正式出版。该问卷主要由父母报告,涉及五个发育能区,包括沟通能区、粗大动作能区、精细动作能区、问题解决能区、个人-社会能区。

(3)绘人测验:适用于5~9.5岁儿童。要求被测儿童根据自己的想象绘一全身正面人像,以身体部位、各部比例和表达方式的合理性计分。

(4)图片词汇测验(PPVT):适用于4~9岁儿童。共有120张图片,每张有黑白线条画4幅,测试者讲一个词汇,要求儿童指出其中相应的图片。测试方法简单,尤其适用于语言或运动障碍者。

2. 诊断性测验 诊断性测验测试范围广,内容详细,所需时间较长,可得出发育商或智商。

(1)贝莉婴儿发育量表(BSID):适用于1~42个月的儿童,从认知、语言、运动、社会情感和适应性行为5个领域评估儿童发展。

(2)盖瑟尔发育量表(GDS):适用于4周至3岁的婴幼儿,从大运动、精细动作、个人-社会、语言能、适应性行为5个方面进行检查,测得结果以发育商(DQ)表示。

(3)斯坦福-比奈智力量表(S-B):适用于2~18岁的儿童青少年,测试内容包括幼儿的具体智力,如感知、认知和记忆,年长儿的抽象智力,如思维、逻辑、数量和词汇等,用以评价儿童智力水平和对精神发育迟滞作出诊断及程度分类,结果以智商(IQ)表示。

(4)韦氏学前及初小儿童智力量表(WPPSI)和韦氏儿童智力量表(WISC):前者适用于4~6.5岁儿童,后者适用于6~16岁儿童。测试内容包括词语类及操作类两大部分,是智力评估和智力低下诊断的重要方法之一。

(二)适应性行为评定

适应性行为指人适应外环境赖以生存的能力,即个体处理日常生活和承担社会责任达到所处年龄和社会文化条件所期望的程度。

1. 婴儿-初中学生社会生活能力量表 是目前国内普遍采用的一种适应性行为评定量表,根据日本"S-M社会生活能力检查表"修订,适用于6个月至15岁儿童。

2. Achenbach儿童行为量表(CBCL) 适用于4~16岁儿童,用于筛查儿童社会能力和行为问题。

另外,在适应性行为评定中,Conner注意力缺陷多动障碍儿童行为量表和Vanderbilt注意力缺陷多动障碍儿童行为量表均广泛应用于注意力缺陷多动障碍的评估;改良婴幼儿孤独症量表(M-CHAT)和儿童孤独症评定量表(CARS)分别用于孤独症的筛查和诊断。

(梁蓓蓓)

思考与练习

1. 婴儿,女,体重4.0kg,前囟1.5cm×1.5cm,能微笑,头不能竖立,抱起喂奶时出现吸吮反射。

(1)该婴儿最可能的月龄是多少?

(2)该婴儿应出现哪些原始反射?应何时消失?

2. 一位家长带孩子来医院进行体格检查。体格检查结果:体重10.6kg,身长81cm,前囟已闭,出牙12颗,胸围大于头围。

(1)该儿童最可能的年龄是多少?

(2)该儿童能完成哪些精细动作?

(3)衡量儿童营养状况的最佳指标是什么?

3. 婴儿,男,12月龄。出生时体重为3.1kg,在家自测体重9.2kg,身长75cm,来儿童保健门诊进行健康体检。

(1)根据自测结果该婴儿发育是否正常?

(2)如何进行该婴儿的体格生长评价?

扫一扫,
看总结

扫一扫,
测一测

第三章　儿 童 保 健

扫一扫，
自学汇

学习目标

1. 掌握计划免疫的免疫程序、预防接种的准备与注意事项，以及预防接种的反应与处理。
2. 熟悉各年龄期儿童的保健重点、儿童免疫方式与常用制剂。
3. 了解儿童体格锻炼与游戏以及意外事故的预防。
4. 学会对儿童进行预防接种。
5. 具有对各年龄期儿童保健的指导能力。

　　儿童保健(child health care)是儿科学与预防医学的交叉学科，主要研究各年龄期儿童生长发育的规律及其影响因素，依据促进健康、预防为主、防治结合的原则，通过对儿童群体和个体采取有效的干预措施，提高儿童生命质量，减少发病率，降低死亡率。

第一节　各年龄期儿童的保健重点

导入情景

　　小王是28岁适龄产妇，经顺产生下一可爱的男宝宝，今天是生后第6d，今天妈妈接到社区护士的电话，约下午到家中访视，小王很高兴，因为她有好多护理问题想咨询。

工作任务：

1. 请对该新生儿实施正确访视。
2. 请告知小王新生儿居家护理的注意事项。

(一)胎儿期保健重点

此期保健重点为孕母的保健，使胎儿在宫内健康生长发育，直到安全娩出，从而降低围生儿死亡率。

　　1. 预防遗传性疾病　　应大力提倡和普及婚前检查及遗传咨询，禁止近亲结婚，有遗传病家族史者应做好疾病风险率预测和产前诊断。

2. 预防先天性畸形　孕早期预防病毒和弓形虫感染,避免接触放射线和铅、苯等毒物,勿吸烟和酗酒等;育龄妇女患有严重心、肝、肾疾病及糖尿病、结核病等慢性疾病应在医生指导下决定是否怀孕及孕期的用药。

3. 保证充足营养　妊娠后期应加强铁、锌、钙和维生素 D 等重要营养素的补充,以保证胎儿生长和储存生后所需,但也要防止营养摄入过多而导致胎儿体重过重,影响分娩和健康。

4. 给予良好的生活环境　避免环境污染,注意劳逸结合,保持精神愉快。

5. 预防流产、早产　做好产前检查,对高危孕妇加强随访,重视妊娠期合并症的处理,预防流产、早产的发生。

（二）新生儿期保健重点

新生儿各器官系统发育不完善,适应和调节能力差,应加强喂养、保暖及预防感染,保健重点在生后 1 周内。

1. 出生时护理　产房室温保持在 25～28℃;新生儿娩出后迅速清理口、鼻腔内黏液,保证呼吸道通畅;严格消毒、结扎脐带;记录出生时 Apgar 评分、体温、呼吸、体重与身长;出生后观察 6h,正常者进入母婴同室病房,尽早喂母乳;高危儿送入新生儿重症监护室。

2. 新生儿居家保健

（1）保持适宜的居室环境:新生儿房间应空气清新,阳光充足,通风良好;有条件的家庭室温保持在 22～24℃,相对湿度在 55%～65%;冬季应注意保暖,夏季应避免室内温度过高。

（2）日常观察:指导家长观察新生儿的一般情况,如精神状态、面色、呼吸、体温、哭声及大小便等。

（3）皮肤、臀部护理:新生儿皮肤娇嫩,且新陈代谢旺盛,应每日沐浴保持皮肤清洁;每日应检查脐带残端有无渗出、异味或感染等;衣服、尿布宜用柔软的棉布制作,衣服宽松、易于穿脱,不妨碍肢体活动;勤换尿布,以防尿布性皮炎。

（4）预防感染:居室保持空气新鲜,减少亲友探视,保持新生儿用具及居住环境的清洁卫生,接触新生儿前应洗手,避免交叉感染。

（5）促进神经心理发育:提倡母婴同室,鼓励家长拥抱和抚摸新生儿,给予各种良性刺激,建立情感连接,培养亲子感情。

（6）计划免疫:按时接种卡介苗和乙肝疫苗。

3. 新生儿疾病筛查

（1）听力筛查:近年来,已在全国推广新生儿听力筛查,可早期发现有听力障碍的新生儿,使其在语言发育的关键期之前就能得到适当干预。

（2）遗传代谢、内分泌疾病的筛查:已在我国普遍开展苯丙酮尿症和先天性甲状腺功能减退症的筛查。

4. 新生儿家庭访视

（1）访视时间:一般访视 4 次,分别为生后 1～2d 的初访、生后 5～7d 的周访、生后 10～14d 的半月访和生后 27～28d 的月访,并建立新生儿健康管理卡和预防接种卡;高危儿或检查发现有异常者应增加访视次数。

> **考点提示:**新生儿家庭访视的时间和内容

（2）访视内容:了解新生儿出生情况;观察新生儿面色、呼吸、哭声、吸吮力和大小便等情况;测量身长、体重和体温;检查皮肤、黏膜和脐部;检查有无先天性心脏病、发育性髋关节脱位、先天性马蹄内翻足、唇裂或腭裂等先天性疾病。及时发现异常情况,早期诊断,早期治疗。

（三）婴儿期保健重点

婴儿期是生长发育的第一个高峰期,且从母体获得的免疫球蛋白 IgG 逐渐减少,需注意保证充足营养及预防感染。

1. 合理喂养 世界卫生组织目前推荐纯母乳喂养至少 6 个月,人工喂养婴儿则应选择适合的配方奶粉;6 个月以上婴儿要及时、正确添加辅食,使其适应多种食物,并指导适时断奶。

2. 日常护理 衣着舒适、清洁,采用连衣裤或背带裤,利于胸廓发展;冬季不宜穿着过多,以婴儿双足暖和为宜;6 个月以内婴儿每日睡眠 15～20h,7～12 个月婴儿每日睡眠 15～16h;每日早晚应给婴儿部分擦洗或沐浴,沐浴后要注意皮肤护理;4～10 个月是乳牙萌出时期,婴儿会有吮指、流涎等,应注意口腔护理。

3. 早期教育 婴儿 3 个月后可以培养定时排尿,8～9 个月能坐便盆排便;通过游戏、沟通和有目标的训练,促进视觉、听觉、动作和语言的发展。

4. 预防疾病及意外 按计划免疫程序完成基础免疫,坚持户外活动,进行"日光、水、空气"三浴和婴儿被动操,以增强体质;定期体格检查,6 个月前每月 1 次,7～12 个月每 2～3 月 1 次,及早发现佝偻病、营养不良、肥胖症和营养性缺铁性贫血等疾病,并予以及时的干预和治疗。

📖 **知识链接**

儿童生长监测

儿童生长监测是联合国儿童基金会推荐的一套较完整的儿童系统保健的方案,尤其适合农村地区的儿童。它是利用儿童生长监测图对个体儿童的体重进行连续的测量与评价,可以直观地监测儿童体重生长的水平和速度,动态地观察婴幼儿生长发育趋势,早期发现生长迟缓现象。通过使用生长监测图,父母也可学会亲自监测孩子的营养状况,能及时地发现儿童的问题,提高家庭自我保健能力,促进儿童健康成长。监测体重的方法:6 个月以内婴儿每月 1 次,7～12 个月婴儿每 2～3 个月 1 次,1～3 岁的儿童每 3 个月 1 次,按照儿童的年龄将每次测量的数值标在生长监测图的坐标上,并连成线,观察儿童体重增长曲线与参考曲线的走向是否一致。

（四）幼儿期保健重点

由于感知能力和自我意识的发展,对周围环境产生好奇、乐于模仿,是社会心理发育最为迅速的时期。

1. 日常护理 合理安排膳食,提供均衡营养,食物软、烂、细及多样化;培养良好的就餐习惯和就餐礼仪;衣着舒适、穿脱方便,易于自理;一般白天小睡 1～2h,夜晚睡眠 10～12h;继续进行大小便训练,培养良好的卫生和生活习惯。

2. 口腔保健 2～3 岁以后培养儿童自己早晚刷牙,饭后漱口,少吃易致龋齿的食物,定期进行口腔检查。

3. 早期教育 此期社会心理发育迅速,应重视与幼儿进行语言交流,通过游戏、讲故事、唱歌等促进语言发育和动作的发展,同时培养幼儿良好的行为方式和生活自理能力。

4. 预防疾病及意外 坚持户外活动、沐浴、游戏等,每 3～6 个月做 1 次体格检查,查听力、视力,并进行生长发育系统监测;此期幼儿具备一定的活动能力,但对危险事物的识别能力差,强调预防意外发生,如异物吸入、外伤、中毒、溺水等。同时,注意防治常见的心理行为问题如违拗、发脾气和破坏性行为等。

（五）学龄前期保健重点

学龄前期儿童体格增长速度相对较慢,但智力发展迅速且好奇心重,模仿性强,可塑性大,是性格形成的关键时期。

1. 日常护理　食物应做到多样化,粗细、荤素合理搭配;保证良好的睡眠环境和睡眠质量,每日保证睡眠时间在 11~12h。

2. 早期教育　此期是性格形成的关键期,通过兴趣、游戏有意识增强其思维能力、动手能力和自理能力,养成良好的学习习惯,培养高尚的道德品质。

3. 预防疾病及意外　充分利用空气、日光、水,加强体格锻炼;每年进行 1~2 次体格检查,防治近视、龋齿、缺铁性贫血、寄生虫等常见病;定期进行预防接种;开展安全教育,预防外伤、溺水、中毒、交通事故等意外事故发生。同时,注意防治常见的心理行为问题,如吮拇指癖、咬指甲癖、遗尿症等。

（六）学龄期保健重点

学龄期儿童认知和心理发展迅速,脑的发育基本完成,是接受科学文化教育的重要时期。

1. 日常护理　营养充分而均衡,重视早餐和课间加餐,早餐保证质和量,同时注意补充铁强化食品;保证充足的睡眠,每日睡眠时间 9~10h,夏季应午睡;注意口腔卫生,养成早晚刷牙、餐后漱口的习惯,预防龋齿;保持正确的坐、立、行走和读书、写字的姿势,预防近视眼、驼背、脊柱侧弯等;培养良好的生活习惯和学习习惯,加强素质教育,注重品德教育。

2. 体格锻炼　每日应进行户外活动和体格锻炼,如体操、跑步、游泳、团体游戏等,锻炼要因人而异、强度要适当、循序渐进。

3. 预防疾病及意外　继续进行预防接种和定期健康检查,防治屈光不正、龋齿、缺铁性贫血等常见病;学习交通规则和突发意外的防范知识,预防车祸、溺水,学习发生地震、火灾、水灾时安全逃生技能。防治常见的心理行为问题如学龄儿童上学不适应、对立违抗情绪等。

（七）青春期保健重点

青春期是体格发育的第二个高峰期,是性格、体质、心理、智力发育和发展的关键时期。保健重点如下。

1. 供给充足营养　合理膳食和保持良好的饮食习惯,避免偏食、挑食和厌食。

2. 培养良好习惯　保证充足睡眠,睡眠时间 8h 以上;培养青少年良好的卫生习惯,重点加强少女经期的卫生指导。

3. 加强青春期生理和心理卫生教育　进行正确的性教育以使其在生理、心理方面健康发展;接受系统的法制教育,树立正确的人生观、价值观,培育助人为乐、勇于上进的道德风尚,形成健康向上的生活方式。

4. 预防疾病及意外　进行体育锻炼,定期进行体格检查,防治急性传染病、屈光不正、龋齿、神经性厌食、月经不调及脊柱弯曲等;进行安全教育,预防运动创伤、车祸、溺水、打架斗殴、自杀等意外事故的发生。防治常见的心理行为问题如对立违抗、离家出走、自杀等。

第二节　儿童体格锻炼与游戏

一、体格锻炼

体格锻炼是促进儿童生长发育、增进健康、增强体质的积极措施。通过体格锻炼能够提高机体

教婴儿认识
周围的世界
（视频）

对外界环境的耐受力和抵抗力,培养儿童坚强的意志和品格,促进儿童全面发展。

（一）户外活动

一年四季均可进行,可增强儿童体温调节功能及对外界气温变化的适应能力,促进儿童生长及预防佝偻病的发生。婴儿出生后应尽早进行户外活动,呼吸新鲜空气,户外活动时间由开始每日 1~2 次,每次 10~15min,逐渐延长到 1~2h;年长儿除恶劣气候外,应多在户外玩耍。

（二）皮肤锻炼

1. 婴儿抚触 抚触可刺激皮肤,有益于循环、呼吸、消化、肢体肌肉的放松与活动,给婴儿以愉快的刺激,同时也是父母与婴儿之间良好的交流方式之一。抚触可以从新生儿期开始,一般在婴儿洗澡后进行,抚触时房间温度要适宜,可用少量润肤油使皮肤润滑,每日 1~2 次,每次 10~15min,在婴儿面部、胸部、腹部、背部及四肢有规律地轻揉。抚触力度应逐渐增加,以婴儿舒适合作为宜。

2. 水浴 利用水的机械作用和水的温度刺激机体,使皮肤血管收缩或舒张,促进机体血液循环、新陈代谢及体温调节,以增强机体对温度变化的适应能力。

（1）温水浴:适用于婴儿。新生儿脐带脱落后即可进行温水浴,冬春季每日 1 次,夏秋季可每日 2 次,水温以 35~37℃为宜,在水中时间 5min 左右。浴毕可用较凉的水(33~35℃)冲淋婴儿,随即擦干并用预热的温毛巾包裹好,防止受凉。

（2）擦浴:适合于 7~8 个月以上的婴儿。室温要不低于 16~18℃,开始水温 32~34℃,待婴儿适应后水温可逐渐降至 26℃,幼儿可降至 24℃。将吸水性强的软毛巾浸入水中,拧至半干,在婴儿四肢做向心性擦浴,擦毕用干毛巾擦至皮肤微红。

（3）淋浴:适用于 3 岁以上的儿童。每日 1 次,每次 20~40s,室温保持在 18~20℃,水温 35~36℃,待儿童适应后,幼儿水温可逐渐降至 26~28℃,年长儿可降至 24~26℃。淋浴时,儿童站于有少量温水的浴盆中,冲淋顺序从上肢、背部、胸腹、下肢,不可冲淋头部,冲毕用干毛巾擦至全身皮肤微红。

（4）游泳:可从小训练,必须有成人看护。环境温度不低于 24~26℃,水温不低于 25℃。开始时每次 1~2min,之后逐渐延长。出水后立即擦干全身,穿好衣服。空腹或刚进食后不可游泳。

3. 空气浴 最好选择从夏季开始,先在室内进行,室温不低于 20℃,逐渐减少衣服直至只穿短裤,习惯后再移至户外。饭后 1~1.5h 进行较好,每日 1~2 次,每次 2~3min,之后逐渐延长至冬季 20~25min、夏季 2~3h。一般 3 岁以下及体弱儿气温不宜低于 15℃,3~7 岁不宜低于 12~14℃,学龄儿可降至 10~12℃。儿童脱衣后先用干毛巾擦全身皮肤至微红,可结合皮肤抚触、按摩、主动操和被动操进行,如遇天气骤变应暂停。空气浴时要随时观察儿童的反应,同时,培养儿童少着衣、冷水洗脸等习惯,经常给居室通风换气。

4. 日光浴 适合于 1 岁以上的幼儿,气温在 22℃以上的无大风天气进行。以早餐后 1~1.5h 最佳,夏季上午 9 时左右,春秋季 10~12 时进行。儿童可躺在阴凉处,戴墨镜和白帽,先晒背部,再晒身体两侧,最后晒胸腹部。最初每侧半分钟,以后可逐渐增加,每次不超过 20~30min。应避免太阳直射,并注意观察儿童的反应。

（三）体育运动

1. 体操 体操可促进肌肉、骨骼的生长,增强呼吸、循环功能,从而达到增强体质、预防疾病的目的。

（1）婴儿被动操:适合于 2~6 个月的婴儿,在成人帮助下进行四肢的屈伸运动,每日 1~2 次。被动操可促进婴儿大运动的发育,改善全身的血液循环。

（2）婴儿主动操:适合于 6~12 个月婴儿,在成人的适当扶持下,可以进行爬、坐、仰卧起身、扶站、扶走、双手取物等动作。主动操可以扩大婴儿的视野,促进其智力的发育。

（3）幼儿体操：适合于12~18个月尚走不稳的幼儿，在成人的扶持下进行有节奏的活动，主要锻炼走、前进、后退、平衡、扶物过障碍等动作。模仿操适用于18个月至3岁的幼儿，此年龄段的幼儿模仿性强，可配合儿歌或音乐进行有节奏的运动。

（4）儿童体操：广播体操和健美操等适合于3~6岁的儿童，为中等强度的运动刺激，对提高机体各关节的灵敏性，增强大肌肉群力量，促进循环系统、呼吸系统和神经传导系统功能改善具有积极的作用。在集体儿童机构中，最好每日按时进行广播体操，四季不间断。

2. 游戏、田径及球类　托儿所及幼儿园可组织体育课，组织活动性游戏，如扔沙包、滚球、丢手绢、立定跳远等。年长儿可利用器械进行锻炼，如木马、滑梯，还可以由老师组织各种田径比赛、球类运动等。

二、游戏

游戏是儿童生活中的一个重要组成部分，是儿童与他人进行沟通的一种重要方式。通过游戏，儿童能够识别自我及外界环境、发展智力及动作的协调性、初步建立社会交往模式、学会解决简单的人际关系问题等。

（一）游戏的功能

1. 促进儿童感觉运动功能的发展　通过捉迷藏、骑车、踢足球等活动，儿童的感觉功能及运动能力得到大力发展，提高动作的协调性和精细度。

2. 促进儿童智力发展　通过游戏，儿童可以学习识别物品形状及用途，理解数字的含义，了解时间和空间等抽象概念，增进语言表达能力及技巧，获得解决简单问题的能力。

3. 促进儿童的社会化及自我认同　婴幼儿可通过游戏探索自己的身体，并把自己与外界环境分开。通过一些集体游戏，儿童学会与他人分享，关心集体，认识自己在集体中所处的地位，并能适应自己的社会角色，同时，儿童在游戏中能够测试自己的能力，逐渐调整自己的行为举止，遵守社会所接受的各种行为准则，建立一定的社会关系，并学习解决相应的人际关系问题。

4. 促进儿童的创造力　在游戏中，儿童可以充分发挥自己的想象，成人对他们的想法或试验经常给予鼓励，将有助于其创造力的发展。

5. 治疗性价值　对于住院患儿来说，游戏还有一定的辅助治疗作用。患儿可通过游戏发泄不良情绪、缓解其紧张或压力；护理人员可观察患儿病情变化，了解患儿对疾病的认识程度，对住院、治疗及护理等经历的感受；同时，它还为护理人员向患儿解释治疗和护理过程、进行健康教育等提供机会。

（二）不同年龄段游戏的特点

1. 婴儿期　多为单独性游戏。婴儿自己的身体往往就是他们游戏的主要内容，他们喜欢用眼、口、手来探索陌生事物，对一些颜色鲜艳、能发出声响的玩具感兴趣。

2. 幼儿期　多为平行性游戏，即幼儿与其他小朋友一起玩耍，但没有联合或合作性行动，主要是独自玩耍，如看书、搭积木、奔跑等。

3. 学龄前期　多为联合或合作性游戏。许多儿童共同参加一个游戏，彼此能够交换意见并相互影响，但游戏团体没有严谨的组织、明确的领袖和共同的目标，每个儿童可以按照自己的意愿去表现。

4. 学龄期　多为竞赛性游戏。儿童在游戏中制订一些规则，彼此遵守，并进行角色分工，以完成某个目标。游戏的竞争性和合作性高度发展，并出现游戏的中心人物。此期儿童希望有更多的时间与同伴一起玩耍。

5. **青春期** 青少年的游戏内容因性别而有很大的差异。女孩一般对社交性活动感兴趣;男孩则喜欢运动中的竞争及胜利感。青少年对父母的依赖进一步减少,主要从朋友处获得认同感。

第三节 计 划 免 疫

导入情景

　　某日,刘女士怀抱婴儿来到门诊,告诉护士:女儿诺诺生后3d已接种过卡介苗、乙肝疫苗,3个月时口服过脊髓灰质炎减毒活疫苗滴剂,现已4个月,迫切想知道有关孩子接种疫苗的相关问题。

　　工作任务:

　　1. 正确告知家长从现在到1岁期间需要接种的疫苗种类。

　　2. 正确告知家长接种这些疫苗的注意事项。

　　计划免疫是根据免疫学原理、儿童免疫特点和传染病发生情况而制订的免疫程序,通过有计划地使用生物制品进行预防接种,使儿童获得可靠的免疫力,达到控制和消灭传染病的目的。

一、免疫方式与常用制剂

　　1. **主动免疫及常用制剂** 主动免疫是将抗原性物质接种于人体,刺激机体免疫系统产生特异性免疫应答,从而特异性地预防相应病原体感染的措施。其方法通常称为预防接种或疫苗接种。特异性抗原进入机体后,需经过一定时限才能产生抗体,但抗体持续时间久,一般为1~5年。疫苗是以病原微生物或其组成成分、代谢产物为起始原料,采用生物技术制备而成,用于预防、治疗人类相应疾病的生物制品。常用制剂有下列几种:

　　(1)死疫苗:死疫苗性质稳定、安全,但进入人体后不能生长繁殖,产生免疫力低,持续时间短。因此,接种量大且需多次注射。如百日咳、伤寒、脊髓灰质炎等灭活疫苗。

　　(2)活疫苗:亦称减毒活菌苗,接种后在体内可生长繁殖,接近自然感染,可产生持久的免疫力。因此,接种量小且次数少。常用的有卡介苗、麻疹疫苗等。

　　(3)类毒素:用失去了毒性但仍保持免疫原性的外毒素制成的生物制品,如破伤风类毒素、白喉类毒素等。

　　此外,还有多糖疫苗、多联疫苗、多价疫苗等。

　　2. **被动免疫及常用制剂** 被动免疫是指输入含特异性抗体的免疫血清或纯化免疫球蛋白等制剂,使机体立即获得特异性免疫力的过程。主要用于某些急性传染病的紧急预防和治疗。其特点是免疫效果产生快,维持时间短暂(一般约3周)。常用的制剂有抗毒素、丙种球蛋白及胎盘球蛋白等。此类制剂来自于动物或人的血清,对人体是一种异型免疫蛋白,注射后易引起变态反应或血清病。

二、免疫程序

　　按照我国原卫生部颁布的扩大国家免疫规划实施方案,要求0~6岁儿童必须完成卡介苗、乙肝疫苗、脊髓灰质炎疫苗、百白破疫苗(包括白破疫苗)、麻疹疫苗(包括麻风疫苗、麻腮风疫苗、麻腮疫苗)、乙脑疫苗,流脑疫苗、甲肝疫苗的接种。国家免疫规划疫苗儿童免疫程序(2016年版)具体见表3-1。

表 3-1 国家免疫规划疫苗儿童免疫程序表(2016 年版)

| 疫苗种类 | | 接种年(月)龄 | | | | | | | | | | | | | | |
名称	缩写	出生时	1 月	2 月	3 月	4 月	5 月	6 月	8 月	9 月	18 月	2 岁	3 岁	4 岁	5 岁	6 岁
乙肝疫苗	HepB	1	2					3								
卡介苗	BCG	1														
脊灰灭活疫苗	IPV			1												
脊灰减毒活疫苗	OPV				1	2								3		
百白破疫苗	DTaP				1	2	3				4					
白破疫苗	DT															1
麻风疫苗	MR								1							
麻腮风疫苗	MMR										1					
乙脑减毒活疫苗[1]	JE-L								1			2				
或乙脑灭活疫苗[1]	JE-I								1,2			3				4
A 群流脑多糖疫苗	MPSV-A							1		2						
A 群 C 群流脑多糖疫苗	MPSV-AC												1			2
甲肝减毒活疫苗[2]	HepA-L										1					
或甲肝灭活疫苗[2]	HepA-I										1	2				

注:[1] 选择乙脑减毒活疫苗接种时,采用两剂次接种程序。选择乙脑灭活疫苗接种时,采用四剂次接种程序;乙脑灭活疫苗第 1,2 剂间隔 7～10d。
[2] 选择甲肝减毒活疫苗接种时,采用一剂次接种程序。选择甲肝灭活疫苗接种时,采用两剂次接种程序。

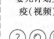

婴儿计划免疫(视频)

三、预防接种的准备与注意事项

1. 环境准备　接种场所光线明亮,空气新鲜,温度适宜,接种及急救物品摆放有序。

考点提示:婴儿期(包括新生儿)应完成的接种疫苗

2. 心理准备　做好解释、宣传工作,消除家长和儿童的紧张、恐惧心理;接种宜在饭后进行,以免晕厥。

3. 严格执行免疫程序　掌握接种剂量、次数、间隔时间和不同疫苗的联合免疫方案。一般接种活疫苗后需间隔 4 周、接种死疫苗后需间隔 2 周,再接种其他疫苗。及时记录及预约,交代接种后的注意事项及处理措施。

4. 严格掌握禁忌证　患急性传染病(包括疾病恢复期)、慢性消耗性疾病、活动性肺结核、先天性免疫缺陷疾病、过敏性疾病、肝肾疾病以及发热的儿童均不能接种疫苗;正在接受免疫抑制剂治疗的儿童,应尽量推迟常规的预防接种;近 1 个

考点提示:预防接种的禁忌证

月内注射过免疫球蛋白者,不能接种活疫苗;每种疫苗都有特殊的禁忌证,应严格按照使用说明执行。

5. 严格执行查对制度及无菌操作原则　仔细核对儿童姓名、年龄,严格按规定的接种剂量接种。用皮肤消毒剂消毒皮肤时,需待干后注射;接种活疫苗时,只用75%酒精消毒;抽吸后剩余药液超过 2h 不能再用;接种后剩余活菌苗应烧毁。

6. 接种后告知

(1)告知接种后的注意事项及处理措施。

(2)接种后及时记录,再次接种者需及时预约,未接种者须注明原因,必要时进行补种。

四、预防接种的反应与处理

1. 一般反应

(1)局部反应:接种后数小时至 24h 左右局部可出现红、肿、热、痛,有时伴有淋巴结肿大。反应程度因个体不同而有

考点提示:预防接种的反应

所差异,局部反应持续 2~3d 不等。局部反应轻者不必处理,重者可作局部热敷。

(2)全身反应:主要表现为发热,一般于接种后 5~6h 体温升高,持续 1~2d,多为低、中度发热。可伴有头痛、恶心、呕吐、腹痛、腹泻、全身不适等。全身反应轻者适当休息,重者可对症处理,注意休息,多饮水。

2. 异常反应

(1)过敏性休克:于注射后数分钟或 0.5~2h 内出现烦躁不安、面色苍白、口周青紫、四肢湿冷、呼吸困难、脉搏细速、恶心呕吐、惊厥、大小便失禁甚至昏迷,严重者可危及生命。一旦发生,应立即抢救。皮下或静脉注射 1∶1 000 肾上腺素 0.5~1ml,必要时可重复注射。

(2)晕厥:儿童常由于空腹、疲劳、室内闷热、紧张等原因,在接种时或几分钟内突然出现头晕、心慌、面色苍白、出冷汗、手足发麻等症状。此时,应立即使患儿平卧、头稍低,保持安静,饮少量热开水或糖水,必要时可针刺人中穴,短时间内可恢复正常。

(3)全身感染:有严重原发性免疫缺陷疾病或继发性免疫功能遭受破坏者,接种活疫苗后,可扩散为全身感染,如接种卡介苗后引起全身播散性结核。

第四节　意外事故的预防

减少意外事故及损伤的发生重在预防,成人对此要有一定的预见性,做好儿童的安全教育与监护工作。

一、异物吸入与窒息

1. 常见原因

(1)3个月以内的婴儿容易因盖被、母亲的身体、吐奶等造成窒息。

(2)较大的婴幼儿容易发生异物吸入呼吸道、消化道等,如瓜子、花生、果冻、纽扣、硬币等。

(3)饮食时不慎将枣核、鱼刺、骨头等吞下,成人给儿童强迫喂药等。

2. 预防措施

(1)小婴儿盖被时要注意保证口、鼻不被堵塞;婴幼儿与成人分床睡时,床上应无杂物。

(2)照顾婴幼儿应做到"放手不放眼,放眼不放心"。

(3)儿童进食时要避免说、笑、逗、跑,勿在儿童进餐时惊吓、责骂儿童。

(4)危险玩具和物品要放在儿童不易取到的地方;不给婴幼儿整粒的瓜子、花生、豆子、小果冻及带刺、带核、带骨的食品。

0304

海姆立克急救法(微课)

二、中毒

1. 常见原因　包括食物、有毒动植物、药物、化学品等急性中毒。

2. 预防措施

(1)保证儿童食物的清洁、卫生、新鲜。

(2)避免食入有毒的食物。

(3)药物应固定放置,妥善保管。

(4)使用煤炉、煤气需注意开窗通风,定期检查管道是否通畅、有无漏气,防止一氧化碳中毒。

(5)日常使用的杀虫剂、灭鼠药及农药要妥善保管和使用,避免儿童接触。

三、外伤

1. 常见原因　包括跌落伤、灼伤、电击伤等。

2. 预防措施

(1)不能单独将婴幼儿放在床上或房间;居住环境应设有保护性栏杆;家具边缘以圆角为宜。

(2)妥善管理好热源、电源、火源等。

(3)对易燃、易爆、易损品应妥善存放。

(4)健身器材、大型玩具应定期检查、及时维修,如滑梯、攀登架、跷跷板、秋千等,儿童玩耍时需成人监护,并做好醒目标识。

(5)户外活动场地应平整,无碎石、泥沙,最好有草坪。

(6)雷雨、大风天气,勿在大树下、电线杆旁或高层的房檐下避雨,以防触电或砸伤。

(7)进行对突发事件如发生地震、火灾时的安全逃生方法教育。

四、溺水和交通事故

1. 常见原因　溺水是游泳中最常见的意外事故,失足落井或掉入水缸、粪缸也可造成溺水;近年来随着道路和交通工具的不断发展,交通事故的发生呈上升趋势。

2. 预防措施

(1)看管、教导儿童不在公路、河塘旁边玩耍,水缸、粪缸应加盖。

(2)不能单独将婴幼儿留在水盆中;教育儿童不可去无安全设施的池塘、江河玩水或游泳。

(3)教育儿童遵守交通规则,勿在马路上玩耍;对学龄前儿童要做好接送工作。

(4)儿童外出游玩时需要成人带领。

(吕小明)

扫一扫,
看总结

思考与练习

男婴,5个月,昨天下午接种百白破疫苗,夜里出现发热,体温最高38.2℃,今晨仍有发热,精神状态可,食欲稍差,伴轻度腹泻。

(1)接种疫苗后常见的反应有哪些?

(2)针对该婴儿应如何护理?

扫一扫,
测一测

第四章 患病儿童护理及其家庭支持

 学习目标

1. 掌握儿童用药特点与护理指导。
2. 熟悉住院患儿及其家庭的心理反应与护理。
3. 了解儿科医疗机构的设施与护理管理。
4. 学会正确的给药方法。
5. 具有与患儿及其家长良好的沟通能力。

第一节 儿科医疗机构设施与护理管理

我国儿童医疗机构可分为三类：综合医院中的儿科、妇幼保健院及儿童医院。其中以儿童医院的设施最为全面，包括门诊、急诊及病房。

一、儿科门诊

（一）设置

儿科门诊设置与一般门诊类似，但由于就诊对象的特殊性，部分场所的设置具有儿科的独特性。

1. 预诊处　主要目的是及时发现危重患儿、鉴别及隔离传染病患儿、区分平诊、急诊及协助家长选择就诊科别，以缩短就诊时间，减少患儿间交叉感染，赢得抢救机会。预诊检

> 📑 **考点提示**：预诊处的主要功能

查主要通过简单扼要的病史询问和必要的体格检查，在短时间内迅速做出判断。若遇到急需抢救的危重患儿，预诊护士应立即护送至抢救地点。预诊处一般设在医院内距大门最近处，或儿科门诊的入口处，并与急诊、门诊、传染病隔离室相通，便于转运。

2. 候诊处　由于陪伴患儿就诊人员多，流动量大，候诊处应宽敞、明亮、清洁，空气流通，设有换尿布、包裹用的台面，有足够的候诊椅，提供饮水处等便民设施。室内布置应尽量生活化，以减轻患儿的陌生感和恐惧感。

（二）护理管理特点

儿科门诊人员流动量大且患儿抵抗力弱,因此,应做好以下工作:

1. 维护就诊秩序 护士应合理安排、组织及管理,做好诊前准备、诊中协助及诊后解释工作,保证就诊工作有条不紊,提高就诊质量及就诊效率。

2. 密切观察病情 患儿病情变化较快,护士应在预诊、候诊等诊治过程中,严密观察患儿病情变化,发现问题及时与医生联系并配合处理。

3. 预防交叉感染 制订并执行消毒隔离制度,及时发现传染病的可疑征象,并予以隔离。

4. 杜绝医疗差错 严格执行查对制度及各项操作规程,随时注意患儿安全,防止出现差错事故。

5. 提供健康指导 儿科门诊是健康宣教的重要场所,可设置宣传栏、摆放宣传手册、播放健康教育节目,门诊护士也可以开展形式多样的健康教育活动,向患儿及家长宣传儿童保健知识,同时进行相关疾病的健康教育。

二、儿科急诊

（一）设置及特点

1. 儿科急诊设置 综合医院儿科急诊应设置诊查室、抢救室、治疗室、观察室、隔离观察室;儿童医院的急诊除具备以上设置外,还应有小手术室、药房、化验室、收费处等,形成独立单元,确保24h接诊。急诊各诊室仪器设备必须配备齐全,以确保抢救工作顺利进行。

2. 儿科急诊特点 急诊患儿起病急、来势凶、变化快、突发情况多,应做好抢救准备;儿童疾病往往不典型,易延误诊断而危及生命,应注意密切观察病情;儿童疾病的种类和特点有一定的季节规律性,应根据发病规律做好准备。

（二）护理管理特点

1. 重视急诊五要素 人、医疗技术、急救药品、仪器设备和时间是急诊抢救的五要素,其中人是最主要的因素。急诊护士应具有高度的责任心、敏锐的观察能力,熟练掌握儿童各种急救理论和技术,能迅速配合医生抢救。危重患儿的就诊顺序可特殊安排,可先就诊后挂号,及时

> 🔖 **考点提示:** 急诊管理五要素

进行抢救。此外,药品齐备、仪器设备先进、功能完好、争取时间也是保证抢救成功的重要环节。

2. 执行岗位责任制度 急诊护士必须坚守岗位,经常巡视,密切观察病情变化,随时做好抢救准备。对抢救设备的使用、保管、维护等应有明确的分工和交接班制度,以保证抢救工作顺利进行。

3. 建立急诊抢救护理常规 护士应熟练掌握儿科常见急危重症的抢救程序及护理要点,不断总结经验,以提高抢救成功率。

4. 规范文件管理 急诊病历要完整、规范,紧急抢救时的口头医嘱必须当面复述确定无误方可执行,并及时补记医嘱。经急诊进入观察室或住院的患儿应做好登记,以便完善患儿的相关资料。

三、儿科病房

（一）设置

1. 普通病房 儿科普通病房设置与其他科室病房类似,设有病室、护士站、治疗室、值班室、配膳(乳)室、卫生间等,病区内应设有儿科特色的游戏区或游戏室。窗外设有护栏,病床两侧设有床栏,病室之间用玻璃隔断,便于观察患儿病情变化。幼儿专用厕所不加门,儿童专用厕所加门不加

锁,防止发生意外。

2. 重症监护室　监护室由监护病房、隔离室及辅助用房(医生办公室、护士站、治疗室)等组成,室内配备各种抢救及监护设备。监护病房的床位安排有集中式和分散式,集中式是将床位集中在一个大病室,护士站设在中央,便于观察和抢救;分散式是将床位分散在各个小病室内,房间之间用玻璃隔断,便于观察和隔离。

(二)护理管理特点

1. 环境管理　病房环境应符合儿童心理、生理特点,墙壁可装饰儿童喜欢的图案,病室窗帘和患儿被服可采用颜色鲜亮、图案生动的布料制作,以减轻住院患儿的紧张情绪。病室应安装夜用地(壁)灯,以免影响睡眠。病室应根据患儿的年龄调整适宜的温湿度,新生儿病室室温以 22~24℃ 为宜,婴幼儿以 20~22℃ 为宜,两室的相对湿度以 55%~65% 为宜;儿童病室室温以 18~20℃ 为宜,相对湿度以 50%~60% 为宜。

> 🔖 **考点提示:** 儿童病房温度和湿度的要求

2. 生活管理　根据患儿病情合理安排饮食、休息及活动时间。饮食既要符合疾病要求,又要能满足儿童生长发育需要。食具均应消毒。患儿应选择样式简单、面料柔软、透气性好的衣裤,要经常换洗,保持清洁。另外,对长期住院的学龄期患儿要适当安排学习时间,建立规律的生活制度,并帮助患儿减轻或消除因住院而产生的心理问题。

3. 安全管理　建立病房安全管理制度并告知家长遵守,所有设施、设备均应有保护措施,如病床带床栏,窗户加护栏,暖气加罩;病房中药品、电源插头等都应置于患儿不易触及处;消防、照明器材位置固定;对紧急事件需有应急预案,紧急通道要有明显标识,并保证畅通。

4. 感染控制　建立并严格执行消毒隔离制度,病房每日应定时通风,按时消毒,医护人员操作前后均需洗手,并加强对家长和患儿进行健康宣教,提高自我防护意识。

第二节　与患儿及其家长的沟通

沟通是人与人之间传递信息、观念、态度或情感的交流过程。良好的沟通是顺利实施护理计划的必要条件,也是增进护患关系的基础。

一、与患儿的沟通

(一)与儿童沟通的特点

儿童在 8 岁前,语言沟通能力较弱,抽象思维发育不成熟,不能用语言完全正确表达自己的想法,但在非语言沟通方面,儿童已经能熟练地通过他人的面部表情、着装、语调、手势等获取正确信息。8 岁后的儿童语言沟通慢慢接近成人。儿科护士应根据患儿年龄灵活运用语言和非语言的沟通方式与之交流。

(二)与患儿沟通的技巧

1. 选择适合患儿年龄和发育水平的沟通方式　护士与患儿交流时应选用患儿熟悉的、能够理解的语言来表达,护士应吐字清晰,注意语速、音调等,避免使用封闭式、否定式语句,而应使用肯定语句,并根据患儿的反应随时调整沟通方式。

2. 平等尊重患儿　患儿年龄虽小、对外界认知不足,护士在与患儿交流时要给予尊重、平等对待。护士应与患儿视线保持水平,进行目光接触,必要时可坐下或蹲下。

3. 保持诚信　与患儿交流时避免欺骗,护士不要随意向患儿许诺,一旦承诺的事情就要实现,以免影响护患间的信任关系。

4. 恰当使用非语言沟通　护士应仪表整洁、面带微笑,以增加患儿安全感和信任感。在适当的时候使用肢体的接触,如给予患儿拥抱或抚摸,有利于其获得安全感及身心方面的满足。

5. 将游戏作为护患沟通的纽带　护士可与患儿一起玩游戏,并善于利用游戏与其沟通,了解其内心想法;护士也可通过绘画、讲故事的方式了解患儿难以用语言表达的内心感受,利用玩偶扮演医生和患儿的医疗游戏,向其解释诊疗过程。

二、与患儿家长的沟通

为了与患儿家长沟通顺畅、有效,儿科护士要尽量做到以下几点:

1. 建立良好的第一印象　与患儿家长沟通时,取得患儿家长的信任是首要任务。护士在与患儿家长初次接触时,应积极热情,耐心倾听患儿家长的观点和想法,体现对患儿健康状况的关心,并告知家长如何获取护士的帮助,避免家长感觉被冷落和忽视。

2. 使用开放性问题鼓励家长交谈　护士应尽量使用开放性问题鼓励家长交谈,并注意倾听和观察非语言信息,适时引导谈话主题,避免与患儿家长的交流偏离目标和主题。

3. 恰当地处理冲突　由于担忧患儿的病情,家长易产生怀疑,表现出心情烦躁、易怒。护士应换位思考,理解患儿家长的心情,针对家长的问题,不可搪塞应付或使用家长难以理解的医疗术语。进行各项操作时应给予耐心细致的解释,表现出对患儿的关心爱护,避免让患儿家长产生不信任感。

第三节　患病儿童及其家庭的心理反应与护理

患儿疾病带来躯体上的痛苦,住院后接触陌生的环境,接受各种检查、治疗和护理操作等,均会使患儿产生恐惧、焦虑不安的心理反应。因此,护士应了解住院患儿的心理反应,做好心理护理。

一、各年龄期患儿对疾病的认识

1. 婴儿期　能够意识到与父母或主要照顾者的分离,也会害怕陌生人,但对疾病缺乏认识。

2. 幼儿及学龄前期儿童　对自己身体各部位及器官的名称开始了解,对于发病的原因常用自身的感情行为模式来解释,常将痛苦与惩罚联系在一起,对疾病缺乏认识。

3. 学龄期儿童　认知水平逐渐增强,对身体各部分的功能以及疾病的病因有了一定的认识,在疾病治疗过程中关注自己的身体和治疗,开始恐惧身体的损伤和死亡。

4. 青春期儿童　抽象思维能力进一步提高,能够认识疾病的原因以及对疾病的发生和治疗有了一定的理解,但对疾病造成身体功能的损害和外表改变难以接受。

二、患儿对住院的心理反应与护理

(一)住院患儿的心理反应

1. 分离性焦虑　指由现实或预期的与家庭、日常接触的人、事物分离时引起的情绪低落,甚至功能损伤。

（1）分离性焦虑的表现一般分为三个阶段：

1）反抗期：患儿常表现为哭叫、认生、咒骂,拒绝医护人员的照顾和安慰等。

考点提示：分离性焦虑的三阶段

2）失望期：发现分离的现状经过自身的努力不能改变,表现为沉默、沮丧、顺从。部分患儿可出现退化行为,即出现患儿过去发展阶段的行为,如尿床、吸吮奶嘴和过度依赖等,这是患儿逃避压力常用的一种行为方式。

3）否认期：长期与父母或亲密者分离可进入此阶段。患儿克制自己的情感,能与周围人交往,配合医护人员的各种诊疗程序,以满不在乎的态度对待父母或亲密者的探视或离去。这一阶段往往会被误认为患儿对住院生活适应良好,但却使患儿与父母之间的信任关系受到损害,患儿成年后不易与他人建立信任关系,甚至影响成年后的人际交往,患儿还可能出现注意力缺陷、以自我为中心以及智力下降等问题。

（2）不同年龄阶段分离性焦虑的特点

1）婴幼儿期：患儿对父母或照顾者的依恋十分强烈,6个月后的婴儿就能意识到与父母或照顾者的分离,分离性焦虑常表现为明显的哭叫行为。

2）学龄前期：患儿社会交往范围较婴儿期扩大,日常生活中对父母或照顾者的依恋没有婴幼儿期明显,但在疾病和住院影响下,患儿往往希望获得陪伴和安慰,住院导致的分离性焦虑常表现为偷偷哭泣、拒绝配合治疗等。

3）学龄期和青春期：患儿学校生活和同学朋友在其日常生活中所占位置越来越重要,住院的分离性焦虑更多的来源于与同学朋友的分离,患儿常担心学业的落后,感到孤独等。

2. 失控感　是对生活中和周围所发生的事情感到有一种无法控制的感觉。医院的各项规章制度和住院期间的各种诊疗活动常使患儿体验到失控感,不同年龄段住院导致失控感的原因和后果也有所不同。

（1）婴儿期：此期患儿已能通过简单的表情、姿势等逐渐学会对外部世界的控制,住院的诊疗活动,特别是侵入性的诊疗活动会使患儿有失控感,易导致患儿产生不信任感和不安全感。

（2）幼儿及学龄前期：此期患儿正处于自主性发展的高峰,住院的规章制度和诊疗活动带来的失控感会使患儿感受强烈的挫折,患儿常有强烈的反抗,同时伴有明显的退化行为。

（3）学龄期：此期患儿已能较好地处理住院和诊疗活动导致的限制和挫折,但对死亡、残疾和失去同学朋友的恐惧会产生失控感。

（4）青春期：此期患儿独立自主意识增强,住院和诊疗活动常使其感到对自己身体和生活的控制受到威胁,感到挫折和愤怒,很难接受诊疗引起的外表和生活方式改变,从而导致对治疗的抵触和不依从。

3. 对疼痛和侵入性操作的恐惧　对疼痛的恐惧在各年龄段都是相似的,但幼儿及学龄前期患儿会害怕身体的完整性受到破坏,对侵入性操作和手术过程感到焦虑和恐惧。

4. 羞耻感和罪恶感　幼儿和学龄前期患儿易将患病和住院视为惩罚,如错误观念得不到纠正,随着学龄期后道德观念的建立,患儿会产生羞愧、内疚和罪恶感等心理反应。

（二）住院患儿的心理护理

1. 日常教育　在日常生活中对儿童进行医院功能的简单介绍,使儿童对医院形成正确的认识。条件允许时可组织参观医院,学习简单的健康知识,有利于患儿理解住院的目的,熟悉医院环境。

2. 防止或减少被分离的情况　有条件时,鼓励父母和照顾者来院陪护,可以明显缓解婴幼儿和学龄前儿童的分离性焦虑。同时,护士应注意满足陪护者的生活需求,体现以家庭为中心的护理理念。

3. 减少分离的副作用　当住院导致的分离不可避免时,护士应与家长协作,采用积极的方式应对分离。

(1)护士主动介绍自己,介绍医院的环境和同病室患儿,鼓励患儿结交新朋友,有利于患儿尽快适应医院环境,缓解不安、焦虑及恐惧。

(2)陌生的环境和工作人员可能使患儿感到恐惧,护士可将病房布置为患儿熟悉的环境,建议家长准备患儿喜欢的日常用品,如玩具、杯子、毯子等,提高其适应分离的能力。

(3)家长给患儿解释分离的原因,并应定期探视。

(4)学龄期患儿可坚持学习,与学校老师和同学通讯联系,允许同学来院探视。

4. 缓解失控感

(1)在不违反医院规定和患儿病情允许的情况下,鼓励患儿自由活动。有条件时,可尽量保持患儿住院前的日常活动,如收看患儿喜欢的电视节目、参与其喜爱的娱乐活动等。

(2)在诊疗活动中,护士也可提供一些自我决策的机会缓解失控感,例如:在静脉输液时,提供各种颜色的止血带让患儿选择,固定针头时选择胶布的数量和长短等,这样能明显地缓解住院带来的失控感。但是,护士在提供选择时,应避免询问患儿不能进行选择的情景,例如询问患儿"要不要打针?"会让患儿觉得可以不打针,应该询问患儿"要打针了,你想选择坐着打,还是躺着打呢?"

5. 应用游戏或表达性活动来减轻压力　游戏不仅有助于患儿的生长发育,在住院时也可帮助患儿应对住院带来的各种压力。

(1)游戏可以促进患儿表达,帮助护士理解患儿的想法,了解患儿对疾病、住院、诊疗的认知、感受和需求。

(2)游戏可以帮助治疗,护士可采用放松和转移注意力的游戏缓解疼痛,例如:术后需要进行深呼吸训练时,可以让患儿吹风车分散注意力以缓解疼痛。

6. 发掘住院的潜在正性心理效应

(1)住院虽然是不愉快的经历,但住院作为患儿生活中的一个应激事件,是促进父母和患儿关系发展的契机。

(2)住院是一个教育过程,根据患儿及其家庭的需要和理解程度,护士为其提供相关疾病的健康指导。

(3)成功地应对疾病能提高患儿的自我管理能力。患儿能发挥其独立能力,自我护理,从而更加自信。

(4)住院为患儿提供了一个特殊的接触社会的机会,能够近距离了解医务人员的工作,同其他患儿和家长交流,互相支持。

三、家庭对患儿住院的反应与家庭支持

儿童患病和住院会使家庭进入应激状态,家庭需做出调整以应对危机,良好的适应能帮助和支持患儿积极应对疾病,并维持正常、健康的家庭功能。

(一)住院患儿家庭的心理反应

1. 家庭对患儿住院的心理反应

(1)父母对患儿住院的心理反应

1)否认和质疑:在患儿确诊疾病和住院的初期,家庭处于震惊和慌乱中,如果患儿的疾病较为

严重,父母往往对患儿的确诊表示质疑和难以接受。

2)自责和内疚:患儿父母通常会追寻疾病的原因,如有线索提示父母有任何行为或因素导致患儿患病及病情加重,特别是当患儿病情严重时,父母常会感到自责和内疚。

3)不平和愤怒:父母常会感到不平和愤怒,并将这种愤怒向家庭其他成员以及护士发泄,引起患儿父母与家庭成员及护士间的矛盾和冲突。

4)痛苦和无助:目睹患儿忍受病痛和接受痛苦的诊疗时,父母会非常痛苦,面对压力不知所措,产生无助和孤独感。

5)焦虑和悲伤:患儿预后的不确定性,会让父母焦虑、担忧和预期性悲伤,严重时会产生心理障碍,甚至影响生理功能。

(2)兄弟姐妹对患儿住院的心理反应:对于有多个孩子的家庭,患儿住院的初期,兄弟姐妹们可能会为过去与患儿打架或对其不够友爱而感到内疚,并认为他们的某些行为导致了患儿的疾病。兄弟姐妹也可能对自己的身体健康表示担忧,害怕自己患上类似疾病,产生焦虑和不安全感。随着患儿住院时间的延长,兄弟姐妹可能嫉妒患儿独占了父母的注意力和关爱,甚至产生怨恨的心理。

2. 患儿住院对家庭功能的影响

(1)确诊疾病和住院的初期:家庭为了应对危机,会做出调整和妥协,家庭成员会更关心家庭事务,在工作、个人爱好和照顾患儿之间做出选择、让步和妥协。疾病可能会帮助家庭暂缓一些家庭所面临的危机,也有可能加剧矛盾,导致家庭成员对立和家庭的分裂。

(2)患病和住院的延续期:随着患儿住院时间的延长,家庭的重心将不会一直放在患儿身上,家庭成员会希望并逐渐恢复日常生活,如果患儿疾病未能好转或持续恶化,家庭需要接受由此导致的永久改变,家庭成员可能会因为疾病而感到筋疲力尽,甚至可能出现失职行为。

(二)住院患儿的家庭支持

儿科护理强调以家庭为中心,护士应与患儿家庭合作,帮助家庭应对危机,维持正常的家庭功能。护士应评估每个家庭的需要,有针对性地进行干预。

1. 对患儿父母的支持

(1)向父母介绍医院环境、医务人员,讲解疾病的知识,解释患儿情况、用药目的等,帮助父母缓解患儿住院带来的无助感。

(2)鼓励父母探视或陪护患儿,也可让父母参与患儿的护理,同时安排其他家庭成员轮换陪护患儿,并提供陪护的各项便利措施,如陪护床、简便的生活设施等。

(3)鼓励和提醒父母休息、活动和摄取足够营养,以保证身体健康,向父母强调保证身体健康才能更好地照顾患儿。

(4)组织住院患儿的父母们座谈,分享患儿住院后的感受和经验,互相鼓励、支持;提供医院的电话和联系方式,在父母有疑问时可以与医院联系。

(5)安排充足的时间与父母沟通,向父母提问时使用开放性问题,倾听患儿父母感受,以减轻父母的内心压力。

2. 对患儿兄弟姐妹的支持

(1)鼓励和提醒父母向患儿的兄弟姐妹解释患儿的情况,并公开讨论,了解其内心的想法和感受,使疑惑能获得解答,避免兄弟姐妹感觉被家庭隔绝在外。

(2)允许兄弟姐妹到医院探视或通过电话与患儿交流,或者可以给兄弟姐妹提供患儿的照片;医院探视时,应向兄弟姐妹介绍医院环境和设备,避免产生恐惧或发生意外;鼓励兄弟姐妹参与对患儿的护理。

（3）鼓励家庭集体活动,如家庭聚餐、集体游戏等。

（4）帮助父母理解、应对患儿兄弟姐妹所经历的反应,如果兄弟姐妹有内疚应注意评估,给予关注,如果内疚感持续存在,则需要进一步心理干预。

第四节　儿童用药特点与护理指导

导入情景

今晨6点,小王夫妇抱着孩子急忙来到医院儿科急诊室。经护士小敏询问,孩子7个月,咳嗽2d,昨日发热,在家测体温39.6℃,给予贴退热贴,凌晨五点体温仍为39.5℃,故来院就诊。经检查,诊断为上呼吸道感染。

工作任务:

1. 给家长示范儿童口服给药方法。

2. 告知家长应用退热药的注意事项。

3. 告知家长儿童应用镇咳药的注意事项。

由于儿童对药物的反应与成人有所不同,且病情多变,因此,要注意儿童药物选择、给药剂量及给药途径,做到合理、正确用药。

一、儿童用药特点

（一）儿童肝、肾功能发育不完善,对药物的解毒和排泄功能较差

儿童肝脏解毒功能尚未完善,特别是新生儿和早产儿肝脏酶系统发育不成熟,对某些药物的代谢延长,增加了药物的血浓度及毒副作用,如新生儿使用氯霉素可导致急性中毒,引起"灰婴综合征"。儿童肾脏功能发育尚不成熟,药物排泄缓慢,也增加了药物的毒副作用。

（二）药物在组织内的分布和反应依年龄而不同

儿童对药物的反应因年龄而不同,如吗啡对新生儿呼吸中枢的抑制作用明显高于年长儿,麻黄碱使血压升高的作用在未成熟儿却低得多。药物在组织内的分布也依年龄而异,如巴比妥类、吗啡、四环素在幼儿的脑浓度明显高于年长儿。

> **考点提示:**新生儿禁用吗啡的原因

（三）乳儿可受母亲用药影响

一般情况下,乳母用药对乳儿的影响不大。但也有些药物在乳汁中的含量较高,如苯巴比妥、水杨酸盐、阿托品等应慎用;抗癌药、放射性药物、抗甲状腺激素药物等哺乳期应禁用。

> **考点提示:**哺乳期慎用及禁用药物

0403

儿童药物的选择(微课)

二、儿童药物选择

根据儿童年龄、病情、药物的特殊反应等,慎重选择药物。密切观察用药效果及毒副作用,以求获得最佳疗效。

（一）抗生素

严格掌握儿童使用抗生素的适应证和注意事项。如不合理地使用链霉素、卡那霉素可能会造成听神经和肾脏损害；不合理地使用喹诺酮类药物可能会影响儿童骨骼发育；大剂量或多种抗生素滥用，可导致肠道菌群失调和消化功能紊乱等。故应严格把握用药的剂量、疗程，密切观察药物反应及毒副作用。

（二）退热药

儿童发热一般应用对乙酰氨基酚和布洛芬，剂量不宜过大，可重复使用。小于3个月的婴儿慎用退热药；婴儿不宜使用阿司匹林，防止发生瑞氏综合征（Reye 综合征）；复方解热镇痛药不良反应多，婴幼儿应禁用。

📖 **知识链接**

瑞氏综合征（Reye 综合征）

1963 年由 Reye 等首先报告而命名为 Reye 综合征。因出现急性弥漫性脑水肿和肝脏为主的内脏脂肪变性的病理特征，曾被称为脑病合并脂肪变性。

本病的基本病理生理特点是广泛性急性线粒体功能障碍，其原因尚不完全清楚，90%与上呼吸道感染有关。有报道指出病毒感染时，使用水杨酸药物有诱发本病的高度危险性。主要临床表现为急性颅内压增高、肝功能异常等，本病具有自限性，约1周内恢复。重者在病初 1～2d 内死亡，存活者可遗留神经系统后遗症。治疗措施有降低颅内压、控制惊厥等，抢救中避免使用水杨酸或吩噻嗪类药。

（三）镇静止惊药

当患儿出现高热、惊厥、烦躁不安等情况时，可应用镇静止惊药。常用的有苯巴比妥、水合氯醛、地西泮等，使用时应严密观察呼吸变化，防止发生呼吸抑制。

（四）镇咳平喘药

婴幼儿一般不用镇咳剂，当呼吸道分泌物多、痰液黏稠不易咳出时，多用祛痰药或雾化吸入，使分泌物稀释，易于咳出。哮喘患儿提倡局部应用 β_2 受体激动剂，必要时也可用茶碱类药物，但新生儿及小婴儿应慎用。

（五）止泻药与泻药

儿童腹泻一般不主张使用止泻药，一般采用调整饮食、补充液体、适当使用保护肠黏膜药物和微生态制剂。儿童便秘不宜使用泻药，采用调整饮食及松软大便等方法通便。

（六）糖皮质激素

必须严格掌握适应证，诊断未明确时不宜使用，以免掩盖病情。不可随意停药或减量，以防出现反跳现象。长期应用副作用较多，如抑制骨骼生长、出现库欣综合征、血压增高、降低机体抵抗力等。另外，水痘患儿禁用糖皮质激素，防止加重病情。

🗂 **考点提示**：儿童药物的选择

三、儿童药物剂量计算

（一）按体重计算

是最基本、最常用的计算方法。许多药物已经标出每日（次）每千克体重需要量，此法计算非常方便。患儿体重应按实际所测得值为准。若按体重计算结果超过成人量，则以成人量为限。计算公式为：

考点提示：按体重计算药物剂量方法

$$每日（次）剂量=患儿体重（kg）×每日（次）每千克体重所需药量$$

（二）按体表面积计算

体表面积与基础代谢、心搏量等生理活动关系密切。因此，按体表面积计算药物剂量更为准确。计算公式为：

考点提示：最精确的药物剂量计算方法

体重≤30kg：体表面积（m^2）=体重（kg）×0.035+0.1

体重>30kg：体表面积（m^2）=［体重（kg）-30］×0.02+1.05

$$每日（次）剂量=体表面积（m^2）×每日（次）每平方米体表面积需药量$$

（三）按年龄计算

此法简单方便，有些药物剂量幅度较大，不需要精确计算，如营养类药物。

0404

儿童药物剂量计算（微课）

（四）按成人剂量计算

此法仅限于未提供儿童剂量的药物，由于所得剂量偏小，一般不用。计算公式为：

$$儿童剂量=成人剂量×儿童体重（kg）/50$$

四、儿童给药方法

以保证用药效果为原则，以减少对患儿的不良反应为目的，根据患儿年龄、病情、药物性质选择给药途径。

（一）口服法

是最常用的给药方法。小婴儿可用滴管或去掉针头的注射器给药。用小药匙喂药时，应从小婴儿的口角处顺面颊方向慢慢倒入药液，待药液咽下后，才可将药匙拿开，以防患儿将药液吐出。喂药时最好将患儿抱起或抬高头部，以免呛咳，必要时可鼻饲给药。婴幼儿常用糖浆、水剂、冲剂，如喂药片，可将药片研碎加水服用（有些肠溶片及缓释制剂不可用此法）。年长儿可用片剂或药丸，可鼓励儿童自己服药。任何药物均不宜混入奶中服用。

0405

儿童口服给药（视频）

（二）注射法

注射法起效快，但对患儿刺激大。包括肌内注射、静脉注射、静脉滴注。肌内注射次数过多易引起臀肌挛缩，影响下肢功能，故非病情必需不宜采用。静脉注射多在抢救时应用，注射时注意速度要慢，并防止药液外漏。静脉滴注不仅用于给药，还可补充水分提供能量等，应用时根据患儿年龄、病情等调节滴速，保持输液通畅。

（三）外用药

外用药剂型较多，有软膏、混悬剂、水剂、粉剂等，以软膏最为常见。需避免儿童抓摸药物，误入口、眼等，引起意外。

（四）其他方法

雾化吸入较常使用,灌肠法、舌下含化、含漱法常用于年长儿。

（周良燕）

思考与练习

扫一扫,
看总结

扫一扫,
测一测

1. 患儿,因呕吐、腹泻入院,入院当天哭闹不止,踢打医护人员。

（1）该患儿主要的心理反应是什么?

（2）如何对该患儿进行心理护理?

2. 患儿,男,1 岁。因咳嗽、咳痰 3d,发热 4h 入院。临床诊断:急性上呼吸道感染,目前体温40℃,遵医嘱为患儿口服布洛芬混悬液,患儿哭闹不配合。

（1）儿童给药的方法有哪些?

（2）如何指导家长对该患儿进行服药护理?

第五章　儿童营养与营养障碍性疾病患儿的护理

扫一扫，
自学汇

学习目标

1. 掌握婴儿喂养及蛋白质-能量营养不良、单纯性肥胖、维生素 D 缺乏性佝偻病、维生素 D 缺乏性手足搐搦症的身体状况、护理诊断及护理措施。
2. 熟悉儿童能量与营养素的需要及上述疾病的病因、治疗原则。
3. 了解上述疾病的发病机制和辅助检查。
4. 能指导家长正确进行婴儿喂养。
5. 学会按照护理程序对上述营养障碍性疾病患儿实施整体护理。
6. 具有对上述营养障碍性疾病患儿及其家庭心理支持与关怀能力。

第一节　能量与营养素的需要

营养(nutrition)是指人体获得和利用食物维持生命活动的整个过程。食物中经过消化、吸收和代谢能够维持生命活动的物质称为营养素(nutrients)。

膳食营养素参考摄入量(dietary reference intakes,DRIS)包括 4 项参数。①平均需要量(estimated average requirement,EAR):是某一特定性别、年龄及生理状况群体中对某营养素需要量的平均值,摄入量达到 EAR 水平时可以满足群体 50% 个体对营养素的需要。②推荐摄入量(recommended nutrient intake,RNI):可以满足某一特定性别、年龄及生理状况群体中绝大多数(97%~98%)个体的需要。③适宜摄入量(adequate intake,AI):是通过观察或实验获得的健康人群某种营养素的摄入量,不如 RNI 精确,可能高于 RNI。④可耐受最高摄入量(tolerable upper intake level,UL):是平均每日可摄入某营养素的最高量。当摄入量超过 UL 时,发生毒副作用的危险性增加。

营养素包括:宏量营养素(蛋白质、脂类、碳水化合物)、微量营养素(矿物质、维生素)和其他膳食成分(膳食纤维和水)等。

(一)能量的需要

人体能量由三大宏量营养素供给,碳水化合物、脂肪和蛋白质在体内实际产生能量分别为:4kcal/g(16.7kJ/g)、9kcal/g(37.7kJ/g)、4kcal/g(16.7kJ/g)。能量单位以千卡(kcal)或千焦耳(kJ)

为单位(1kcal=4.184kJ,或1kJ=0.239kcal)。儿童对能量的需要包括以下5个方面:

1. 基础代谢率(BMI) 婴幼儿基础代谢率较成人高,基础代谢的能量需要占总能量的50%~60%。婴儿平均每日需能量约为55kcal(230kJ)/kg,7岁时每日需44kcal(184kJ)/kg,12岁时每日需30kcal(126kJ)/kg,成人为25~30kcal(105~126kJ)/kg。

2. 食物的热力作用 是指人体在食物的消化、吸收、转运、代谢过程中额外增加的能量消耗。食物的热力作用与食物成分有关,蛋白质的热力作用最高,为本身产生能量的30%,碳水化合物为6%,脂肪为4%。婴儿期的食物热力作用占总能量的7%~8%,采用混合膳食的年长儿约占5%。

3. 活动消耗 儿童活动所需能量与身体大小、活动强度、活动持续时间以及活动类型有关。儿童活动所需能量个体差异较大,并随年龄增加而增加。

4. 生长所需 生长发育所需的能量为儿童所特有,其需要量与儿童的生长速度成正比,婴儿期占总能量的25%~30%,以后随年龄增长逐渐减少,到青春期又增高。

5. 排泄消耗 是指正常情况下未经消化吸收的食物排泄至体外所损失的能量,约占总能量的10%,腹泻时可增加。

以上5项的总和为能量的总需要量。根据2013年中国营养学会推荐的中国居民膳食营养素参考摄入量,<6月龄婴儿每日能量平均需要量为90kcal(376.6kJ)/kg,7~12月龄为80kcal(334.7kJ)/kg,1岁后按每岁计算(见附录二)。

> **考点提示**:婴儿平均每日所需要的能量

(二)宏量营养素

1. 蛋白质 构成人体蛋白质的氨基酸有20种,其中9种是必需氨基酸(与成人相同的8种外,还包括组氨酸)。组成蛋白质的氨基酸模式与人体蛋白质氨基酸模式接近的食物,生物利用率高,称为优质蛋白质,主要来源于动物和大豆蛋白质。

蛋白质是构成人体细胞和组织的重要成分,其次是供能。蛋白质提供的能量占总能量的8%~15%,婴儿每日蛋白质的RNI为1.5~3g/kg,优质蛋白质应占50%以上。食物的合理加工和搭配可达到蛋白质的互补作用,提高食物的生物价值。如小麦、大米、玉米等赖氨酸含量低,蛋氨酸含量高,而豆类则相反,两者搭配可互相弥补不足。

2. 脂类 包括脂肪(甘油三酯)和类脂,是机体的第二供能营养素。构成脂肪的基本单位是脂肪酸。人体不能自身合成、必须由食物供给的脂肪酸称为必需脂肪酸,包括亚油酸和亚麻酸。亚油酸在体内可转化为亚麻酸和花生四烯酸,故亚油酸是最重要的必需脂肪酸。这些必需脂肪酸对细胞膜功能、基因表达、防治心脑血管疾病和生长发育有重要作用,对脑、视网膜、皮肤和肾功能的发育十分重要。

亚油酸主要来源于植物油、坚果类;亚麻酸来源于绿叶蔬菜、鱼类脂肪及坚果类。6个月以下婴儿脂肪所提供的能量占总能量的45%~50%。必需脂肪酸应占脂肪所提供能量的1%~3%。

3. 碳水化合物(糖类) 为供能的主要营养素,主要来源于谷类食物。2岁以上儿童膳食中,糖类供能应占总能量的55%~65%(见附录二)。

(三)微量营养素

1. 维生素 是维持人体正常生理功能所必需的一类有机化合物。根据维生素溶解性可分为脂溶性(维生素A、维生素D、维生素E、维生素K)与水溶性(B族维生素和维生素C)两大类,其中脂溶性维生素排泄较慢,缺乏时症状出现较迟,过量易中毒。水溶性维生素排泄迅速,必须每日供给,缺乏时很快出现症状。维生素A、维生素D、维生素C、维生素B_1、维生素K是儿童容易缺乏的维生素。

2. 矿物质

（1）常量元素：指人体含量大于体重 0.01% 的元素，包括钙、磷、镁、钠、钾、氯等。其中钙和磷接近人体总重量的 6%，两者构成人体的骨骼、牙等组织，婴儿期钙的沉积量高于生命的任何时期，保证钙的补充非常重要，但钙摄入过量可能造成一定危害，需注意钙的补充量应控制在 UL 以下（0~6 月龄：1 000mg/d；7~12 月龄：1 500mg/d）。

（2）微量元素：指人体含量小于体重 0.01% 的元素，包括碘、锌、硒、铜、钼、铬、钴、铁、镁等，这些微量元素需要通过食物摄入，具有十分重要的生理功能。其中铁、锌、碘缺乏症是全球最主要的微量元素缺乏症。

常见维生素和矿物质的作用及来源见表 5-1。常见维生素和矿物质的每日推荐摄入量见附录二。

表 5-1　常见维生素和矿物质的作用及来源

种类	作　用	来　源
维生素 A	促进生长发育和维持上皮细胞的完整性，为形成视紫质所必需的成分，与铁代谢、免疫功能有关	肝、牛乳、奶油、鱼肝油；有色蔬菜和水果。动物来源占一半以上
维生素 B_1（硫胺素）	是构成脱羧辅酶的主要成分，为糖代谢所必需，维持神经、心肌的活动功能，调节胃肠蠕动，促进生长发育	米糠、麦麸、葵花籽仁、大豆、花生、瘦猪肉含量丰富；其次为谷类；鱼、菜和水果含量少；肠内细菌和酵母可合成一部分
维生素 B_2（核黄素）	为辅黄酶主要成分，参与体内氧化过程	乳类、蛋、肉、内脏、五谷、蔬菜
维生素 PP（烟酸、尼克酸）	是辅酶 I 和 II 的组成成分，为体内氧化过程所必需；维持皮肤、黏膜和神经的健康，防止癫皮病，促进消化系统的功能	肝、肾、瘦肉、鱼及坚果含量丰富，谷类
维生素 B_6	为转氨酶和氨基酸脱羧酶的组成成分，参与神经、氨基酸及脂肪代谢	各种食物中，亦由肠道内细菌合成一部分
维生素 B_{12}	参与核酸的合成，促进四氢叶酸的形成等，促进细胞及细胞核的成熟，对生血和神经组织的代谢有重要作用	动物性食物
叶酸	叶酸的活性形式四氢叶酸是体内转移"一碳基团"的辅酶，参与核苷酸的合成，特别是胸腺嘧啶核苷酸的合成，有生血作用，胎儿期缺乏引起神经管畸形	绿叶蔬菜、水果、肝、肾、鸡蛋、豆类、酵母含量丰富
维生素 C	参与人体的羟化和还原过程，对胶原蛋白、细胞间黏合质、神经递质（如去甲肾上腺素等）的合成，类固醇的羟化，氨基酸代谢，抗体及红细胞的生成等均有重要作用	各种水果及新鲜蔬菜
维生素 D	调节钙磷代谢，促进肠道对钙的吸收，维持血液钙浓度，有利骨骼矿化	人皮肤日光合成、鱼肝油、肝、蛋黄
维生素 K	由肝脏利用、合成凝血酶原	肝、蛋、豆类、青菜、肠内细菌可合成部分
钙	凝血因子，能降低神经、肌肉的兴奋性，是构成骨骼、牙的主要成分	乳类、豆类主要来源、某些绿色蔬菜
磷	是骨骼、牙、细胞核蛋白、各种酶的主要成分，协助糖、脂肪、蛋白质代谢，参与缓冲系统，维持酸碱平衡	乳类、肉类、豆类和五谷类

续表

种类	作　用	来　源
铁	血红蛋白、肌红蛋白、细胞色素和其他酶系统的主要成分,帮助氧的运输	肝、血、豆类、肉类、绿色蔬菜,动物来源吸收好
锌	为多种酶的成分	贝类海产品、红色肉类、内脏、干果类、谷类芽胚、麦麸、豆、酵母等富含锌
镁	构成骨骼和牙成分,激活糖代谢酶,与肌肉神经兴奋行为有关,为细胞内阳离子,参与细胞代谢过程	谷类、豆类、干果、肉、乳类
碘	为甲状腺素主要成分	海产品含量丰富,蛋和奶含量稍高,植物含量低

（四）其他膳食成分

1. 膳食纤维　主要来自植物的细胞壁,为不被消化的食物营养素,包括纤维素、半纤维素、木质素、果胶、粘胶等。具有吸收水分、软化大便、增加大便体积及促进肠蠕动等功能。

> 考点提示:婴儿平均每日需水量

2. 水　是体液的重要组成部分。儿童新陈代谢旺盛,需水量相对较多,且年龄越小,需水量越多。1 岁以内婴儿每日需水量约为 150ml/kg,以后每增加 3 岁递减 25ml/kg。

第二节　婴儿喂养

导入情景

妈妈抱着 4 个月的宝宝来到妇幼保健院儿保门诊。她说,宝宝一直吃母乳,最近发现自己的奶量稀少,想添加婴儿配方奶粉喂养,故前来咨询孩子的喂养问题。

工作任务:

1. 正确评估母乳喂养中的护理问题。

2. 正确指导配方奶粉的配制并告知家长注意事项。

婴儿喂养的方法有母乳喂养、部分母乳喂养和人工喂养。

一、母乳喂养

母乳是满足婴儿生理和心理发育最好的天然食物,对婴儿的健康生长发育有不可替代的作用。一个健康母亲的乳汁可提供足月儿正常生长到 6 个月所需要的能量、营养素和液体量。

（一）母乳的特点

1. 营养特点　母乳营养生物效价高,易被婴儿利用。

> 考点提示:母乳的营养特点

①蛋白质:以乳清蛋白为主,酪蛋白少,遇胃酸后形成的乳凝块小,易消化吸收;含有较多的必需氨基酸,且比例适宜,为必需氨基酸模式。②脂肪:不饱和脂肪酸含量较多,有利于脑发育,且含有脂肪酶,使脂肪颗粒易消化吸收。③糖类:乙型乳糖含量丰富,有利于脑发育,并可促进肠道双歧杆菌生长,减少腹泻机会。④蛋白质、脂肪、糖产能比例适宜(1:3:6),

母乳的特点
（微课）

适合婴儿生长发育的需要（表5-2）。⑤矿物质:电解质浓度低,缓冲力小,对胃酸中和作用弱,有利于消化,也适宜婴儿不成熟的发育水平。所含矿物质丰富,易被吸收,如钙磷比例适宜(2:1),钙吸收好;锌的利用率高;铁含量与牛乳(0.05mg/dl)相似,但母乳铁的吸收率(49%)高于牛乳(4%)。⑥维生素D含量较低,婴儿应常规补充维生素D;维生素K含量亦较低,乳母应适当补充。

表5-2　母乳与牛乳宏量营养素产能比(100ml)

	母乳	牛乳	理想标准
碳水化合物	41%(6.9g)	29%(5.0g)	40%~50%
脂肪	50%(3.7g)	52%(4.0g)	50%
蛋白质	9%(1.5g)	19%(3.3g)	11%
能量	67kcal(280.33kJ)	69kcal(288.70kJ)	

2. 增强婴儿免疫力　母乳中含有大量的免疫活性成分,尤其是初乳中更多,如含有大量的免疫活性细胞,如巨噬细胞、淋巴细胞等;还有较多的乳铁蛋白、溶菌酶、双歧因子、低聚糖等免疫活性物质。

3. 生物调节作用　为一组对细胞增生、发育有重要作用的因子,如牛磺酸、激素样蛋白(上皮细胞生长因子、神经生长因子),以及某些酶和干扰素等。

4. 其他　哺喂方便经济,温度适宜,增进母婴感情,利于婴儿心理健康发育。母亲哺乳可加快子宫复原,减少再受孕的机会。

（二）母乳的成分变化

产后5d内的乳汁为初乳,量少,色微黄,含脂肪较少而蛋白质较多,主要为免疫球蛋白,维生素A、牛磺酸和矿物质含量亦较丰富,并含有初乳小球(充满脂肪颗粒的巨噬细胞和其他免疫活性细胞),对新生儿的生长发育和抗感染能力非常重要。5~14d的乳汁为过渡乳,脂肪含量高,蛋白质及矿物质逐渐减少;14d以后的乳汁为成熟乳,营养成分适当,每日乳量可达700~1 000ml。

> 考点提示:初乳的特点

（三）母乳喂养的护理

1. 产前准备　孕妇要做好身心两方面的准备,树立母乳喂养的信心,合理安排孕母的生活和工作,保证营养合理,睡眠充足,心情愉快,保持良好的身心状态。

2. 乳头保健　孕妇在妊娠后期,每日用清水擦洗乳头。乳头内陷者用两手拇指从不同的角度按捺乳头两侧并向周围牵拉,每日一至数次。哺乳后可挤出少许乳汁均匀地涂抹在乳头上,乳汁中丰富的蛋白质和抑菌物质对乳头表皮有保护作用。发生乳头皲裂时,暂停直接哺乳,用吸乳器将乳汁吸出,用鱼肝油软膏涂抹裂伤处。有乳汁淤积或发生乳房硬块(乳核)者,应及早进行湿热敷、按摩,并及时吸空乳房,防止乳腺炎的发生。

3. 哺乳方法

(1)尽早开奶、按需哺乳:吸吮是泌乳的主要条件刺激,产后应尽早开始母乳喂养(产后15min~2h内),应在生后半小时内将婴儿裸体置于母亲胸前进行皮肤接触,并吸吮母亲双侧乳房,尽快建立诱导催产素分泌的条件反射。生后2个月内的婴儿,提倡按需哺乳,以促进乳汁分泌。

> 考点提示:产后尽早开奶的时间

(2)促进泌乳:喂哺前先湿热敷乳房,2~3min后,从外侧边缘向乳晕方向轻拍或按摩乳房,促进乳房感觉神经的传导和泌乳。每次哺乳都应让乳汁排空,以防泌乳抑制和乳腺炎的发生。

(3)哺乳技巧:哺喂前先清洗双手,清洁乳头、乳晕。采取舒适姿势,一般采取坐位,斜抱婴儿,其头、肩部枕于哺乳侧肘弯部,另一手呈"C"形托住乳房,使婴儿含住乳头和大部分乳晕,能自由用鼻呼吸。两侧乳房交替进行哺乳,吸空一侧乳房后再换另一侧,每次哺喂时间 15~20min。哺乳后将婴儿竖抱起靠在母亲肩部,轻拍其背部,使咽下的空气排出,然后将婴儿右侧卧位,以防溢乳。

考点提示:母乳喂养的方法

母乳喂养的护理(微课)

(四)不宜哺乳的情况

凡母亲感染人类免疫缺陷病毒(HIV)或患有严重疾病如恶性肿瘤、精神类疾病以及重症心肾疾病等不宜哺乳。患急性传染病时,可将乳汁挤出,经消毒后哺喂。乙肝病毒携带者并非哺乳的禁忌证。母亲患结核病,经治疗,无临床症状时可继续哺乳。

(五)断乳

WHO 建议,婴儿 6 个月内应纯母乳喂养,6 个月后引入转乳期食物,母乳喂养可至 2 岁,断乳后仍应保证足量的奶及奶制品摄入。

二、部分母乳喂养

同时采用母乳与配方奶或兽乳喂养婴儿为部分母乳喂养,有补授法和代授法两种情况。

(一)补授法

因母乳不足,用配方奶或兽乳补充母乳喂养。母乳哺喂次数不变,每次先哺母乳,将两侧乳房吸空后再以配方奶或兽乳补足。

(二)代授法

指用配方乳或兽乳代替一次或数次母乳的方法。适用于婴儿准备断离母乳时,有意减少母乳喂养的次数,增加配方乳或兽乳喂养。

三、人工喂养

6 个月以内的婴儿由于各种原因不能进行母乳喂养时,完全采用配方奶或兽乳,如牛乳、羊乳等喂哺婴儿,称为人工喂养。

(一)兽乳的特点(以牛乳为例)

牛乳是最常用的乳品,但成分不适合婴儿。①蛋白质:含量高,以酪蛋白为主,在胃内形成的乳凝块较大,不易消化。②脂肪:含量与母乳相似,但不饱和脂肪酸含量少,脂肪颗粒大,缺乏脂肪酶,较难消化。③乳糖:含量低,主要为甲型乳糖,有利于大肠埃希菌生长。④矿物质:含量高,增加婴儿肾脏负荷;磷含量高,钙磷比例不适宜(1.2:1),易发生低钙血症。⑤缺乏各种免疫因子,这是与母乳的最大区别,使婴儿患感染性疾病的机会增多。

考点提示:牛乳的特点

羊乳的营养价值与牛乳相似,但叶酸含量很少,长期单独以羊乳喂养易致营养性巨幼细胞贫血。

考点提示:单纯羊乳喂养易患的疾病

(二)牛乳的改造

1. 配方奶 是以牛乳为基础改造的奶制品。以母乳的营养素含量及组成为生产依据,降低酪蛋白和无机盐的含量,加入乳清蛋白、不饱和脂肪酸、乳糖等,补充适量的维生素和微量元素,如维生素 A、维生素 D 和铁、锌等,使生产的奶粉成分尽量接近母乳。人工喂养和婴儿断乳时首选配方乳,使用时按年龄选用。

> ### 知识链接
>
> **配方奶粉的种类**
>
> 1. 早产儿奶粉 是为适应早产儿胃肠消化吸收功能不成熟,并需要供给较多热量和特殊营养素所调配的奶粉。
>
> 2. 婴儿配方奶粉 是对牛乳进行改造的奶制品,营养成分接近母乳,但不具备母乳的其他优点。
>
> 3. 无乳糖奶粉 因不含乳糖,适用于先天性乳糖酶缺陷或慢性腹泻导致肠黏膜乳糖酶缺乏的婴儿。
>
> 4. 水解蛋白奶粉 此类配方奶粉多用于急性或长期腹泻的婴儿。其提供的营养成分可完全满足婴儿的需求,只是已经事先水解过,食入后,不必经胃肠消化即可直接吸收。
>
> 5. 其他奶粉 强化铁奶粉、强化维生素 D 奶粉、苯丙酮尿症奶粉等。

2. **全牛乳的家庭改造** 采用全牛乳喂养婴儿时,不宜直接喂哺,必须经过稀释、加糖、加热的改造。

(1)稀释:降低牛乳矿物质、蛋白质浓度,减轻婴儿消化道及肾脏负荷。稀释奶仅用于新生儿,生后不满 2 周者可采用 2:1 乳(即 2 份牛乳加 1 份水);以后逐渐过渡到 3:1 或 4:1 乳;满月后即可用全乳。

(2)加糖:加糖改变宏量营养素的比例,利于吸收和软化大便。一般每 100ml 牛乳中可加蔗糖 5~8g。

(3)加热:煮沸可达到灭菌的要求,且能使蛋白质变性,利于消化。

(三)乳量摄入的估计

乳量摄入的估计仅适合于<6 个月的婴儿,其体重、推荐摄入量以及奶制品规格是估算的基础资料。

1. **配方奶粉的估算** 婴儿能量每日需要量约为 90kcal(376.6kJ)/kg,一般市售婴儿配方奶粉 100g 供能约 500kcal(2 029kJ),故婴儿每日需要配方奶粉约 18g/kg,可满足能量供给。按规定调配的配方乳中营养素、能量及液体总量可满足婴儿每日的需要。

> 考点提示:人工喂养乳量的估算

2. **全牛乳的估算** 每 100ml 全牛乳产能 69kcal(288.7kJ),8% 糖牛乳 100ml 供能约为 100kcal(418.4kJ),婴儿每日需能量 90kcal(376.6kJ)/kg,故每日需 8% 糖牛乳 90ml/kg。全牛乳喂养时,因蛋白质与矿物质浓度较高,应在两次喂乳之间加水。婴儿每日所需总液体量为 150ml/kg,减去喂乳量即为补水量。

(四)人工喂养的护理

与母乳喂养一样,人工喂养也需要正确的喂哺技巧,包括选用适宜的奶嘴和奶瓶、奶液的温度、喂哺时奶瓶的位置以及正确的喂哺姿势等(见实训指导)。

四、婴儿食物转换

婴儿期随着生长发育的逐渐成熟,需要进行由出生时的纯乳类喂养向固体食物的转换。婴儿食物转换是让婴儿逐渐适应和喜爱各种食物及其味道,培养婴儿自己进食能力以及养成良好的饮食习惯,最终使婴儿由乳类喂养逐渐转换为以固体食物为主。

(一)不同喂养方式婴儿的食物转换

不同喂养方式婴儿食物转换的内容略有不同,母乳喂养的食物转换是帮助婴儿逐渐用配方奶或牛乳以完全替代母乳,同时引入其他食物;部分母乳喂养或人工喂养是直接逐渐引入其他食物。

(二)食物转换的原则

引入食物的量和质应遵循循序渐进的原则,由少到多,由细到粗,由一种到多种,由软到硬,逐渐过渡到固体食物。天气炎热和婴儿患病时应暂缓引入新食物。

> 🔔 考点提示:食物转换的原则

(三)食物转换的步骤和方法

除母乳或配方乳(兽乳)外,为过渡到固体食物所添加的富含能量和各种营养素的泥状食物(半固体食物)为转乳期食物。给婴儿引入食物的时间和过程应适合婴儿的接受能力,具体步骤和方法见表5-3。

表5-3　转乳期食物的引入

月龄	食物性状	种　　类	主要营养源	辅助食品	进食技能
6月	泥状食物	菜泥、水果泥、含铁配方米粉、配方奶	6次奶(断夜间奶)	逐渐加至1次	用勺喂
7~9月	末状食物	稀(软饭)、配方奶、肉末、菜末、蛋、鱼泥、豆腐、水果	4次奶	1餐饭 1次水果	学用杯
10~12月	碎食物	软饭、配方奶、碎肉、碎菜、蛋、鱼肉、豆制品、水果	3次奶	2餐饭 1次水果	断奶瓶 抓食 自用勺

第三节　幼儿营养与膳食安排

(一)幼儿营养特点

1. 食物摄取量减少　1岁以后幼儿生长速度减慢,对能量的需要较婴儿相对减少,食欲略有下降。

2. 心理行为的变化　幼儿神经心理发育迅速,充满好奇心,出现探索性行为,应允许其参与进食,满足其自我进食欲望,培养独立进食能力。

3. 家庭成员的影响　家庭成员进食的行为和对食物的反应可作为儿童的榜样。因此,家长应注意不挑食、不偏食、不暴饮暴食,培养儿童良好的饮食习惯。

4. 进食技能发育状况　幼儿的进食技能与婴儿期的训练有关,错过训练吞咽、咀嚼的关键期以及长期食物过细,幼儿期会表现不愿吃固体食物。

（二）幼儿膳食安排

幼儿膳食中各种营养素和能量的摄入需满足该年龄阶段的生理需要。蛋白质每日 40g 左右,其中优质蛋白应占总蛋白的 1/2。蛋白质、脂肪、糖类产能之比为 10%~15%、30%~35%、50%~60%。膳食餐次安排需合理,以每日 4~5 餐,即早、中、晚正餐、点心 1~2 次。注意培养良好的生活习惯和进食技能。

第四节　蛋白质-能量营养不良

导入情景

妈妈抱着 9 个月的宝宝来医院咨询。她说因自己奶水稀少,宝宝从 5 个月开始以米糊、稀饭喂养,并且吃得少。最近发现宝宝脸色发白、消瘦、爱哭闹。经检查,初步诊断为"蛋白质-能量营养不良"。

工作任务:

1. 正确评估患儿的身体状况。

2. 指导家长对患儿进行正确喂养。

蛋白质-能量营养不良(protein-energy malnutrition,PEM)是由于能量和/或蛋白质摄入不足或消耗增多所致的一种营养缺乏病,临床特征为体重不增、体重下降、渐进性消瘦或水肿、皮下脂肪减少甚至消失,常伴有各器官不同程度的功能低下和新陈代谢失常。主要见于 3 岁以下婴幼儿。目前,儿童营养不良在全球范围内仍是威胁儿童健康生长的一个重要疾病,我国重度营养不良已经很少见,但轻、中度的营养不良发病率仍较高。

【概述】

1. 病因

(1)摄入不足:喂养不当是导致营养不良的重要原因。如母乳不足而未及时添加其他乳品;奶粉配制过稀;突然停乳而未及时进行食物转换;长期以淀粉类食品喂养;或不良饮食习惯,如偏食、挑食、吃零食过多等。

> 考点提示:引起营养不良最重要的原因

(2)消化吸收不良:消化系统先天畸形或疾病可引起消化吸收障碍。

(3)需要量增加:急、慢性传染病、双胎、早产、生长发育快速阶段等,因需要量增多而造成相对缺乏。糖尿病、大量蛋白尿、发热性疾病等均可使营养素的消耗增多而导致营养不足。

2. 病理生理

(1)新陈代谢异常:蛋白质摄入不足或消耗过多使体内代谢处于负氮平衡,严重可导致低蛋白性水肿;脂肪大量消耗,故血清胆固醇下降,当体内脂肪消耗过多,超过肝脏的代谢能力时,可造成肝脏脂肪浸润及变性;糖原不足或消耗过多可致血糖降低,重者引起低血糖昏迷甚至猝死;细胞外液常呈低渗状态,易出现低渗性脱水、低钠、低钾、低钙和低镁血症;体温调节能力下降,体温偏低。

(2)各系统功能低下:消化功能降低,易发生腹泻;心肌收缩力减弱,心搏出量减少,血压偏低,脉搏细弱;肾小管重吸收功能低下,尿比重下降;精神抑郁或烦躁不安、反应迟钝、条件反射不易建立;免疫功能明显降低,易并发各种感染。

【护理评估】

1. 健康史　评估患儿喂养史,详细询问婴儿喂养食物、喂养方式及饮食习惯和生长发育情况;有无消化系统解剖或功能上的异常以及其他患病史;是否为早产、双胎等。

2. 身体状况

(1)临床表现:最初表现为体重不增,继之体重下降,主要表现为消瘦。皮下脂肪厚度是判断营养不良程度的重要指标之一,皮下脂肪消减的顺序首先是腹部,其次为躯干、臀部、四肢,最后是面颊。皮下脂肪减少以至消失,皮肤干燥、苍白、逐渐失去弹性,额部出现皱纹,肌张力渐降低、肌肉松弛、甚至肌肉萎缩呈"皮包骨"状。重度营养不良时精神状态差,身高发育障碍,可伴有重要脏器功能受损。临床常见三种类型:以能量供应不足为主的消瘦型,较多见;以蛋白质供应不足为主的水肿型,较罕见;介于两者之间为消瘦-水肿型。

考点提示:营养不良皮下脂肪的消减顺序

临床上根据各种症状的程度,将营养不良分为三度。不同程度营养不良的临床特点见表5-4。

表5-4　婴幼儿不同程度营养不良的临床表现

	轻度(Ⅰ度)	中度(Ⅱ度)	重度(Ⅲ度)
体重低于正常均值	15%~25%	25%~40%	>40%
腹壁皮下脂肪厚度	0.4~0.8cm	<0.4cm	消失
身高(长)	正常	低于正常	明显低于正常
消瘦	不明显	明显	皮包骨样
皮肤颜色及弹性	正常或稍苍白	苍白、弹性差	弹性消失
肌张力	正常	明显降低、肌肉松弛	低下、肌肉萎缩
精神状态	正常	烦躁不安	萎靡、烦躁与抑制交替

Ⅲ度营养不良皮下脂肪消失(图片)

诊断营养不良的基本测量指标为体重和身高(长),5岁以下儿童营养不良的分型和分度:①体重低下。体重低于同年龄、同性别参照人群值的均值减2个标准差(s)以下为体重低下。体重低于均值减2~3s为中度,低于均值减3s为重度。主要反映急性或慢性营养不良。②生长迟缓(身材矮小)。身高(长)低于同年龄、同性别参照人群值的均值减2s为生长迟缓。身高(长)低于均值减2~3s为中度,低于均值减3s为重度。主要反映慢性长期营养不良。③消瘦。体重低于同性别、同身高(长)参照人群值的均值减2s为消瘦。体重低于均值减2~3s为中度,低于均值减3s为重度。主要反映近期、急性营养不良。

符合上述一项者即可做出营养不良的诊断。

(2)并发症:①贫血,以营养性缺铁性贫血最常见。②多种维生素及微量元素缺乏,以维生素A和锌缺乏较常见。③感染,如上呼吸道感染、肺炎、腹泻、鹅口疮等。④自发性低血糖。

考点提示:营养不良最常见的并发症

3. 心理-社会支持状况　评估父母的育儿知识水平以及对疾病的认识程度;评估患儿的心理个性发育情况、家庭经济状况及父母角色是否称职。

4. 辅助检查　血清清蛋白浓度降低是其特征性改变,但不够灵敏;胰岛素样生长因子1(IGF-1)水平下降是早期诊断的灵敏、可靠指标。

考点提示:营养不良实验室检查的特征性改变

5. 治疗原则及主要措施　包括去除病因、调整饮食、促进消化功能的改善等,严重营养不良者应积极处理各种并发症。

【常见护理诊断/问题】

1. 营养失调:低于机体需要量　与能量和/或蛋白质摄入不足或需要、消耗增加有关。

2. 有感染的危险　与机体免疫力低下有关。

3. 生长发育迟缓　与营养素缺乏,不能满足生长发育的需要有关。

4. 潜在并发症:营养性缺铁性贫血、低血糖、维生素 A 缺乏。

5. 知识缺乏:家长缺乏营养知识及育儿经验。

【护理措施】

1. 调整饮食,增加营养　根据患儿病情轻重和消化功能来调整饮食,其原则为由少到多、由稀到稠,循序渐进、逐渐增加营养。

> 🔖 **考点提示**:营养不良调整饮食的原则

(1)能量的供给:①轻度患儿可从每日 60~80kcal(251~335kJ)/kg 开始,以后逐渐递增,当能量供给达每日 150kcal(628kJ)/kg 时,体重一般可获满意增长。②中、重度患儿可从每日 40~60kcal(167~251kJ)/kg 开始,逐步少量增加;若消化吸收能力较好,可逐渐增加到每日 150~170kcal(628~711kJ)/kg,待体重恢复,供给正常需要量。

(2)蛋白质的供给:蛋白质摄入量从每日 1.5~2.0g/kg 开始,逐步增加到 3.0~4.5g/kg。除乳制品外,可给予蛋类、肝泥、肉末、鱼粉等高蛋白食物。必要时可给酪蛋白水解物、氨基酸混合液或要素饮食。

(3)维生素及微量元素的补充:每日给予新鲜的蔬菜和水果,应从少量逐渐增多,以免引起腹泻。

(4)尽量保证母乳喂养:无母乳或母乳不足者,可给予稀释牛乳或配方乳,待患儿消化功能恢复后,再添加适合患儿月龄的辅食。

(5)建立良好的饮食习惯:纠正偏食、挑食、吃零食的不良习惯,早餐要吃好,午餐应保证供给足够的能量和蛋白质。

2. 预防感染　做好保护性隔离,避免交叉感染;保持皮肤、口腔清洁;注意个人卫生、保持生活环境舒适。

3. 促进消化、改善食欲　遵医嘱给予 B 族维生素和各种消化酶,给予苯丙酸诺龙、胰岛素和锌制剂等。

4. 观察病情　密切观察患儿的病情变化。特别在夜间或清晨时,若患儿出现低血糖表现,应立即报告医生并静脉注射 25%~50%葡萄糖溶液抢救。定期测量体重、身高及皮下脂肪厚度,以评估患儿恢复情况。

5. 健康指导　向患儿家长介绍科学育儿及相关疾病知识;提倡母乳喂养,纠正不良饮食习惯;按时完成预防接种,预防感染;及时矫正先天畸形,做好发育监测。

第五节　儿童单纯性肥胖

儿童单纯性肥胖(obesity)是由于长期能量摄入超过人体的消耗,使体内脂肪过度积聚、体重超过参考值范围的一种营养障碍性疾病。肥胖不仅影响儿童的健康,且与成人期代谢综合征的发生密切相关。目前,超重和肥胖发病率持续上升,在我国部分城市学龄期儿童超重和肥胖已高达 10%以上,对本病的防治应引起家庭和社会的重视。

【概述】

1. 病因　95%~97%肥胖患儿为单纯性肥胖,不伴有明显的内分泌和代谢性疾病。

(1)能量摄入过多:是肥胖的主要原因,高能量食物和含糖饮料增加儿童额外的能量摄入,是导致肥胖的重要原因之一。

(2)活动量过少:活动过少和缺乏适当体育锻炼是发生肥胖的重要因素。

(3)遗传因素:肥胖具有高度遗传性,父母肥胖,后代肥胖患病率可高达70%~80%;双亲之一肥胖,其后代40%~50%发生肥胖;而正常双亲的后代发生肥胖者仅为10%~14%。

(4)其他:进食过快、精神创伤(如父母离异、亲属病故、学习成绩落后等)以及心理异常等因素亦可致儿童过量进食。

2. 肥胖分度　儿童肥胖诊断标准有两种,一种是年龄的体质指数(body mass index,BMI),是指体重(kg)/身高(长)的平方(m^2),当儿童的BMI在同性别、同年龄段参考值的P_{85}~P_{95}为超重,超过P_{95}为肥胖;另一种方法是用身高(长)的体重评价肥胖,当身高(长)的体重在同性别、同年龄段的P_{85}~P_{97}为超重,>P_{97}为肥胖。

【护理评估】

1. 健康史　详细询问患儿饮食情况和每日运动情况;有无家族肥胖史;了解患儿有无精神创伤以及心理障碍等因素。

2. 身体状况

(1)症状:肥胖可发生于任何年龄,但最常见于婴儿期、5~6岁和青春期。患儿食欲旺盛且喜食甜食和高脂肪食物。明显肥胖的儿童常有疲劳感,用力时出现气短或腿痛。严重肥胖者可因脂肪过度堆积而限制胸廓和膈肌运动,使肺通气不足,引起低氧血症,出现气急、发绀、红细胞增多,严重时心脏扩大及心力衰竭,甚至死亡,称肥胖-换气不良综合征。

(2)体征:患儿皮下脂肪丰满,但分布均匀,腹部膨隆下垂。严重肥胖者可因皮下脂肪过多,使胸、腹、臀部及大腿皮肤出现皮纹,因走路时双下肢负荷过重而出现扁平足及膝外翻。性发育常较早,最终身高常略低于正常同龄儿。

3. 心理-社会支持状况　患儿因体态肥胖,怕别人讥笑而不愿与其他儿童交往,易出现自卑、胆怯、孤僻等心理障碍。

4. 辅助检查　血清甘油三酯、胆固醇增高,血胰岛素水平增高。严重肥胖儿肝脏B超检查常有脂肪肝。

5. 治疗原则及主要措施　最主要的措施是饮食疗法和运动疗法,不宜采用药物治疗和手术治疗。

【常见护理诊断/问题】

1. 肥胖　与摄入高能量食物过多和/或运动过少有关。

2. 体像紊乱　与肥胖引起自身形体改变有关。

3. 社会交往障碍　与肥胖造成心理障碍有关。

4. 潜在并发症:高血压、高血脂、糖尿病。

5. 知识缺乏:患儿及家长缺乏合理营养知识。

【护理措施】

1. 饮食管理　在满足儿童的基本营养及生长发育需要的前提下,患儿每日摄入的能量要低于机体消耗的总能量。①推荐低脂肪、低糖类、高蛋白、高微量营养素和适量纤维素的食谱。②鼓励患儿多吃体积大而热能低的蔬菜类食品,如萝卜、青菜、黄瓜、番茄、莴苣、苹果、柑橘等。③培养良好的饮食习惯,如少吃多餐、避免过饱、细嚼慢咽、不吃零食等。

2. 增加运动　选择既有效又易坚持的运动项目,如晨间跑步、踢球、游泳、跳绳等,每日坚持至少运动30min。活动量以运动后轻松愉快、不感到疲劳为原则。

3. 心理护理　鼓励患儿坚持控制饮食及加强体育锻炼,增强减肥信心;鼓励患儿多参与正常的社交活动,改变其自卑、孤僻的心理;引导患儿建立健康的生活方式,提高自我管理的能力,促进身心健康发展。

4. 健康指导　向患儿家长讲述科学喂养及肥胖症的相关知识,培养儿童良好的饮食习惯;强调坚持饮食和运动治疗;对患儿实施生长发育监测,定期门诊观察。

第六节　营养性维生素 D 缺乏

一、维生素 D 缺乏性佝偻病

📖 导入情景

　　宝宝10个月,生后一直采用配方奶粉喂养,未添加转乳期食品,家住高楼。近日来,宝宝烦躁、出汗多,不能扶站。妈妈带宝宝看医生。医生检查结果:营养发育尚可,枕秃明显,未出牙。初步诊断为"维生素 D 缺乏性佝偻病"。

工作任务:

1. 简述患儿出现上述症状的原因。

2. 正确评估患儿的身体状况。

3. 指导家长学会对患儿正确的护理及疾病的预防。

　　维生素 D 缺乏性佝偻病(rickets of vitamin D deficiency)是由于儿童体内维生素 D 不足使钙、磷代谢失常,产生的一种以骨骼病变为特征的全身慢性营养性疾病,主要表现为生长中的长骨干骺端和骨组织矿化不全。是我国儿科重点防治的"四病"之一。多见于2岁以下的婴幼儿,北方地区发病率高于南方。近年来,随着儿童卫生保健工作大力开展和人民生活水平的提高,其发病率已逐年降低,病情也趋于轻度。

【概述】

1. 维生素 D 的来源、转化及生理功能

(1)维生素 D 的来源。①皮肤的光照合成:即内源性维生素 D_3 是人类维生素 D 的主要来源。皮肤中的7-脱氢胆固醇经日光中紫外线照射转变为胆骨化醇(维生素 D_3)。②食物中的维生素 D:天然食物及母乳中含维生素 D 很少,但儿童可从强化维生素 D 食物(配方奶粉和米粉)中获得充足的维生素 D。③母体-胎儿的转运:胎儿可通过胎盘从母体获得维生素 D,早期新生儿体内维生素 D 的量与母体维生素 D 的营养状况及胎龄有关。

(2)维生素 D 的转化:维生素 D 是一组具有生物活性的脂溶性类固醇衍生物,包括维生素 D_2(麦角骨化醇)和维生素 D_3(胆骨化醇)。维生素 D_2 和维生素 D_3 均无生物活性,需经过两次羟化作

用才能发挥生物效应。首先在肝细胞中的 25-羟化酶作用下,生成 25-羟胆骨化醇[25-(OH)D₃],血液循环中的 25-(OH)D₃ 再经肾脏近曲小管细胞内的 1-α 羟化酶作用,生成具有很强生物活性的 1,25-二羟胆骨化醇[1,25-(OH)₂D₃]。

(3)维生素 D 的生理功能:①促进小肠黏膜对钙、磷的吸收。②增加肾近曲小管对钙、磷的重吸收,特别是磷的重吸收,有利于骨的矿化作用。③促进成骨细胞增生,使骨样组织成熟和钙盐沉积;促进破骨细胞分化,使旧骨中骨盐溶解释放入血,以增加血钙、血磷浓度。

2. 病因

(1)围生期维生素 D 不足:母亲妊娠后期维生素 D 营养不足,如母亲严重营养不良、慢性腹泻以及早产、双胎均可使婴儿维生素 D 贮存不足。

(2)日照不足:为主要病因。婴幼儿长期缺乏户外活动 (因紫外线不能透过玻璃窗);城市高层建筑、烟雾、尘埃等阻挡和吸收紫外线;冬季日照时间短、紫外线弱等因素,均使内源性维生素 D 生成不足。

> 考点提示:佝偻病的主要病因

(3)需要量增加:骨骼生长速度与维生素 D 和钙的需要量成正比。如早产儿、双胎儿以及婴儿早期生长发育的速度快,维生素 D 需要量多,容易导致缺乏。

(4)食物中补充维生素 D 不足:因天然食物中含维生素 D 少,即使纯母乳喂养,婴儿若户外活动少亦易患佝偻病。

(5)疾病及药物影响:胃肠道或肝胆疾病影响维生素 D 吸收;肝、肾严重损害可致维生素 D 羟化障碍;长期服用抗惊厥药物(苯妥英钠、苯巴比妥)可加速体内维生素 D 的分解;糖皮质激素有对抗维生素 D 对钙的转运作用。

3. 发病机制　维生素 D 缺乏性佝偻病可认为是机体为维持正常血钙水平而对骨骼造成的损害。维生素 D 缺乏使得肠道吸收钙、磷减少,血钙、血磷水平降低,引起甲状旁腺功能代偿性亢进,甲状旁腺激素(PTH)分泌增加,PTH 促进骨盐溶解,抑制肾小管对磷的吸收,其结果是血钙浓度维持正常或偏低,但血磷明显降低,钙磷乘积下降,导致骨质矿化不全、骨样组织堆积,从而出现一系列佝偻病的表现和血液生化的改变(图 5-1)。

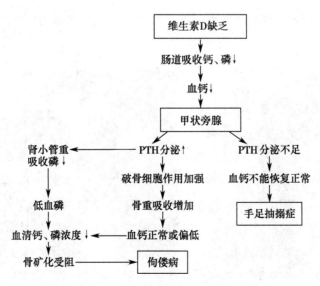

图 5-1　维生素 D 缺乏性佝偻病和手足搐搦症的发病机制

【护理评估】

1. 健康史 详细询问孕母妊娠期是否补充维生素 D 制剂；患儿喂养方法、食物转换情况；患儿生活环境及户外活动情况；患儿是否早产或双胎；患儿有无严重营养不良、肝肾疾病、慢性腹泻及用药史等。

2. 身体状况 多见于 3 个月~2 岁的婴幼儿，主要表现为生长中的骨骼改变、肌肉松弛和非特异性神经精神症状。临床分期如下。

（1）初期（早期）：多见于 6 个月以内，特别是 3 个月以内小婴儿。主要表现为非特异性神经兴奋

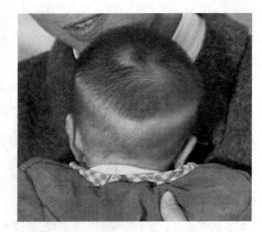

图5-2 枕秃

性增高的症状，如易激惹、烦躁、多汗、睡眠不安、夜间啼哭。由于多汗刺激头皮而常摇头擦枕，故常伴有枕秃（图5-2）。

（2）活动期（激期）：初期患儿若未经适当治疗，可发展为活动期，出现特征性骨骼改变。

1）骨骼改变：①头部。6 个月以内的婴儿可见颅骨软化，即用手指稍用力压迫枕骨或顶骨后部，可有压乒乓球样的感觉；7~8 个月患儿可有方颅，即额骨和顶骨双侧骨样组织增生呈对称性隆起，呈"方盒样"头型（图5-3）；前囟闭合延迟；出牙延迟。

> 💪 考点提示：佝偻病激期的骨骼改变

②胸部。胸廓畸形多见于 1 岁左右的婴儿。肋骨与肋软骨交界处因骨样组织堆积而膨大呈钝圆形隆起，上下排列如串珠状，以第 7~10 肋骨最明显，称佝偻病串珠；膈肌附着处的肋骨软化，受膈肌牵拉而内陷形成横沟，称肋膈沟或郝氏沟（图5-4）；肋骨与胸骨相连处软化内陷，致胸骨柄前突，形成鸡胸；如胸骨剑突部向内陷，可形成漏斗胸。这些胸廓畸形均会影响患儿的呼吸功能。③四肢。6 个月以上婴儿手腕、踝部可形成钝圆形环状隆起，称手镯、足镯（图5-5）；能站立或会行走的 1 岁左右婴儿，由于骨质软化和肌肉关节松弛，双下肢因负重可出现下肢弯曲，形成膝内翻（"O"形腿）或膝外翻（"X"形腿）（图5-6、图5-7）。④脊柱。长久坐位者有脊柱后突或侧弯畸形。

2）运动功能发育迟缓：全身肌肉松弛，肌张力减弱，坐、立、行等运动功能发育较晚，腹部肌肉松弛，腹部膨隆如蛙状腹。

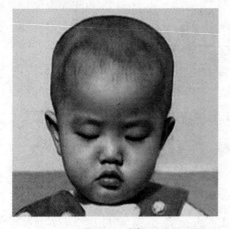

图5-3 方颅

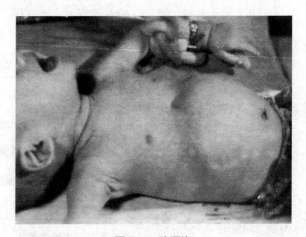

图5-4 肋膈沟

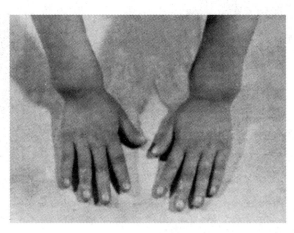

图5-5 手镯征

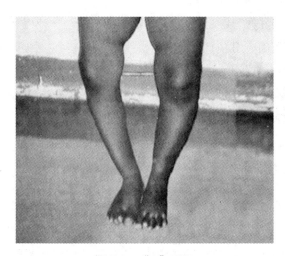

图5-6 "O"形腿

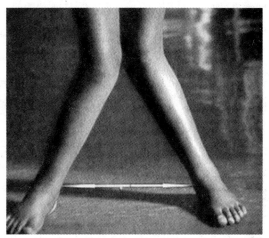

图5-7 "X"形腿

维生素D缺
乏性佝偻病
身体状况
（微课）

3）神经、精神发育迟缓：重症患儿神经系统发育迟缓，条件反射形成缓慢，表情淡漠，语言发育落后。

4）其他：通常有免疫功能低下，易并发感染。

（3）恢复期：患儿经过治疗后，临床症状和体征逐渐减轻或消失。

（4）后遗症期：多见于2岁以后儿童，临床症状消失，严重佝偻病可遗留不同程度的骨骼畸形。

3. 心理-社会支持状况　评估患儿的生活环境状况；评估患儿家长对佝偻病的认知程度及对患儿骨骼改变的心理反应等。

4. 辅助检查

（1）血生化检查：早期血清25-(OH)D$_3$明显降低，是最可靠的诊断标准。血钙正常或稍低，血磷降低，血清碱性磷酸酶增高。

（2）骨骼X线检查：初期长骨骨骺端钙化带正常或稍模糊；活动期钙化带消失，干骺端呈毛刷样、杯口状改变，骨骺软骨带增宽，骨密度减低，骨皮质变薄，可有骨干弯曲变形或青枝骨折。

5. 治疗原则及主要措施　治疗目的是控制活动期，防止骨骼畸形。治疗原则以口服维生素D为主，剂量为每日50~100μg(2 000~4 000IU)，持续应用1个月后改为400~800IU/d。对于患儿口服困难或腹泻等影响吸收时，可采用大剂量突击疗法，维生素D一次15万~30万IU(3.75~7.5mg)肌注，1个月后再改为400~800IU/d。在补充维生素D的同时给予适当的钙剂，可以改善症状、促进骨骼发育。严重的骨骼畸形可考虑手术治疗。

【常见护理诊断/问题】

1. 营养失调:低于机体需要量 与日光照射不足和维生素 D 摄入不足有关。

2. 生长发育迟缓 与钙磷代谢异常致骨骼、神经发育迟缓有关。

3. 有感染的危险 与免疫功能低下有关。

4. 潜在并发症:骨骼畸形、药物副作用。

5. 知识缺乏:患儿家长缺乏佝偻病预防和护理知识。

【护理目标】

1. 患儿在住院期间及时得到维生素 D 的补充,佝偻病症状逐渐改善。

2. 患儿生长发育达正常标准。

3. 患儿在住院期间不发生感染或发生感染后能得到及时处理。

4. 患儿在住院期间不发生骨骼畸形及维生素 D 中毒,或发生后能及时处理。

5. 家长能说出佝偻病的预防和护理知识并能正确应用。

【护理措施】

1. 户外活动 生后 2~3 周即可带婴儿户外活动。夏季可在阴凉处活动,尽量多暴露皮肤;冬季也要保证每日 1~2h 户外活动时间,如在室内活动时应开窗,使紫外线能够透过。

2. 补充维生素 D

(1)按时引入转乳期食品,给予富含维生素 D、钙、磷和蛋白质的食物。

(2)遵医嘱给维生素 D 制剂:使用药物剂量大时宜选择单纯维生素 D 制剂,密切观察病情,预防维生素 D 中毒。

📖 **知识链接**

维生素 D 中毒

维生素 D 中毒多由以下原因引起:①短期内多次给予大剂量维生素 D 治疗。②预防量过大,每日摄入维生素 D 过多或大剂量维生素 D 数月内反复肌内注射。③误将其他骨骼代谢性疾病或内分泌疾病诊断为佝偻病而长期大剂量摄入维生素 D。

维生素 D 中毒表现为:早期有厌食、恶心、倦怠、烦躁不安、低热、顽固性便秘、体重下降。重症可有惊厥、血压升高、心律不齐、烦渴、尿频、夜尿,甚至脱水、酸中毒;尿中出现蛋白质、红细胞、管型等,继而发生慢性肾衰竭。

维生素 D 中毒的主要治疗措施:立即停服维生素 D,口服氢氧化铝及泼尼松降低肠钙的吸收,保持水及电解质的平衡。

---

3. 预防感染 保持室内空气清新,预防交叉感染和呼吸道感染;加强皮肤护理。

4. 防治骨骼畸形和骨折 ①衣着柔软、宽松,避免过早过久坐、立、行,以防骨骼畸形。②重症患儿护理操作时应避免重压和强力牵拉,以防骨折。③对有骨骼畸形者应加强体格锻炼,如胸廓畸形可做俯卧位抬头展胸运动;"O"形腿按摩外侧肌,"X"形腿按摩内侧肌,并指导家长正确使用矫正器。

5. 心理护理 向患儿家长解释本病的原因和预后,根据患儿及家长的接受程度,介绍治疗护理的目的与方法,使其主动配合。

6. 健康指导

(1)向孕妇介绍有关疾病的病因、预防、护理以及科学育儿等知识。妊娠后期适量补充维生素 D(800IU/d),利于胎儿维生素 D 贮存。鼓励孕母户外活动,食用富含钙、磷、维生素 D 和蛋白质的食物。

考点提示:预防佝偻病的方法

(2)告知家长多晒太阳和适量维生素 D 补充是预防本病的关键。鼓励家长坚持带孩子户外活动,冬季也要保证每日 1~2h 的户外活动时间,注意晒太阳要循序渐进,避免阳光直射,尤其 6 个月以内的婴儿,以免损伤皮肤。新生儿生后第 2 周开始每日补充维生素 D 400~800IU;早产儿、低出生体重儿、双胎儿生后即应每日补充维生素 D 800~1 000IU,3 个月后改为每日 400~800IU,均补充至 2 岁。不同地区、不同季节可适当调整剂量,夏季阳光充足,可暂停或减量服用维生素 D。一般可不加服钙剂。

维生素 D 缺乏性佝偻病护理措施(微课)

【护理评价】

评价患儿:①体内维生素 D 含量是否增加,是否满足机体需要。②临床表现是否减轻或消失,生长发育是否接近或达正常标准。③是否发生感染。④是否发生维生素 D 中毒及骨骼畸形,或发生时是否能及时发现并有效处理。

评价患儿家长:能否说出佝偻病的预防和护理知识并能正确应用。

二、维生素 D 缺乏性手足搐搦症

维生素 D 缺乏性手足搐搦症(tetany of vitamin D deficiency)是由于维生素 D 缺乏导致血钙浓度降低,出现惊厥、手足搐搦或喉痉挛等神经肌肉兴奋性增高的症状,是维生素 D 缺乏性佝偻病的伴发症状之一。多见于 6 个月以内小婴儿。目前由于预防工作的普遍开展,本病发病率逐年降低。

维生素 D 缺乏的早期,甲状旁腺代偿分泌增加,以维持血钙浓度正常。当甲状旁腺功能反应过度而疲惫,不能代偿性分泌增加时,使血钙浓度持续降低,当血清总钙<1.75mmol/L(7mg/dl)或离子钙<1.0mmol/L(4mg/dl)时,即可出现神经肌肉兴奋性增高的症状。

【护理评估】

1. 健康史 评估患儿喂养史、户外活动及补充维生素 D 等情况;有无维生素 D 缺乏性佝偻病的表现及接受维生素 D 治疗情况等。

2. 身体状况

(1)典型发作:血清钙多低于 1.75mmol/L。①惊厥:最常见,多见于小婴儿。表现为突发四肢抽动,两眼上窜,面肌颤动,神志不清,发作时间持续数秒至数分钟,发作停止后多入睡,醒后活泼如常,一般不发热。发作次数可数日 1 次或 1 日

考点提示:手足搐搦症的典型发作

数次。发作轻时仅有短暂的眼球上窜和面肌抽动,神志清楚。②手足搐搦:多见较大婴幼儿。发作时手足痉挛呈弓状,双手呈腕部屈曲状,手指伸直,拇指内收掌心;足部踝关节伸直,足趾同时向下弯曲,呈"芭蕾舞足"。③喉痉挛:为最严重的表现,婴儿多见。喉部肌肉及声门突发痉挛,出现呼吸困难,严重者发生窒息,甚至死亡。

维生素 D 缺乏性手足搐搦症手足搐搦(组图)

(2)隐匿型:血清钙多在 1.75~1.88mmol/L,没有典型发作的症状。可通过刺激神经肌肉引出下列体征:①面神经征:以手指尖或叩诊锤轻叩患儿颧弓与口角间的面颊部,引起眼睑和口角抽动为

阳性,新生儿可呈假阳性。②腓反射:以叩诊锤叩击膝下外侧腓骨小头处腓神经,引起足向外展者为阳性。③陶瑟征:以血压计袖带包裹上臂,充气使血压维持在收缩压与舒张压之间,5min 内该手出现痉挛症状者为阳性。

◈ 考点提示: 手足搐搦症的隐性体征

3. 心理-社会支持状况　评估患儿家长对本病的病因、治疗、预防和急救措施的认知程度;患儿及家长有无恐惧、焦虑等心理反应。

4. 治疗原则及主要措施

(1)急救处理:①迅速控制惊厥与喉痉挛。地西泮每次0.1～0.3mg/kg 肌注或缓慢静脉注射,或 10%水合氯醛保留灌肠,每次 40～50mg/kg。②吸氧。惊厥时应立即吸氧;喉痉挛者需迅速将舌拉出口外,并进行口对口人工呼吸或加压给氧,必要时进行气管插管,以保证呼吸道通畅。

◈ 考点提示: 手足搐搦症的急救处理

(2)钙剂治疗:尽快给予 10%葡萄糖酸钙 5～10ml 加入 10%葡萄糖液 5～20ml 中,静脉滴注或缓慢推注。惊厥反复发作时,可每日注射 2～3 次,不可皮下或肌注钙剂以免造成局部组织坏死。惊厥停止后改为口服钙剂。

(3)维生素 D 治疗:症状控制后按维生素 D 缺乏性佝偻病补充维生素 D。

【常见护理诊断/问题】

1. 有窒息的危险　与惊厥及喉痉挛发作有关。

2. 有受伤的危险　与惊厥及手足搐搦有关。

3. 营养失调:低于机体需要量　与维生素 D 缺乏有关。

4. 知识缺乏:家长缺乏有关惊厥及喉痉挛的护理知识。

【护理措施】

1. 控制惊厥及喉痉挛　遵医嘱立即使用镇静剂、钙剂,补钙最好静脉滴注,需推注时要缓慢注射(10min 以上),注意监测心率,以免血钙骤升导致心脏骤停,同时避免药液外渗,以免造成局部坏死。

2. 防止窒息　发生惊厥或喉痉挛时应立即吸氧,做好气管插管或气管切开前的准备。喉痉挛者应立即将舌头拉出口外,将患儿平卧,松开衣领,头偏向一侧,清除口鼻分泌物,保持呼吸道通畅。出牙的儿童在上下磨牙之间放置牙垫,以保护牙、防止舌咬伤。

3. 补充维生素 D　具体参见维生素 D 缺乏性佝偻病。

4. 心理护理　向患儿家长解释发作原因和预后,对患儿及家长给予安慰、关心,鼓励战胜疾病的信心。

5. 健康指导　教会家长惊厥及喉痉挛发作时的处理方法,如使患儿平卧,松开衣领,颈部伸直,头偏向一侧,同时呼叫医护人员。其他内容具体参见维生素 D 缺乏性佝偻病。

(张婧媛)

💡 思考与练习

1. 婴儿,男,3 个月。生后一直母乳喂养,吃奶后经常吐奶,家长抱来医院就诊,未查出器质性病变。家长前来咨询婴儿喂养知识。

（1）如何指导家长正确进行母乳喂养？

（2）如何指导家长正确添加转乳期食物？

2. 患儿，男，6个月，体重5.2kg。生后一直母乳喂养，乳量少，未加其他食物。体格检查：神志清，皮肤苍白，腹部皮下脂肪0.3cm。

（1）如何评估患儿的身体状况？列出其主要的护理诊断。

（2）患儿的主要护理诊断有哪些？应制订哪些相应的护理措施？

（3）如何进行健康教育和人文关怀护理？

3. 患儿，女，6个月。人工喂养，未添加任何食物，平素多在家中，少外出。近1个月睡眠不安，易惊、多汗。体格检查：枕秃明显，用手指轻压枕骨或顶骨后部有乒乓球感。初步诊断为维生素D缺乏性佝偻病。

扫一扫，
看总结

（1）引起患儿患病的病因有哪些？

（2）根据患儿目前身体状况，列出其主要的护理诊断。

（3）对患儿应采取哪些护理措施？

4. 患儿，女，10个月。人工喂养。突然发生惊厥，表现为两眼上翻，肢体抽搐。发作停止后，吃奶和活动正常，不发热。血清钙1.7mmol/L。

扫一扫，
测一测

（1）该患儿患病的最直接原因是什么？

（2）当患儿发生抽搐时，如何护理？

（3）如何对家长及患儿进行人文关怀护理？

第六章　新生儿与新生儿疾病患儿的护理

扫一扫，
自学汇

0601

学习目标

1. 掌握新生儿分类、窒息、缺氧缺血性脑病、颅内出血、呼吸窘迫综合征、黄疸与溶血病、败血症、寒冷损伤综合征的身体状况、护理诊断及护理措施。

2. 熟悉正常足月儿和早产儿的特点与护理、上述新生儿疾病的病因、治疗原则及主要措施。

3. 了解上述新生儿疾病的发病机制、辅助检查。

4. 学会按照护理程序为正常新生儿、早产儿和常见新生儿疾病患儿实施整体护理。

5. 具备良好的新生儿科护理岗位所需要的职业素质。

新生儿（neonate，newborn）是指从胎儿出生脐带结扎到生后满 28d 内的婴儿。我国围生期（perinatal period）是指从妊娠 28 周到生后 7d，围生期的胎儿和新生儿统称为围生儿。围生儿死亡率和新生儿死亡率是衡量一个国家卫生保健水平的标准，应加强围生期和新生儿期的保健及医疗护理工作。

第一节　新生儿分类

（一）根据胎龄分类

1. 足月儿　37 周≤胎龄<42 周（260~293d）的新生儿。

2. 早产儿　胎龄<37 周（<259d）的活产婴儿。

3. 过期产儿　胎龄≥42 周（≥294d）的新生儿。

（二）根据出生体重分类

> **考点提示**：根据新生儿的胎龄和体重分类的数值界点

1. 正常出生体重儿　2 500g≤出生体重≤4 000g 的新生儿。

2. 低出生体重儿　出生体重<2 500g 的新生儿。其中，出生体重<1 500g 的新生儿称极低出生体重儿，出生体重<1 000g 的新生儿称超低出生体重儿。

3. 巨大儿　出生体重>4 000g 的新生儿。

（三）根据出生体重和胎龄关系分类

1. 适于胎龄儿　新生儿的出生体重在相同胎龄儿平均体重的第10~90百分位之间。

2. 小于胎龄儿　新生儿的出生体重在相同胎龄儿平均体重的第10百分位以下。在我国习惯上将出生体重<2 500g的足月新生儿称足月小样儿，是小于胎龄儿中最常见的一种。

3. 大于胎龄儿　新生儿的出生体重在相同胎龄儿平均体重的第90百分位以上。

（四）根据出生后周龄分类

1. 早期新生儿　生后1周以内的新生儿。

2. 晚期新生儿　生后第2~4周末的新生儿。

（五）高危儿

指已发生或有可能发生危重疾病而需要监护的新生儿，见于以下情况：①母亲疾病史。孕母有糖尿病、感染、慢性心肺疾病、吸烟、吸毒或酗酒等史，母亲是Rh阴性血型或过去有死胎、死产或性传播疾病史等。②母孕史。孕母年龄在16周岁以下或40周岁以上，孕期出现过阴道流血、妊娠高血压、先兆子痫或子痫、羊膜早破、胎盘早剥、前置胎盘等疾病。③分娩史。母亲有难产、手术产、急产、产程延长、分娩过程中使用镇静剂或镇痛药物史等。④新生儿。窒息、多胎儿、早产儿、小于胎龄儿、巨大儿、宫内感染、遗传代谢性疾病和先天性畸形等。

第二节　正常足月儿和早产儿的特点与护理

正常足月儿是指37周≤胎龄<42周，2 500g≤出生体重≤4 000g，无任何畸形和疾病的活产婴儿；早产儿又称未成熟儿，是指胎龄不足37周的活产婴儿，出生体重多在2 500g以下，身长多低于47cm。

考点提示：足月儿和早产儿皮肤、耳郭、足纹、乳腺及外生殖器的外观特点

【概述】

1. 正常足月儿和早产儿的外观特点　见表6-1。

表6-1　正常足月儿与早产儿的外观特点比较

比较项目	正常足月儿	早产儿
皮肤	红润，皮下脂肪丰满，毳毛少	绛红、水肿，毳毛多
肌张力	四肢屈曲	颈肌软弱，四肢肌张力低下
头颅	占1/4身长	占1/3身长
头发	分条清楚	细软而乱
耳壳	软骨发育良好，耳舟成形、挺廓	软，缺乏软骨，耳舟不清楚
指、趾甲	达到或超过指、趾端	未达指、趾端
足纹	遍及整个足底	少而浅
乳腺	乳晕清楚，结节>4mm	乳晕不清，无结节或结节<4mm
外生殖器	男婴睾丸已降至阴囊 女婴大阴唇遮盖小阴唇	男婴睾丸未降或未全降至阴囊 女婴大阴唇不能遮盖小阴唇

0602

足月儿与早产儿的外观特点比较（视频）

2. 正常足月儿和早产儿的生理特点

（1）呼吸系统：足月儿呼吸中枢发育尚未成熟，呼吸节律常不规则，频率较快，安静状态约

40 次/min;以腹式呼吸为主。

　　早产儿呼吸中枢功能更不成熟,呼吸浅快而不规则,常出现呼吸暂停(指呼吸停止≥20s,伴心率<100 次/min,并出现青紫及肌张力下降等);因肺表面活性物质缺乏,易发生呼吸窘迫综合征。

　　(2)循环系统:出生后血液循环发生巨大变化,完成了胎儿循环向成人循环的转变。足月儿心率快、波动范围大,90~160 次/min,平均 120~140 次/min。血压平均为 70/50mmHg(9.3/6.7kPa)

　　早产儿心率快,血压较足月儿低;部分可伴有动脉导管开放。

　　(3)消化系统:足月儿吞咽功能已完善,因食管下端括约肌松弛,胃呈水平位,幽门括约肌较发达,故易发生溢乳甚至呕吐;除淀粉酶外,消化系统已能分泌足量的消化酶,因此,不宜过早喂养淀粉类食物;生后 10~12h 开始排墨绿色胎粪,2~3d 排完,若超过 24h 未见排出者,应检查有无消化道畸形;新生儿肝酶系统发育不成熟,常有生理性黄疸。

　　早产儿吸吮力弱,吞咽反射弱,易呛奶,甚至乳汁吸入;肝功能更不成熟,生理性黄疸较足月儿重且持续时间长;肝糖原储备少、蛋白质合成不足,易发生低血糖和低蛋白血症。肝内维生素 K 依赖凝血因子合成少,易发生出血。

　　(4)泌尿系统:足月儿出生时肾结构已发育完成,但功能不成熟。肾脏稀释功能虽与成人相近,但肾小球滤过率低、浓缩功能差,从而不能迅速有效地处理过多的水和溶质,易出现水肿。新生儿一般于生后 24h 内排尿,若生后 48h 内无尿排出,需查找原因。

　　早产儿肾浓缩功能更差,肾小管对醛固酮反应低下,易发生低钠血症;葡萄糖阈值低,易发生糖尿;碳酸氢根阈值低和肾小管排酸能力差,易发生代谢性酸中毒。

　　(5)血液系统:出生时血容量 85~110ml/kg;血液中红细胞数、血红蛋白量较高,以后逐渐下降;出生时白细胞数较高,以中性粒细胞为主,第 3d 开始下降,4~6d 与淋巴细胞相近,以后淋巴细胞占优势;出生时血小板数与成人接近。早产儿白细胞数和血小板数稍低于足月儿。

0603

新生儿原始
反射(视频)

　　(6)神经系统:新生儿脑相对较大,脊髓相对较长,大脑皮质兴奋性低,睡眠时间长;足月儿出生时已具有觅食反射、吸吮反射、拥抱反射、握持反射等原始神经反射,在生后数月自然消失;巴宾斯基征阳性及腹壁反射和提睾反射不稳定属正常现象。

　　早产儿神经系统成熟度与胎龄密切相关,胎龄越小,原始反射越难引出或反射不完全。

　　(7)免疫系统:新生儿非特异性和特异性免疫功能均不成熟。皮肤黏膜薄嫩易损伤;脐部残端未完全愈合,细菌易入血。胎儿可通过胎盘从母体获得免疫球蛋白 IgG,其水平与胎龄相关,因此,足月新生儿不易患一些传染病如麻疹等。由于免疫球蛋白 IgA、IgM 不易通过胎盘,故新生儿易出现呼吸道、消化道感染和大肠埃希菌败血症。

　　早产儿的免疫功能更差,IgG 和补体水平较足月儿更低,极易发生各种感染。

　　(8)体温调节:新生儿体温调节中枢功能差,皮下脂肪薄,体表面积相对较大,易散热。寒冷时无寒战反应,主要依靠棕色脂肪(主要分布于颈部、腋下、肩胛间区、腹股沟及大血管周围)化学产热。故室温过低、未及时保暖时易发生低体温和寒冷损伤。室温过高、水分摄入不足及散热不佳,可致体温增高甚至出现"脱水热"。"适中温度"又叫中性温度,是指机体维持体温正常所需的代谢率和耗氧量最低时的环境温度,其水平与胎龄、日龄和出生体重有关。

　　早产儿体温中枢调节功能更差,更易发生低体温和寒冷损伤。

　　(9)能量和体液代谢:新生儿每日基础能量消耗为 50kcal/kg(209kJ/kg),每日总能量需 90~100kcal/kg(376.6~418.4kJ/kg);液体需要量与胎龄、体重、日龄有关,生后第 1d 为 60~100ml/kg,以后每日增加 30ml/kg,直至 150~180ml/kg;足月儿每日钠需要量为 1~2mmol/kg;初生 10d 内一般不需补钾,以后每日需要量为 1~2mmol/kg。

早产儿在生后 1 周内每日所需能量较足月儿低,而每日所需液体量较足月儿高,因吸吮、消化能力差,常需肠道外营养。由于甲状旁腺功能低下易引起低钙血症。

3. 新生儿特殊生理状态

(1)生理性体重下降和生理性黄疸(见第二章第二节和本章第七节)。

考点提示:特殊生理状态的诊断及处理方法

(2)"马牙"和"螳螂嘴":新生儿上腭中线和牙龈切缘上常可见黄白色、米粒大小的小颗粒,是上皮细胞堆积或黏液腺分泌物积留所致,俗称"马牙",于生后数周自然消退。"螳螂嘴"是新生儿两侧颊部有隆起的脂肪垫,有利于吸乳。两者均属正常现象,不可挑破,以免发生感染。

(3)乳腺肿大和假月经:男女新生儿生后 4~7d 均可出现乳腺肿大,如蚕豆或核桃大小,在生后 2~3 周消退,此现象与新生儿刚出生时体内存有一定数量来自母体的雌激素、孕激素和催乳素有关。部分新生儿甚至可分泌少许乳汁,切忌挤压,以免感染。假月经是由于来自母体的雌激素作用突然中断,可致部分女婴于出生后 5~7d 阴道流出少许血性或大量非脓性分泌物,可持续 1 周。一般不必处理。

新生儿特殊生理状态(微课)

(4)新生儿红斑和粟粒疹:新生儿红斑是新生儿生后 1~2d 在头部、躯干及四肢出现的大小不等的多形性斑丘疹,1~2d 后自然消失。新生儿粟粒疹是因皮脂腺堆积在鼻尖、鼻翼、颜面部形成小米粒大小的黄白色皮疹,脱皮后自然消失。两者一般不必处理。

【常见护理诊断/问题】

1. 有窒息的危险　与羊水吸入、呛奶及呕吐物的吸入有关。

2. 自主呼吸障碍　与呼吸中枢及呼吸器官发育不成熟有关。

3. 有体温失调的危险　与体温调节中枢发育不完善有关。

4. 营养失调:低于机体需要量　与吸吮、吞咽、消化吸收功能差有关。

5. 有感染的危险　与免疫功能不足及皮肤黏膜屏障功能差有关。

6. 知识缺乏:家长缺乏新生儿的喂养及相关护理知识。

【护理措施】

1. 保持呼吸道通畅　新生儿娩出后在开始呼吸前,应迅速清除口、鼻腔的黏液及羊水。给予新生儿舒适体位,如仰卧时避免颈部前屈或过度后仰,俯卧时头偏向一侧。避免物品遮挡新生儿口、鼻或压迫其胸腹部。专人看护,防止窒息。

2. 维持有效呼吸　早产儿易出现低氧血症和呼吸暂停,低氧血症者应给予氧气吸入,维持其动脉血氧分压在 50~80mmHg(早产儿 50~70mmHg)或经皮血氧饱和度在 91%~95% 为宜,一旦症状改善立即停用,以防发生氧疗并发症。呼吸暂停者给予轻拍足底、托背或刺激皮肤等处理,条件允许放置水囊床垫,利用水振动减少呼吸暂停发生。必要时遵医嘱给予氨茶碱、枸橼酸咖啡因或持续正压通气支持。

3. 维持体温稳定

(1)维持适宜室温:足月儿室温维持在 22~24℃,早产儿室温维持在 24~26℃,室内相对湿度为 55%~65%。浴室室温维持在 26~28℃。

(2)保暖:新生儿出生后应立即擦干身体,予以包裹,并因地制宜采取保暖措施,使新生儿处于"适中温度"。对体重<2 000g 的早产儿,应尽早置于暖箱中,并根据体重、日龄选择中性温度(表6-

2),使体表温度维持在 36~37℃。护理操作尽量在箱内完成,箱外暴露操作时应在远红外辐射床保暖下进行。

表 6-2　不同体重、日龄早产儿暖箱的温度

出生体重/kg	暖箱温度			
	35℃	34℃	33℃	32℃
1.0	初生 10d 内	10d 后	3 周内	5 周后
1.5	—	10d 内	10d 后	4 周后
2.0	—	2d 内	2d 后	3 周后
>2.5	—	—	2d 内	2d 后

(3)降温:新生儿出现脱水热时,应松解包被散热,并补充水分予以缓解,一般不用退热剂。

4. 合理喂养

(1)足月儿:正常足月儿提倡母乳喂养,生后半小时内即可吸吮母亲乳头,促进乳汁分泌,鼓励按需哺乳;无法母乳喂养者可先试喂 5%~10% 葡萄糖水,如无消化道畸形及吸吮吞咽功能良好者可给予配方乳。牛乳喂养的足月儿,应防止发生低钙血症,及时补充钙剂及维生素 D。

📖 **知识链接**

新生儿低钙血症

新生儿低钙血症是指血清总钙<1.75mmol/L(7mg/L)或游离钙<1.0mmol/L(3.9mg/L),是新生儿惊厥的常见原因之一。暂时的生理性甲状旁腺功能低下是引起本病的主要原因,分早期低血钙和晚期低血钙。前者于生后 3d 内发生,多见于早产儿、小于胎龄儿、糖尿病及母亲患妊娠期高血压疾病的患儿等;后者于生后 3d 后发生,常见于牛乳喂养的足月儿。患儿表现为烦躁不安、肌肉抽动及震颤,可有惊跳、惊厥及手足搐搦,喉痉挛较少见;惊厥发作时常伴有呼吸暂停和发绀;缓解后一般情况良好。治疗包括抗惊厥、静脉或口服补充钙剂及病因治疗。

---

(2)早产儿:提倡母乳喂养,尽早开奶,以防发生低血糖;母乳喂养有禁忌证者以早产儿配方乳喂养;喂养量以早产儿不发生胃潴留及呕吐为原则(表 6-3);吸吮能力差和吞咽不协调者可用滴管或鼻饲喂养,必要时静脉补充营养液。

表 6-3　早产儿喂奶量与间隔时间

出生体重/g	开始量/ml	每日隔次增加量/ml	喂奶间隔时间/h
<1 000	1~2	1	1
1 000~1 499	3~4	2	2
1 500~1 999	5~10	5~10	2~3
2 000~2 499	10~15	10~15	3

(3)补充维生素和微量元素:足月儿生后应及时肌内注射维生素 K_1 0.5~1mg,早产儿需连用 3d,预防出血。早产儿还应及时补充铁剂及维生素 A、维生素 C、维生素 D、维生素 E 等。

新生儿低血糖

新生儿低血糖是指全血血糖<2.2mmol/L(40mg/dl),分为暂时性和持续性两大类。前者不超过新生儿期,多见于早产儿、窒息、缺氧等;后者可持续至婴儿或儿童期,常见于胰岛细胞瘤等。大多数患儿无临床症状,少数可出现反应差或烦躁、嗜睡、喂养困难、哭声异常、肌张力低、激惹、惊厥、呼吸暂停等非特异性表现。常用微量纸片法测定血糖,异常者进行静脉血糖测定以明确诊断。无症状患儿可口服葡萄糖,密切监测血糖变化,无效者改为静脉输注;有症状患儿应静脉输注葡萄糖每分钟6~8mg/kg,每小时监测血样1次,并根据血糖值调整输注速度;对持续或反复低血糖者除静脉输注葡萄糖外,根据病情可加用氢化可的松、胰高血糖素治疗。

5. 预防感染 医护人员应严格遵守消毒隔离制度。接触新生儿前、后均应洗手;患病或带菌者应暂时与新生儿隔离;新生儿疾病按不同病种分室收治,避免交叉感染。新生儿体温稳定后每日沐浴1次,以保持皮肤清洁和促进血液循环。保持脐部的清洁和干燥,每日用碘伏擦拭脐部直至脐带残端完全干燥脱落。及时更换污染尿布,大便后应及时清洗会阴及臀部,预防尿布性皮炎的发生。按时接种乙肝疫苗和卡介苗。

6. 健康指导

(1)提倡母婴同室和母乳喂养,鼓励通过肌肤、言语、眼神的交流增进母婴感情。鼓励家长参与到日常的治疗和护理中来,根据接受情况的不同给予相关的专业知识及基本技能的宣教和指导。讲解进行先天性甲状腺功能减退症、苯丙酮尿症等疾病筛查的临床意义,以取得家长的支持和配合。

(2)加强早产儿父母的心理疏导,耐心解答其提出的问题,减轻其焦虑情绪。讲解早产儿护理的相关专业知识,指导生活护理基本技能及预防接种、门诊随访等相关事项,助其树立照顾患儿的信心。

新生儿重症监护

新生儿重症监护(NICU)是对危重疾病新生儿进行病情的连续监护和及时有效的抢救治疗及护理。监护对象主要包括:需要进行呼吸管理、急救、全胃肠外营养、换血和出生48h内的胎龄低于30周、胎龄28周内体重低于1 500g、大手术后24h内和严重器官功能衰竭的新生儿。护士积极做好准备,配合医生进行抢救治疗和护理,观察心脏、神经系统的变化,并利用仪器和各种检测手段对危重患儿的生命体征、机械通气、血糖、体液、生化、血气、肝功、感染指标等进行连续不断的监护,以便及早发现病情变化,给予及时处理,降低危重疾病新生儿的死亡率。

0605

足月儿与早产儿的护理措施(微课)

第三节　新生儿窒息

新生儿窒息(asphyxia of newborn)是指新生儿出生后不能建立正常的自主呼吸而导致低氧血症、高碳酸血症及全身多脏器损伤,是引起新生儿死亡和儿童伤残的重要原因之一。

【概述】

1. 病因　凡能造成胎儿或新生儿缺氧的因素均可引起窒息(表6-4)。

表6-4　新生儿窒息的病因

病因	常见疾病
孕母因素	糖尿病、心脏病、妊娠期高血压疾病、严重贫血、孕母吸毒、吸烟、孕母年龄<16岁或≥35岁等
胎盘因素	胎盘早剥、前置胎盘、胎盘老化等
脐带因素	脐带脱垂、绕颈、打结、过短或牵拉等
分娩因素	头盆不称、宫缩乏力、臀位、使用产钳、胎头吸引、产程中使用麻醉药、镇痛药或催产素等
胎儿因素	早产儿、巨大儿、先天畸形、宫内感染、呼吸道阻塞等

2. 发病机制　窒息的本质是缺氧。新生儿呼吸不能正常建立,引起缺氧,导致细胞代谢障碍、功能和结构异常甚至死亡,造成神经、循环、消化等多系统器官损伤;但不同细胞对缺氧的敏感性不同,脑细胞最为敏感,其次为心肌、肝、肾上腺,因此,各器官发生损伤的程度有差异。

【护理评估】

1. 健康史　评估有无造成胎儿或新生儿缺氧的因素,评估患儿的Apgar评分及窒息程度。

2. 身体状况

(1)胎儿宫内窘迫:早期胎动增加,胎心率增快(≥160次/min);晚期胎动减少甚至消失,胎心率减慢(<100次/min),羊水被胎粪污染。

> 考点提示:1min Apgar评分对新生儿窒息程度的判定标准

(2)Apgar评分评估:Apgar评分是国际公认的评价新生儿窒息的最简捷、实用的方法(表6-5)。临床上根据生后1min Apgar评分来判定新生儿窒息程度,其中8~10分为正常、4~7分为轻度窒息、0~3分为重度窒息;生后5min评分有助于判断复苏效果及预后。

表6-5　新生儿Apgar评分标准

体征	评分标准			评分	
	0分	1分	2分	1min	5min
皮肤颜色	青紫或苍白	躯干红、四肢青紫	全身红		
心率/(次·min⁻¹)	无	<100	>100		
弹足底或插鼻管反应	无反应	有些动作,如皱眉	哭、喷嚏		
肌张力	松弛	四肢略屈曲	四肢活动		
呼吸	无	慢、不规则	正常、哭声响		

(3)各器官受损表现:缺氧缺血可造成多器官损伤,但各器官损伤发生的频率和程度存在差异。①中枢神经系统:缺氧缺血性脑病和颅内出血。②呼吸系统:羊水或胎粪吸入综合征、呼吸窘迫综合征、肺出血等。③循环系统:缺氧缺血性心肌损害,心源性休克和心力衰竭。④泌尿系统:肾功能不全或肾衰竭、肾静脉血栓形成等。⑤消化系统:应激性溃疡和坏死性小肠结肠炎等。⑥代谢方面:低血糖、低血钙、低钠血症及酸中毒等。

3. 心理-社会支持状况　因重症患儿可出现并发症,家长易产生焦虑和恐惧心理,故应重点评估家长的心理状况及对本病的治疗护理和预后的认识程度。

4. 辅助检查　可通过羊膜镜了解羊水胎粪污染程度,或胎头露出宫口时取头皮血做血气分析,评估宫内缺氧程度。生后应检测动脉血气、血糖、电解质、血尿素氮和肌酐等生化指标。

5. 治疗原则及主要措施

(1)早期预测:估计胎儿娩出后有窒息危险时,应做好充分准备工作,包括人员、技术和仪器物品。

(2)复苏:采用 ABCDE 复苏方案,A(airway):清理呼吸道;B(breathing):建立呼吸;C(circulation):维持正常循环;D(drugs):药物治疗;E(evaluation):评估。A、B、C 最重要,其中 A 是根本,B 是关键,评估贯穿于整个复苏过程中。

🖐 考点提示:复苏步骤

(3)复苏后监护与转运:评估和监测呼吸、心率、血压、尿量、肤色、经皮血氧饱和度及窒息所致的神经系统症状等,注意维持内环境稳定,控制惊厥,治疗脑水肿。

【常见护理诊断/问题】

1. 自主呼吸障碍　与羊水、气道分泌物吸入有关。

2. 体温过低　与缺氧致棕色脂肪产热减少及保暖不足有关。

3. 焦虑(家长)　与患儿病情危重及预后不良有关。

【护理措施】

1. 复苏

(1)复苏程序:积极配合医生,按 A→B→C→D→E 步骤进行复苏。

A(通畅气道):①新生儿娩出后立即置于远红外保暖床上,设置腹壁温度为 36.5℃。②用温热干毛巾擦干头部及全身,减少散热。③使患儿仰卧,肩部垫高 2～2.5cm,使颈部轻微后仰(图 6-1)。④立即吸净口、咽、鼻及气道分泌物,吸引时间不超过 10s,压力≤100mmHg(0.013MPa),吸净口腔后再吸鼻腔。

上述步骤应在 30s 内完成。

B(建立呼吸):①拍打足底和摩擦背部诱发患儿自主呼吸。②若无自主呼吸或有喘息样呼吸和/或心率<100 次/min,立即用复苏气囊正压通气(图 6-2),压力 20～25cmH_2O,频率为 40～60 次/min。经 30s 有效的正压通气后,如有自主呼吸,且心率>100 次/min,可逐步减少并停止正压通气。如自主呼吸不充分,或心率<100 次/min,须继续用气囊面罩或气管插管正压通气。

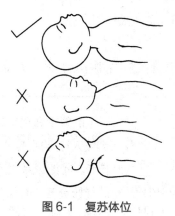

图 6-1　复苏体位

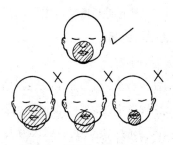

图 6-2　复苏气囊正压通气

C(恢复循环):如有效的正压通气 30s 后,心率持续<60 次/min,应同时进行胸外心脏按压。按压方法为双拇指或中、示指按压患儿胸骨下 1/3 处,避开剑突,按压深度为胸廓前后径的 1/3,按压频

率为 120 次/min,按压与通气比为 3∶1(每按压 3 次,正压通气 1 次),按压有效时可摸到股动脉的搏动。

D(药物治疗):①建立有效的静脉通道。②保证药物的应用。经正压通气联合胸外心脏按压 45~60s 后,心率持续<60 次/min,遵医嘱立即静脉注入 1∶10 000 肾上腺素 0.1~0.3ml/kg,或气管导管内注入 0.5~1.0ml/kg;并遵医嘱扩容、纠正酸中毒等。

E(评价):复苏过程中要及时评估患儿的情况,以确定下一步采取的抢救措施。评估-决策-措施的程序在整个复苏中不断重复。

(2)复苏后监护:密切监测患儿神志、体温、呼吸、心率、血压、尿量、肤色、血氧饱和度和窒息引起的各系统症状,并做好相关记录。

2. **保暖**　在整个抢救过程中必须注意保暖,将患儿置于远红外保暖床上,病情稳定后置于暖箱中或用热水袋保暖,维持患儿肛温在 36.5~37.5℃。

3. **心理护理与健康指导**　尽可能地给予家长情感支持,向家长耐心讲解本病预后、可能出现的后遗症以及相关的护理知识,帮助其树立战胜疾病的信心。指导家长坚持定期随访。

新生儿复苏
(视频)

第四节　新生儿缺氧缺血性脑病

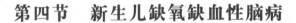

📖 导入情景

某晚,护士小李在新生儿科值班,由产科病房转入一位出生 24h 龄的新生儿,该宝宝出生时有宫内窘迫、羊水胎粪污染,出生 1 分钟 Apgar 评分 3 分,5 分钟评分 5 分,现哭闹不止,肢体时有抽动。临床初步诊断为新生儿缺氧缺血性脑病。

工作任务:

1. 正确评估该新生儿的身体状况。

2. 耐心对家长做好心理护理和健康教育。

新生儿缺氧缺血性脑病(hypoxic-ischemic encephalopathy,HIE)是由围生期窒息引起部分或完全缺氧、脑血流减少或暂停而导致胎儿和新生儿的脑损伤,其有特征性的神经病理和病理生理改变以及临床上的脑病症状,是引起新生儿死亡和慢性神经系统损伤的主要原因之一。

【概述】

1. **病因**　围生期窒息是最主要的病因。另外,出生后肺部疾病、心脏疾病、严重失血或贫血等新生儿疾病也可引起。

2. **发病机制**

(1)脑血流改变:当不完全性或慢性缺氧时,大脑半球血流减少,大脑皮质矢状旁区及其下面的白质容易受损;当急性完全性缺氧时,脑损伤发生在代谢最旺盛的基底神经节、脑干、丘脑及小脑,大脑皮质可不受影响。足月儿易损区为大脑矢状旁区,早产儿为脑室周围白质区。

(2)脑血管自主调节功能障碍:缺氧缺血和高碳酸血症可损伤脑血流自主调节功能,脑血流受血压的波动而波动,当血压高时,可造成颅内血管破裂出血;当血压下降时,则使脑血流量减少,引起缺血性脑损伤。

（3）脑组织代谢改变：严重的缺氧缺血导致脑细胞能量代谢障碍，细胞膜离子泵的功能受损，细胞内水、钠、钙增多而引起脑水肿、脑细胞凋亡和坏死。

【护理评估】

1. 健康史 评估患儿有无围生期窒息史；评估患儿有无意识障碍、惊厥、肌张力改变等表现。

考点提示：意识、肌张力、惊厥、反射在不同分度中的表现

2. 身体状况 主要表现为意识、肌张力和原始反射的改变，重者出现惊厥、中枢性呼吸衰竭等。临床上根据病情、病程和预后等分为轻、中、重三度（表6-6）。

表6-6 新生儿缺氧缺血性脑病的临床分度

	轻度	中度	重度
症状最明显时间	生后24h内	生后72h内	生后72h内
意识	兴奋	嗜睡	昏迷
肌张力	正常	减低	松软
拥抱反射	活跃	减弱	消失
吸吮反射	正常	减弱	消失
惊厥	无	常有	多见，频繁发作
前囟张力	正常	正常或稍饱满	饱满、紧张
中枢性呼吸衰竭	无	有	严重
瞳孔改变	正常或扩大	缩小，对光反射迟钝	不等大或扩大，对光反射差
病程	<3d	<14d	数周
预后	良好	可能有后遗症	病死率高，多有后遗症

新生儿缺血缺氧性脑病的身体状况（微课）

3. 心理-社会支持状况 本病病死率高，存活者可留有严重后遗症，家长会产生焦虑和恐惧心理，故应重点评估家长对本病的认知程度及心理承受能力。

4. 辅助检查 头颅B超对脑室及其周围出血具有较高的敏感性，可较好地评价早产儿脑损伤；头颅CT检查可在生后4~7d，了解颅内出血的类型和范围；MRI检查尽早（生后48h内）进行，可判断脑损伤的类型、范围、严重程度及预后评估；脑电图应在生后1周内检查，可客观反映脑损伤的严重程度，有助于判断预后和对惊厥的诊断。

5. 治疗原则及主要措施

（1）支持疗法：维持良好的通气是支持疗法的中心，给予不同方式的氧疗；维持脑和全身良好的血流灌注是关键，保持血压稳定；维持血糖在正常范围。

（2）控制惊厥：首选苯巴比妥钠，顽固性抽搐可加用地西泮或水合氯醛。

（3）治疗脑水肿：避免输液过量，每日液体总量不超过60~80ml/kg，颅内压增高时首选呋塞米静脉注射，严重者可用20%甘露醇。

考点提示：控制惊厥的首选药物

（4）亚低温治疗：是指用人工诱导方法将体温下降2~5℃，减少脑组织基础代谢，保护神经细胞，应于发病6h内开始治疗，持续72h。

【常见护理诊断/问题】

1. 低效性呼吸型态 与缺氧缺血致呼吸中枢损害有关。

2. 潜在并发症:颅内压增高、呼吸衰竭。

3. 有废用综合征的危险 与缺氧缺血导致的后遗症有关。

4. 焦虑、恐惧(家长) 与患儿病情危重及预后差有关。

【护理措施】

1. 维持正常呼吸型态 及时清除呼吸道分泌物,根据患儿缺氧情况,给予鼻导管或头罩给氧,严重者可气管插管及机械辅助通气,以维持 $PaO_2>60\sim80mmHg(8\sim10.7kPa)$。

2. 防治并发症

(1)密切观察病情:严密监测患儿的呼吸、心率、血压、血氧饱和度等,注意观察患儿的意识、瞳孔、前囟张力、肌张力、抽搐等表现。

(2)遵医嘱使用抗惊厥和降低颅内压等药物,注意观察药物的疗效和反应。

(3)亚低温治疗的护理

1)降温:采用循环水冷却法进行选择性头部降温,使脑温下降至 34～35℃,时间应控制在 30～90min。

2)维持:在头颅温度维持在 34～35℃的同时,注意身体保暖,维持体温在 35～35.5℃。

3)复温:治疗结束后给予复温,复温宜缓慢,时间>5h,监测肛温上升≤0.5℃/h,体温恢复正常后,每 4h 测量体温 1 次。

4)监测:持续监测动态心电、肛温、SpO_2、呼吸、血压,观察面色、反应、末梢循环情况,记录 24h 出入液量。

3. 早期康复干预 早期制订符合儿童心理的个体化康复计划,按照儿童发育规律进行动作和语言功能的训练,促进脑功能的恢复。指导家长参与协助治疗,以取得配合,坚持定期随访。

4. 心理护理和健康指导 参见本章第三节。

第五节 新生儿颅内出血

新生儿颅内出血(intracranial hemorrhage of the newborn,ICHN)是新生儿、尤其早产儿的常见疾病,也是严重脑损伤的常见形式。其病死率高,严重者常留有神经系统后遗症。

主要由早产、缺氧和产伤引起。

1. 早产 胎龄小于 32 周者,在脑室周围的管膜下及小脑软脑膜下的颗粒层留有胚胎生发基质,该组织为未发育成熟的毛细血管网,呈 U 形回路排列,其对脑血流的自主调节功能差,管壁薄,对缺氧和酸中毒敏感,易发生破裂出血。

2. 缺血缺氧 凡能引起缺氧的因素均可导致颅内出血,如脑室管膜下、蛛网膜下腔、脑实质出血。

3. 产伤 如胎儿过大、胎位不正、急产、高位产钳、负压吸引助产等,使胎儿头部受挤压、牵引导致大脑镰、小脑幕撕裂,引起硬脑膜下腔出血,大脑表面静脉撕裂常伴有蛛网膜下腔出血。

4. 其他 快速输入高渗液体、机械通气不当、血压波动过大、颅内先天性血管畸形或全身出血性疾病等也可引起。

【护理评估】

1. 健康史 评估患儿有无窒息缺氧及产伤史;评估患儿惊厥发作的次数、程度、持续时间及意识障碍、发绀、脑性尖叫等症状。

2. 身体状况 主要与出血部位和出血量有关,多于生后 1～2d 内出现。①意识改变:激惹、嗜睡或昏迷。②呼吸改变:增快或减慢、不规则或呼吸暂停。③颅内压增高:前囟隆起、血压增高、脑性尖叫、惊厥、角弓反张等。④眼征:凝视、斜视、眼球震颤等。⑤瞳孔:不等大或对光反射消失。⑥肌张力:早期增高,以后减低甚至消失。⑦其他:不明原因的面色苍白、贫血和黄疸。

3. 心理-社会支持状况　家长因担心孩子致残而出现焦虑、恐惧、悲伤等反应,应重点评估家长对本病的认知程度及心理、经济承受能力。

4. 辅助检查　头颅 B 超为首选,但蛛网膜下腔出血、后颅窝和硬膜外出血不易被发现,需 CT、MRI 确诊。脑脊液检查可作为参考。

5. 治疗原则及主要措施　①止血:选用维生素 K_1、血凝酶等止血药,酌情使用新鲜冷冻血浆。②控制惊厥:参见本章第四节。③降低颅内压:选用呋塞米,并发中枢性呼吸衰竭时应用小剂量20%甘露醇。④支持治疗:如吸氧、供给足够的热量和液体等。

【常见护理诊断/问题】

1. 潜在并发症:颅内压增高。

2. 低效性呼吸型态　与呼吸中枢受损有关。

3. 有窒息的危险　与惊厥、昏迷有关。

4. 体温调节无效　与体温调节中枢受损有关。

5. 焦虑、恐惧(家长)　与患儿病情危重及预后差有关。

【护理措施】

1. 降低颅内压　①严密观察病情:监测生命体征、意识、瞳孔、囟门等变化。②体位:抬高头肩部15°~30°,侧卧位或平卧头偏向一侧。③保持绝对静卧:减少声音和光线的刺激,所有治疗、护理操作要集中进行,护理动作要轻、稳、准,尽量避免反复移动患儿。④遵医嘱给予降低颅内压的药物。

> 🔔 考点提示:降低颅内压的护理措施

2. 维持正常呼吸型态　参见本章第四节。

3. 预防窒息　患儿惊厥发作时,不要搬动患儿,松开包被,去枕平卧,头偏向一侧,防止口鼻分泌物吸入引起窒息。同时,遵医嘱使用止惊剂。昏迷患儿保持侧卧位以免吸入呕吐物而窒息。

4. 维持体温稳定　体温过高时遵医嘱给予降温措施,体温过低时采用远红外辐射床、暖箱或热水袋予以保暖。

5. 心理护理和健康指导　参见本章第三节。发现有后遗症时,应指导家长学会康复干预治疗的方法并早期干预。

第六节　新生儿呼吸窘迫综合征

新生儿呼吸窘迫综合征(neonatal respiratory distress syndrome,NRDS),是由于肺泡表面活性物质(pulmonary surfactant,PS)缺乏所致,为生后不久出现呼吸窘迫并进行性加重的临床综合征。因在病理形态上有肺透明膜的形成,故又称新生儿肺透明膜病(hyaline membrane disease,HMD)。多见于早产儿,其胎龄越小,发病率越高。

【概述】

1. 病因　多见于胎龄<35 周的早产儿、糖尿病母亲儿、择期剖宫产儿。围生期窒息、低体温、前置胎盘、胎盘早剥和母亲低血压等也可诱发本病。

2. 发病机制　PS的作用是降低肺泡表面张力,防止呼气末肺泡萎陷,以保持功能残气量。由于PS含量减少,使肺泡表面张力增加,呼气末功能残气量(FRC)降低,肺泡逐渐萎陷。NRDS患儿肺功能异常主要表现为肺顺应性下降,气道阻力增加,通气/血流降低,气体弥散障碍及呼吸功增加,从而导致缺氧、代谢性酸中毒及通气障碍引起的呼吸性酸中毒;由于缺氧和酸中毒使肺毛细血管通透性增高,液体漏出,使肺间质水肿和纤维蛋白沉着于肺泡表面形成嗜伊红透明膜,进一步加重气道弥散障碍,加重缺氧和酸中毒,并抑制PS合成,形成恶性循环。

【护理评估】

1. 健康史　评估母亲病史和分娩方式,患儿胎龄和生后健康状况等;评估呼吸窘迫出现的时间和程度。

2. 身体状况　多见于早产儿,生后不久(一般6h内)出现进行性加重的呼吸窘迫,表现为呼吸急促(>60次/min)、鼻翼扇动、呼气呻吟、吸气性凹陷、发绀,严重时表现为呼吸浅表、节律不整、呼吸暂停及四肢松软等;听诊两肺呼吸音减弱,肺泡有渗出时可闻及细小湿啰音,心音低钝。生后第24～48h病情最严重,病死率较高,能生存3d以上者,病情逐渐恢复。近年来,由于PS的广泛应用,NRDS病情已减轻,病程亦缩短。

> **考点提示**:呼吸困难出现的时间及表现特点

知识链接

新生儿湿肺

　　新生儿湿肺又称新生儿暂时性呼吸增快,1966年Avery首次叙述此症。多见于足月儿或剖宫产儿,生后由于肺内液体吸收及清除延迟所致。多数患儿在出生后6h内即出现呼吸加速(>60次/min),听诊呼吸音减低、可闻及湿啰音,X线胸片呈肺气肿、肺门纹理增粗和斑点状云雾影,可见毛发线(叶间积液)。症状持续2～3d,一般不需特殊治疗,预后良好。

3. 心理-社会支持状况　因患儿病情严重,家长对本病的治疗及预后知识缺乏,可出现焦虑、恐惧等心理反应,应重点评估家长对本病认识及心理、经济承受能力等。

4. 辅助检查

(1)血气分析:pH和PaO_2降低,$PaCO_2$增高。

(2)胸部X线检查:具有特异性表现,是目前确诊的最佳手段。①毛玻璃样改变:两肺呈普遍性透过度降低,可见弥漫性均匀一致的细颗粒网状阴影。②支气管充气征:在弥漫性肺不张(白色)的背景下,可见清晰充气的树枝状支气管(黑色)影。③白肺:严重时,双肺野均呈白色,肺肝界及肺心界均消失。

5. 治疗原则及主要措施　PS替代、氧疗和辅助通气。

【常见护理诊断/问题】

1. 自主呼吸障碍　与PS缺乏导致的肺不张有关。

2. 气体交换受损　与肺泡萎陷及肺透明膜形成有关。

3. 营养失调:低于机体需要量　与摄入量不足有关。

4. 有感染的危险　与机体抵抗力降低以及辅助通气等操作有关。

5. 焦虑、恐惧(家长)　与患儿病情危重及预后差有关。

NRDS患儿胸片(组图)

【护理措施】

1. 改善呼吸功能,做好用药护理　配合医生,尽早给予外源性PS(生后24h内)治疗:①给药前,要彻底清理呼吸道,将患儿置于远红外辐射台保暖、镇静。②给药中,注意配合变换体位,应用复苏气囊加压给氧或增加机械通气的压力,以助药液均匀扩散。③给药后,6h内取仰卧位,勿翻身、拍背、吸痰,吸痰时间推迟至给药12~24h后。同时严密监测患儿生命体征及动脉血气,及时评估病情,做好各项护理记录。

2. 氧疗及辅助呼吸　保持呼吸道通畅,根据病情和血气分析选择给氧方式,使PaO_2维持在50~80mmHg(6.7~10.6kPa)、经皮血氧饱和度($TcSO_2$)维持在90%~95%之间。①头罩给氧:应选择与患儿相适应的头罩,氧流量不少于5L/min,以防止CO_2积聚在头罩内。②持续气道正压呼吸(CPAP):早期可用呼吸机CPAP给氧,以增加功能残气量,防止肺泡萎缩和不张。③气管插管给氧:如用CPAP后病情无好转者,应行气管插管并采用间歇正压通气(IPPV)及呼气末正压呼吸(PEEP)。

3. 保证营养供给　合理喂养,不能吸吮、吞咽者可用鼻饲或静脉补充营养。

4. 预防感染　患儿多为早产儿,抵抗力较差,气管插管、机械通气等操作,极易发生院内感染,应做好各项消毒隔离工作。

5. 心理护理和健康指导　向母亲介绍疾病的相关知识,给予心理上的安慰和支持,取得家长的理解和配合。加强对高危妊娠和分娩的监护及治疗,预防早产。

第七节　新生儿黄疸与新生儿溶血病

导入情景

杨妈妈昨日顺产一足月男婴,今晨发现,孩子面部发黄,但没重视,晚上发现全身及手脚都黄了,且颜色加重。急忙告知产科医生,医生建议立即转往新生儿科诊治。现已住进新生儿科病房,初步诊断为"新生儿溶血症"。

工作任务:

1. 正确提出患儿的首要护理诊断并制订相应护理措施。

2. 耐心对家长进行健康教育。

新生儿黄疸(neonatal jaundice)又称新生儿高胆红素血症,是由于血清胆红素浓度增高而引起皮肤、巩膜及其他器官等黄染的现象,是新生儿最常见的临床问题,分为生理性和病理性两种。重者可发生胆红素脑病,造成中枢神经系统永久性损害,甚至死亡。

新生儿溶血病(hemolytic disease of the newborn)是指母、婴血型不合引起的同族免疫性溶血。我国以ABO血型系统不合最常见(约占85%),其次是Rh血型系统不合(约占15%)。

【概述】

1. 新生儿胆红素代谢特点

(1)胆红素生成较多:胎儿血氧分压低,红细胞数量代偿性增加,出生后血氧分压升高,过多红细胞被破坏;新生儿红细胞寿命相对短;其他组织中的胆红素来源多,使得新生儿胆红素生成增多。

(2)清蛋白联结胆红素的能力不足:刚出生的新生儿常有不同程度酸中毒,可减少胆红素与清蛋白的联结。早产儿胎龄越小,清蛋白含量越低,其联结胆红素的量越少。

（3）肝细胞处理胆红素的能力差:未结合胆红素进入肝细胞后,与Y、Z蛋白结合。新生儿出生时肝脏内Y、Z蛋白含量不足(生后5~10d达正常),肝细胞摄取未结合胆红素能力差;肝细胞内尿苷二磷酸葡萄糖醛酸转移酶(UDPGT)含量低且活性不足(生后1周接近正常),生成结合胆红素的能力差;肝脏将结合胆红素排泄到肠道的能力亦弱。

（4）胆红素肠肝循环特点:新生儿肠道内正常菌群尚未建立,不能将肠道内胆红素还原成粪胆原排出体外,加之肠道内β-葡萄糖醛酸苷酶活性较高,可将结合胆红素转化成未结合胆红素,后者又被肠壁吸收经门静脉达肝脏。

2. 病因

（1）生理性黄疸主要与胆红素代谢特点有关。

（2）病理性黄疸按是否因感染所致,分为感染性和非感染性两类。

1）感染性:①新生儿肝炎。多由病毒引起的宫内感染所致,常见乙型肝炎病毒、巨细胞病毒、风疹病毒、单纯疱疹病毒等。②新生儿败血症及其他感染。因细菌毒素侵入,加速红细胞破坏、损伤肝细胞所致。

2）非感染性:①新生儿溶血病。②先天性胆道闭锁。肝内外胆管阻塞,使结合胆红素排泄障碍。多在生后2周开始出现黄疸并呈进行性加重,粪便呈灰白色(陶土色),肝脏进行性增大,3个月后可逐渐发展为肝硬化。③母乳性黄疸。④其他如葡萄糖-6-磷酸脱氢酶(G-6-PD)缺陷、药物性黄疸等。

【护理评估】

1. 健康史　评估患儿出生史、母婴血型,评估患儿黄疸出现的时间、程度、进展情况及大、小便颜色,有无贫血、水肿、心力衰竭、嗜睡、反应低下、吸吮无力、双眼凝视、抽搐等表现。

2. 身体状况

（1）生理性黄疸与病理性黄疸的临床特点:传统的基于单次血清胆红素测定值而确定的所谓"生理性或病理性黄疸"的观点已经受到挑战。通常认为,足月儿<221μmol/L(12.9mg/dl)、早产儿<256μmol/L(15mg/dl)是生理性黄疸。但临床发现,即使早产儿低于此值,也可发生胆红素脑病。目前,较为接受的高胆红素风险评估方法是日龄或小时龄胆红素值分区曲线(Bhutani曲线)(图6-3),

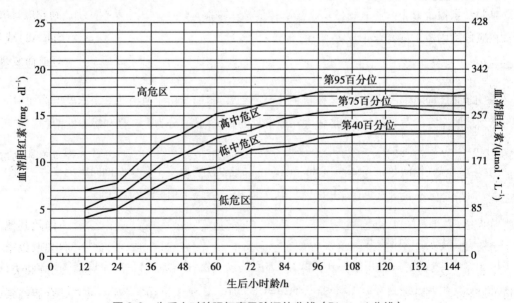

图6-3　生后小时龄胆红素风险评估曲线（Bhutani 曲线）

或根据不同胎龄和生后小时龄以及是否存在高危因素来评估和判断胆红素水平是否正常或安全及是否需要治疗(光疗)干预。(图6-4)。高危因素常见有新生儿溶血、头颅血肿、皮下淤血、窒息、缺氧、酸中毒、败血症、高热、低体温、低蛋白血症、低血糖等。

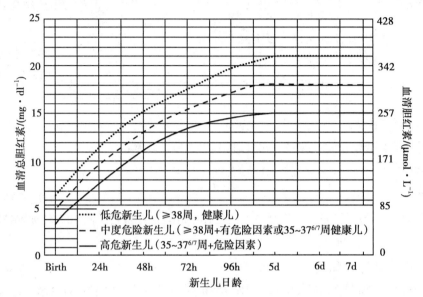

图6-4 >35周新生儿不同胎龄及不同高危因素的生后小时龄光疗标准

1)生理性黄疸的临床特点:生理性黄疸是排除性诊断,其特点:①一般情况良好。②足月儿生后2~3d出现黄疸,4~5d达高峰,5~7d消退,最迟不超过2周;早产儿黄疸多于生后3~5d出现,5~7d达高峰,7~9d消退,最长可延迟到3~4周。

考点提示:新生儿生理性黄疸和病理性黄疸的临床特点

③每日血清胆红素升高<85μmol/L(5mg/dl)或每小时<8.5μmol/L(0.5mg/dl)。④血清总胆红素值尚未超过小时胆红素曲线(Bhutani曲线)的第95百分位数(图6-3),或未达到相应日龄、胎龄及相应危险因素下的光疗干预标准(图6-4)。

2)病理性黄疸的临床特点:出现以下任何一项应考虑为病理性黄疸:①生后24h内出现黄疸。②血清总胆红素值超过小时胆红素曲线(Bhutani曲线)的第95百分位数(图6-3);或达到相应日龄、胎龄及相应危险因素下的光疗干预标准(图6-4);或每日血清胆红素升高>85μmol/L(5mg/dl)或每小时>8.5μmol/L(0.5mg/dl)。③黄疸持续时间长,足月儿>2周,早产儿>4周。④黄疸退而复现。⑤血清结合胆红素>34μmol/L(2mg/dl)。

(2)新生儿溶血病的身体状况

1)母、婴血型:ABO血型不合溶血病,多见于母亲为O型血,婴儿为A型或B型,40%~50%发生在第一胎;Rh血型不合溶血病,见于母亲为Rh阴性,婴儿为Rh阳性,一般不发生在第一胎。

考点提示:两种血型系统溶血的母、婴血型

2)临床表现:多数ABO溶血病仅表现为黄疸,Rh溶血病除黄疸程度更重之外,还伴随其他表现。①黄疸:Rh溶血病多于生后24h内出现并迅速加重,多数ABO溶血病在第2~3d出现,以未结合胆红素为主。②贫血:程度不一。重症Rh溶血生后即可有严重贫血或心力衰竭。③肝脾大:不同程度的肝脾大。④胆红素脑病(核黄疸):是新生儿溶血症最严重的并发症。当未结合胆红素过高,可透过血-脑屏障,引起神经系统损害。临床症状多出现在生后4~7d,早产儿多见,典型临床表现包括警告期、痉挛期、恢复期及后遗症期(表6-7)。

新生儿黄疸
的身体状况
(微课)

表 6-7 胆红素脑病临床表现

分　期	主　要　表　现	持续时间
警告期	嗜睡、反应低下、吸吮无力、肌张力下降	12～24h
痉挛期	双眼凝视、抽搐、角弓反张、发热、肌张力增高	12～48h
恢复期	抽搐减少、肌张力及体温恢复正常	2 周
后遗症期	听力障碍、眼球运动障碍、手足徐动、牙釉质发育不良、智力落后等	终生

3. 心理-社会支持状况　评估家长对本病病因、并发症及预后的认识程度,了解家长的心理状况,尤其患儿出现胆红素脑病时,家长会出现紧张、焦虑和恐惧等心理反应。

4. 辅助检查

(1)血清胆红素测定。

(2)根据病因选择相关检查:如母婴血型测定,红细胞、血红蛋白及网织红细胞等溶血指标的测定以及致敏红细胞和血型抗体测定等。

5. 治疗原则及主要措施

(1)生理性黄疸:观察黄疸进程变化,不需特殊治疗。

(2)病理性黄疸:①积极治疗原发病,及时纠正酸中毒、缺氧、低血糖、贫血、电解质紊乱、心力衰竭等。②光照疗法,使未结合胆红素转化为水溶性异构体,直接从胆汁或尿液排出。③换血疗法,用于新生儿溶血病。④药物疗法,肝酶诱导剂、白蛋白等。

【常见护理诊断/问题】

1. 潜在并发症:胆红素脑病。

2. 知识缺乏:家长缺乏黄疸的护理知识。

【护理目标】

1. 患儿在住院期间黄疸消退,不发生胆红素脑病或出现早期征象时能被及时发现和处理。

2. 患儿家长能说出本病的预防及护理知识。

【护理措施】

1. 降低胆红素浓度,预防胆红素脑病

(1)一般护理:注意保暖,早期足量喂养,保持皮肤、口腔清洁,维持水、电解质平衡,避免低体温、低血糖等。

(2)遵医嘱给予肝酶诱导剂如苯巴比妥,输入血浆或白蛋白,纠正酸中毒。

(3)实施光照疗法和换血疗法(参见实训指导)。

2. 严密观察病情

(1)观察黄疸进展情况:观察患儿皮肤、巩膜、大小便的色泽变化,判断黄疸程度和进展情况。

(2)观察溶血进展情况:动态监测溶血性贫血患儿的实验室检查结果,观察其呼吸、心率、尿量变化及贫血、肝脾大等情况,判断有无心力衰竭;一旦发生,按医嘱给予洋地黄制剂和利尿剂,并控制输液量和速度。

(3)观察胆红素脑病的早期表现:观察患儿有无嗜睡、反应低下、吸吮无力、肌张力下降等神经系统表现,一旦出现立即报告医生并配合抢救。

3. 健康教育　向家长解释患儿病情,讲解新生儿黄疸的相关知识,以取得家长配合;对于母乳性黄疸,轻者隔次母乳喂养,逐渐过渡到正常母乳喂养,重者可暂停母乳喂养,黄疸消退后再恢复母乳喂养;若为红细胞 G-6-PD 缺陷者,忌食蚕豆及其制品,患儿衣物保管时勿放樟脑丸,注意药物的选用,避免诱发溶血;对于可能会发生新生儿溶血病的孕妇,做好产前咨询及孕妇预防保健;对可能留有后遗症者,指导家长早期进行功能康复锻炼。

【护理评价】

评价患儿:①黄疸是否消退。②有无发生胆红素脑病。

评价患儿家长:①是否了解本病的相关知识。②能否正确照护患儿。

第八节　新生儿败血症

📖 导入情景

王宝宝,男孩,生后 6d,妈妈发现他今天睡觉时间长,不爱吃奶,基本不哭,面部、颈部皮肤黄染,奶奶说宝宝护脐贴潮湿,肚脐发红。社区护士遵医嘱给予脐部相关处理。2d 后,宝宝安静、喜睡,基本不吃奶,医生检查,宝宝发热、面部、颈部、躯干黄染加深,肚脐红肿,有脓性分泌物。初步诊断为新生儿败血症。

工作任务:

1. 正确进行脐部护理。

2. 告知家长新生儿败血症的病因、身体状况及治疗。

新生儿败血症(neonatal septicemia)是指病原体侵入新生儿血液循环,并在其中生长、繁殖、产生毒素而造成的全身性炎症反应。

【概述】

1. 易感因素　新生儿非特异性免疫功能发育不完善。皮肤黏膜薄嫩易损伤,脐部残端未愈合,屏障功能差,细菌易侵入血液;淋巴结发育不全;血中补体少;中性粒细胞和单核细胞的杀菌能力低下。T 细胞对特异性抗原反应弱,特异性免疫功能低下。

2. 病原菌　我国以金黄色葡萄球菌最多见,其次为大肠埃希菌。近年来,随着极低出生体重儿存活率的提高和静脉留置针、气管插管技术以及广谱抗生素的广泛使用,使表皮葡萄球菌、克雷伯菌属、铜绿假单胞菌等感染增多。

> 👉 **考点提示:** 新生儿败血症最常见的细菌

3. 感染途径　感染可以发生在产前、产时和产后。产前感染通常与孕母感染有关,尤其是羊膜腔的感染更易发病。产时感染与胎儿通过产道时被细菌感染有关,如胎膜早破、产程延长等。产后感染是最主要感染途径,细菌从脐部、皮肤黏膜破损处、呼吸道或消化道等侵入,以脐部最多见。近年来,医源性感染有增多趋势。

【护理评估】

1. 健康史　评估患儿出生史,有无胎膜早破、产程延长等;评估孕母妊娠期有无感染病史;评估患儿有无脐部、皮肤、黏膜、呼吸道或消化道感染等病史,有无发热或体温不升、拒乳、少哭、少动、黄疸等症状。

2. 身体状况 临床表现不典型,无特征性,主要以全身中毒症状为主。

考点提示:新生儿败血症的身体状况

(1)全身中毒症状:早期表现为面色欠佳、反应差、嗜睡、少吃、少哭、少动(三少),甚至不吃、不哭、不动,发热或体温不升、体重不增或增长缓慢。

(2)如出现以下表现应高度怀疑败血症:①黄疸加重或退而复现。②肝脾大。③出血倾向,皮肤黏膜瘀点、瘀斑,甚至发生 DIC。④休克,面色苍灰、皮肤花纹、血压下降、尿少或无尿。⑤其他如呼吸衰竭、中毒性肠麻痹等。

(3)并发症:化脓性脑膜炎最常见,也可见肺炎、骨髓炎等。

3. 心理-社会支持状况 评估家长对本病病因、并发症及预后的认识程度;评估家长的心理状态;评估患儿居住环境、家庭卫生习惯以及经济状况等。

4. 辅助检查

(1)细菌培养:血培养阳性是确诊的依据。脐部分泌物、脑脊液培养有助于新生儿脐炎、化脓性脑膜炎的诊断。

考点提示:新生儿败血症的确诊依据

(2)血常规:白细胞计数升高或降低,中性粒细胞增高,并有中毒颗粒和核左移。

5. 治疗原则及主要措施

(1)控制感染。抗生素使用原则为:①早期、足疗程、联合、静脉用药,疗程至少为 10~14d。②选用敏感、杀菌、易透过血-脑屏障的抗生素。③注意药物的毒副作用。

(2)对症及支持治疗。保暖、供给足够的热量和液体、维持血糖和水电解质平衡;必要时输入新鲜血、血浆和免疫球蛋白等。

(3)清除局部感染灶。及时处理脐炎、脓疱疮等感染病灶。

【常见护理诊断/问题】

1. 体温调节无效 与感染有关。

2. 皮肤完整性受损 与脐炎、脓疱疮等感染病灶有关。

3. 营养失调:低于机体需要量 与食欲低下、吸吮无力、摄入不足有关。

4. 潜在并发症:化脓性脑膜炎、感染性休克等。

【护理措施】

1. 维持体温稳定 ①遵医嘱使用抗生素。②当体温偏低或体温不升时,及时予以保暖复温(参见本章第九节)。③当体温过高时,应采取松解包被、多喂水、调节环境温、湿度等物理方法降温,不宜使用退热剂或酒精擦浴、冷盐水灌肠等刺激性强的降温方法。④监测体温变化,2~4h 测一次体温。

2. 维持皮肤完整性

(1)做好皮肤护理:保持皮肤的干燥、清洁。如皮肤有小脓疱,可用无菌针头刺破,操作前后用碘伏消毒。

考点提示:脐炎最常见的致病菌及护理方法

(2)做好脐部护理:①观察脐部有无发红、潮湿、渗液或脓性分泌物。②发生脐炎及时处理。脐炎最常见的病原菌为金黄色葡萄球菌,轻者用 3%过氧化氢和碘伏从脐根部由内向外环形清洗擦拭,每日 3 次;有慢性肉芽肿者可用硝酸银棒或 10%硝酸银溶液涂擦;重者应遵医嘱使用抗生素。

3. 保证营养供给　坚持母乳喂养,少量多次,吸吮无力者用滴管、鼻饲或静脉营养,以保证热量和营养供给,并注意维持水、电解质平衡。

4. 密切观察病情　加强巡视,若患儿出现面色发灰、呕吐、尖叫、惊厥、双眼凝视、前囟饱满等表现,则提示可能并发化脓性脑膜炎;若患儿出现面色青灰、四肢厥冷、脉搏细弱、皮肤花纹等应考虑感染性休克。一旦发现,应及时组织抢救。

5. 健康指导　指导家长正确喂养和护理患儿,保持皮肤、脐部的清洁、干燥。

第九节　新生儿寒冷损伤综合征

新生儿寒冷损伤综合征(neonatal cold injury syndrome),简称新生儿冷伤,因皮肤硬肿,又称新生儿硬肿症(scleredema neonatorum),是由多种原因引起的皮肤和皮下脂肪变硬、水肿和低体温,重者可伴有多器官功能损害。多发生在生后 1 周内,以早产儿多见,冬季多见。

【概述】

1. 病因　寒冷、早产、感染、窒息等为主要致病因素。

2. 发病机制

(1)新生儿体温调节功能和皮下脂肪组成特点:①新生儿体温调节中枢发育不成熟,体温调节功能差,环境温度低时,易体温降低。②体表面积相对较大,皮下脂肪少,血管丰富,易散热。③新生儿寒冷时无寒战反应,主要靠棕色脂肪代谢产热,但代偿能力有限,早产儿棕色脂肪含量更少。④新生儿皮下脂肪组织中饱和脂肪酸较多(是成人的 3 倍),其熔点高,低体温时易凝固,出现皮肤硬肿。

(2)某些疾病:严重感染、缺氧、心力衰竭及休克时,能量消耗增加,氧化产能代谢障碍,产热不足,也可发生低体温和皮肤硬肿。

(3)多器官功能损害:低体温及皮肤硬肿可使局部血液循环淤滞,引起缺氧和代谢性酸中毒,导致毛细血管渗透性增加,出现水肿。若低体温持续或/和硬肿面积扩大,缺氧和代谢性酸中毒进一步加重,可引起多器官功能损害。

【护理评估】

1. 健康史　评估患儿出生史,有无早产、窒息、胎膜早破、脐部感染及保暖不当史;评估患儿硬肿出现的时间、部位、程度及进展情况,有无反应低下、全身冰凉等症状。

2. 身体状况　低体温和皮肤硬肿是本病的主要特点。

(1)低体温:新生儿肛温常低于 35℃,重者<30℃。四肢甚至全身冰冷。可伴有少吃、少哭、少动、反应低下、心率减慢等。

(2)皮肤硬肿:皮肤紧贴皮下组织,不能移动,按之似橡皮样感觉,呈暗红色或青紫色,有水肿者压之有轻度凹陷。硬肿常呈对称性,其发生顺序依次为:小腿→大腿外侧→整个下肢→臀部→面颊→上肢,逐渐扩展为全身。硬肿面积可按头颈部 20%,双上肢 18%,前胸及腹部 14%,背及腰骶部 14%,臀部 8%,双下肢 26%计算。

考点提示:皮肤硬肿的特点

(3)多器官功能损害:严重时出现休克、DIC 和急性肾损伤等,肺出血是较常见的并发症。

(4)病情分度:根据临床表现,病情可分为轻、中、重 3 度(表 6-8)。

新生儿寒冷
损伤综合征
的身体状况
（微课）

表 6-8　新生儿寒冷损伤综合征的病情分度

分度	肛温	腋-肛温差	硬肿范围	全身情况及器官功能情况
轻度	≥35℃	>0℃	<20%	无明显改变
中度	<35℃	≤0℃	20%~50%	反应差,功能明显低下
重度	<30℃	<0℃	>50%	休克、DIC、肺出血、急性肾损伤

3. 心理-社会支持状况　评估家长对本病及患儿病情了解程度;评估患儿家庭居住环境、经济状况及家长的心理状态。

4. 辅助检查　根据病情需要,检测血常规、血气分析、血电解质、血糖、血尿素氮、肌酐以及 DIC 筛查试验等。

5. 治疗原则及主要措施　复温,供给足够的热量,纠正缺氧、酸中毒及器官功能衰竭,有感染者选用抗生素。

【常见护理诊断/问题】

1. 体温过低　与体温调节功能低下及寒冷、早产、感染、窒息等有关。

2. 皮肤完整性受损　与皮肤硬肿、水肿有关。

3. 有感染的危险　与免疫及皮肤黏膜屏障功能低下有关。

4. 营养失调:低于机体需要量　与吸吮无力、能量摄入不足有关。

5. 潜在并发症:休克、DIC、肺出血、急性肾衰竭。

6. 知识缺乏:家长缺乏正确保暖和育儿知识。

【护理措施】

1. 复温　是本病治疗及护理的关键,原则为逐渐复温、循序渐进。首选暖箱复温。无条件者可采用母亲怀抱、热水袋进行复温,使用热水袋时应严格控制水温,加强巡视,以防烫伤患儿。采用暖箱复温具体的方法如下:

(1)肛温>30℃的轻、中度患儿,应置于已预热至中性温度的暖箱中,一般于 6~12h 内恢复正常体温。

考点提示:复温原则与方法

(2)肛温<30℃的重度患儿,应置于比肛温高 1~2℃的暖箱中,每小时提高箱温 1~1.5℃,箱温不超过 34℃,于 12~24h 内恢复正常体温。

2. 保持皮肤完整性,预防感染　加强皮肤护理,勤翻身,尽量避免肌内注射,防止皮肤破损引起感染;做好消毒隔离,严格遵守操作规程,特别应做好室内和暖箱的清洁消毒,以预防感染。

3. 保证热量和液体供给　轻症能吸吮者可经口喂养,吸吮无力者用滴管、鼻饲或静脉营养。有明显心、肾功能损害者应严格控制输液量及滴速。

4. 密切观察病情,及时发现和处理并发症　注意患儿体温、脉搏、呼吸、硬肿范围及程度、尿量、有无出血症状等,并做好记录。备好抢救药物和设备(氧气、吸引器、面罩复苏囊、呼吸器等),一旦发生病情变化,能及时配合医生给予有效抢救。

5. 健康指导　介绍本病相关知识,指导患儿家长加强护理,注意保暖,保持适宜的环境温湿度;鼓励母乳喂养,保证足够的热量。

（佘小丽）

新生儿寒冷
损伤综合征
的护理措施
（微课）

思考与练习

1. 患儿,男,2d。胎龄 38 周顺产,出生时有窒息,现患儿出现嗜睡、肌张力低下,拥抱、吸吮反射减弱,诊断为新生儿缺氧缺血性脑病。

(1)新生儿缺血缺氧性脑病临床分几度? 该患儿的病情程度如何?

(2)该病主要治疗原则和护理措施有哪些?

2. 患儿,男,胎龄 31 周出生。出生体重 1 500g,生后 4h 后出现进行性呼吸困难,呼吸不规则,X 线片:弥漫性均匀一致网状影,肺透过度减低。经皮血氧饱和度为 65%。诊断为新生儿呼吸窘迫综合征。

(1)该病的主要发病原因是什么? 主要临床特征有哪些?

(2)该病的护理问题依次有哪些? 如何实施护理?

(3)如何对患儿家长做好人文关怀和健康教育?

3. 患儿,女,3d。足月产,母乳喂养,2d 前出现黄疸并迅速加重,实验室检查血清总胆红素 289μmol/L。母亲血型为 O 型、Rh 阳性,父亲血型为 AB 型、Rh 阳性。诊断为新生儿溶血病。

(1)该病如何与生理性黄疸相鉴别?

(2)该病主要护理措施有哪些?

(3)如何对家长进行健康教育?

4. 患儿,女,4d。生后第 3d 出现反应差,食奶量减少,皮肤黄染并逐渐加重 9h。体格检查:T 38.7℃,肩部有两个小脓疱疮,心肺无异常,肝肋下 1.5cm。诊断为新生儿败血症。

(1)新生儿常见的病原体有哪些?

(2)该患儿首优的护理诊断是什么?

(3)该病的护理措施有哪些?

扫一扫,
看总结

扫一扫,
测一测

第七章　消化系统疾病患儿的护理

扫一扫，
自学汇

第一节　儿童消化系统解剖生理特点

（一）口腔

足月新生儿出生时已具有较好的吸吮和吞咽功能，两颊脂肪垫发育良好，有助于吸吮，早产儿吸吮和吞咽功能较差。新生儿及婴幼儿口腔黏膜薄嫩，血管丰富，唾液腺发育不够完善，唾液分泌少，口腔黏膜干燥，易受损伤和发生感染；3~4个月时婴儿唾液分泌开始增加，5~6个月时明显增多，但由于口底浅，不能及时吞咽所分泌的全部唾液，常发生生理性流涎。3个月以下婴儿唾液中淀粉酶含量低，故不宜喂哺淀粉类食物。

（二）食管和胃

新生儿和婴儿的食管呈漏斗状，黏膜薄嫩，腺体缺乏、弹力组织及肌层尚不发达，其食管下段贲门括约肌发育不成熟，控制能力差，常发生胃食管反流。婴儿胃呈水平位，幽门括约肌发育良好，吸乳时又常吸入空气，故易发生溢乳和呕吐，一般在8~10个月时症状逐渐消失。新生儿胃容量为30~60ml，1~3个月时为90~150ml，1岁时为250~300ml，5岁时为700~850ml。由于哺乳后不久幽门即开放，胃内容物可陆续进入十二指肠，故实际胃容量不受上述容量限制。胃排空时间因食物种类不同而异，水的排空时间为1.5~2h，母乳为2~3h，牛乳为3~4h。早产儿胃排空慢，易发生胃潴留。

（三）肠

儿童肠管相对较成人长，一般为身长的5~7倍（成人仅为4倍）。肠黏膜血管丰富，小肠绒毛发育较好,分泌面积及吸收面积较大,有利于消化吸收,但肠壁薄,通透性高,屏障功能差,肠内毒素、消化不全产物和变应原等可经肠黏膜吸收进入体内,易发生全身感染和变态反应性疾病。肠系膜柔软而长,升结肠与后壁固定差,肠活动度大,易发生肠套叠和肠扭转。

(四)肝

年龄越小,肝脏相对越大,婴幼儿正常肝脏可在右肋下触及,6~7岁后则不易触及。婴儿肝结缔组织发育较差,肝细胞再生能力强,不易发生肝硬化,但肝细胞发育尚未完善,肝功能亦不成熟,解毒能力差,在感染、缺氧、中毒等情况下易使肝细胞发生肿胀、变性而肿大,影响其功能。婴儿期胆汁分泌较少,对脂肪的消化和吸收能力较差。

(五)胰腺

出生时胰液分泌量少,3~4个月时胰腺较快发育,胰液分泌量随之增多,出生后1年,胰腺外分泌部生长迅速,为出生时的3倍。胰液分泌量随年龄增长而增加,酶类出现的顺序为:胰蛋白酶最先,而后是糜蛋白酶、羧基肽酶、脂肪酶,最后是淀粉酶。新生儿胰脂肪酶的活性较低,直到2~3岁时才接近成人。婴幼儿时期胰液及消化酶的分泌极易受气候和疾病的影响而受抑制,容易发生消化不良。

(六)肠道细菌

胎儿消化道内无细菌,出生后数小时细菌即从口、鼻、肛门侵入肠道,主要分布在结肠和直肠。肠道菌群受食物成分影响,母乳喂养儿以双歧杆菌占绝对优势,人工喂养儿和混合喂养儿肠内的大肠埃希菌、嗜酸杆菌、双歧杆菌及肠球菌所占比例几乎相等。正常肠道菌群对侵入肠道的致病菌有一定的拮抗作用,但婴幼儿肠道正常菌群脆弱,易受许多因素影响而发生菌群失调,导致消化道功能紊乱。

(七)健康婴儿粪便

1. 母乳喂养儿粪便　呈黄色或金黄色,多为均匀糊状,偶有细小乳凝块,较稀薄,不臭,呈酸性反应,每日2~4次。一般在添加辅食后排便次数减少,1岁后减少到每日1~2次。

2. 人工喂养儿粪便　呈淡黄色或灰黄色,较干厚,多成形,含乳凝块较多,较臭,呈中性或碱性反应,每日1~2次,易发生便秘。

3. 混合喂养儿粪便　喂食母乳加牛乳者与单纯牛乳喂养儿相似,但质地较软、颜色较黄,添加谷类、蛋、肉、蔬菜等辅食后,粪便性状逐渐接近成人,大便每日1次左右。

第二节　口　　炎

📖 **导入情景**

　　某日,护士小李到所辖社区进行新生儿访视,发现一个生后16d的新生儿口腔颊黏膜上有散在的白色奶块状附着物,不易擦去。经询问宝宝吃奶不受影响,不发热,大小便正常。

工作任务:

1. 判断该新生儿可能患的疾病。

2. 正确实施护理。

口炎(stomatitis)是指口腔黏膜的炎症。若病变仅局限于舌、牙龈、口角亦可称为舌炎、牙龈炎或口角炎等。大多由微生物(细菌、病毒和真菌)感染引起,亦可因局部受理化因素刺激而引起。本病多见于婴幼儿,可单独发病,亦可继发于急性感染、腹泻、营养不良、维生素 B 或维生素 C 缺乏等全身性疾病。食具消毒不严、口腔不卫生或由于各种疾病导致机体抵抗力下降等因素可诱发本病。

临床常见的口炎有鹅口疮、疱疹性口炎和溃疡性口炎。鹅口疮又名雪口病,为白色念珠菌感染所致,多见于新生儿、营养不良、腹泻以及长期应用广谱抗生素或糖皮质激素的患儿。疱疹性口炎亦称疱疹性牙龈口炎,由单纯疱疹病毒感染

考点提示:鹅口疮和疱疹性口炎的病原体

引起,传染性强,在卫生条件差的家庭和集体托幼机构容易传播。溃疡性口炎多由金黄色葡萄球菌、链球菌、肺炎链球菌等引起,常发生于急性感染、长期腹泻等疾病致患儿免疫力低下时。

【护理评估】

1. 健康史 评估患儿家长有无乳具消毒的习惯;患儿有无急性感染、营养不良等疾病史,有无长期应用广谱抗生素或糖皮质激素史;评估患儿有无发热、流涎等症状及出现时间。

2. 身体状况

(1)鹅口疮:口腔黏膜表面出现白色或灰白色乳凝块样小点或小片状物,初起时呈点状和小片状,可逐渐融合成片,不易拭去,强行擦拭剥离后,局部黏膜潮红、粗糙,可伴有溢血。

考点提示:鹅口疮口腔黏膜特点

患处不痛,不流涎,一般不影响吃奶,无全身症状。最常见于颊黏膜,其次是舌、牙龈、上腭。重症可累及咽、喉、食管、气管、肺等,出现低热、拒食、呕吐、吞咽困难、声音嘶哑或呼吸困难等。

(2)疱疹性口炎:起病时发热,体温达 38~40℃,1~2d 后颊黏膜、牙龈、舌、口唇及口周皮肤出现单个或成簇的小疱疹,直径约 2mm,周围有红晕,迅速破溃后形成浅溃疡,上面覆盖黄白色纤维素性渗出物。有时可波及上腭及咽部。由于疼痛

考点提示:疱疹性口炎口腔黏膜特点

剧烈,患儿表现为拒食、流涎、烦躁,常有颌下淋巴结肿大。病程 1~2 周。本病须与疱疹性咽峡炎鉴别。

(3)溃疡性口炎:多见于婴幼儿。口腔的各部位均可发生,常见于舌、唇内及颊黏膜处,可蔓延到唇及咽喉部。本病特征是初起时口腔黏膜充血水肿,继而形成大小不等的糜烂面或浅溃疡,边界清楚,表面有灰白色假膜,为纤维素性渗出物,易拭去,拭去后露出渗血创面。表现为局部疼痛、烦躁、拒食、流涎、哭闹,常伴发热,体温可达 39~40℃,颌下淋巴结肿大,白细胞计数及中性粒细胞增多。

3. 心理-社会支持状况 了解家长对该病的病因和护理方法的认识程度。疱疹性口炎传染性强,可在托幼机构引起小流行,应注意评估托幼机构有无相应预防措施。

4. 治疗原则及主要措施 治疗以保持口腔清洁、局部涂药、对症处理为主,注意水分及营养的补充,严重者可全身用药。

【常见护理诊断/问题】

1. 口腔黏膜受损 与口腔感染有关。

2. 体温过高 与口腔炎症有关。

3. 疼痛 与口腔黏膜糜烂、溃疡有关。

考点提示:口炎的常见护理诊断

4. 营养失调:低于机体需要量 与疼痛引起拒食有关。

口炎(图片)

5. 知识缺乏:家长缺乏本病的预防及护理知识。

【护理措施】

1. 促进口腔黏膜愈合

考点提示:口炎的护理措施

(1)口腔护理:鼓励多饮水,进食后漱口,保持口腔黏膜湿润和清洁。根据不同病因选择不同溶液清洁口腔,年长儿可用含漱剂,鹅口疮患儿宜用 2% 碳酸氢钠溶液清洗。清洗口腔每日 2~4 次,以餐后 1h 左右为宜,动作应轻、快、准,以免引起呕吐。对流涎者,及时清除流出物,保持周围皮肤干燥、清洁,避免引起皮肤湿疹及糜烂。

(2)正确涂药:涂药前先清洁口腔,然后用无菌纱布或干棉球放在颊黏膜腮腺管口处或舌系带两侧,以隔断唾液,再用干棉球将病变部黏膜表面吸干净后方能涂药,涂药后嘱患儿闭口 10min,然后取出隔离唾液的纱布或棉球,不可立即漱口、饮水或进食。小婴儿不配合时可直接涂药。在清洁口腔及局部涂药时应注意手法,用棉签在溃疡面上滚动式涂药,切不可摩擦,以免扩大创面或加重疼痛。

1)鹅口疮患儿局部涂抹 10 万~20 万 U/ml 制霉菌素鱼肝油混悬溶液,每日 2~3 次。

2)疱疹性口炎患儿局部可涂碘苷(疱疹净)抑制病毒,也可喷西瓜霜、锡类散、冰硼散等,预防继发感染可涂 2.5%~5% 金霉素鱼肝油。

3)溃疡性口炎的患儿局部可涂 5% 金霉素鱼肝油、锡类散等。

2. 发热的护理　密切监测体温变化,发热者给予松解衣服、多饮水等降温措施,必要时遵医嘱给予药物降温。

3. 饮食护理　以高热量、高蛋白、含丰富维生素的温凉流质或半流质饮食为宜,避免摄入刺激性或粗硬食物。对因口腔黏膜糜烂、溃疡引起疼痛影响进食者,可遵医嘱在进食前局部涂 2% 利多卡因。对不能进食者,应给予肠道外营养,以确保能量与水分的供给。

4. 健康指导　向家长讲解口炎相关知识;指导家长食具专用,做好清洁消毒工作,鹅口疮患儿的食具应用 5% 的碳酸氢钠溶液浸泡半小时,再煮沸消毒;示教清洁口腔及局部涂药的方法;纠正患儿吮指、不刷牙等不良习惯,培养进食后漱口的卫生习惯;宣传均衡营养对提高抵抗力的重要性,避免偏食、挑食,培养良好的饮食习惯。

第三节　腹　泻　病

导入情景

深秋某日,一对夫妇急抱宝宝来到儿科急诊室。宝宝 11 个月大,昨晚半夜突然发热、呕吐,今晨又出现"拉肚子",已大便 5 次,均为水样便,宝宝有烦躁、哭闹表现。初步诊断为病毒性肠炎。

工作任务:

1. 正确评估患儿的身体状况。

2. 指导家长为患儿正确进行口服补液。

腹泻病(diarrhea)是由多病原、多因素引起的以大便性状改变和大便次数增多为特点的消化道综合征,严重者可引起水、电解质及酸碱平衡紊乱,是我国婴幼儿最常见的疾病之一。6个月至2岁婴幼儿最多见,1岁以内约占半数,是导致儿童营养不良、生长发育障碍的主要原因之一。

【概述】

1. 易感因素

(1)消化系统发育不成熟:胃酸和消化酶分泌不足,消化酶的活性低,不能适应食物质和量的较大变化。

(2)生长发育快:所需营养物质相对较多,胃肠道负担重,容易发生消化系统功能紊乱。

(3)机体防御功能差:婴儿胃酸偏低,对进入胃内的细菌杀灭能力较弱;血清免疫球蛋白和胃肠道SIgA水平均较低,易患肠道感染。

(4)肠道菌群失调:新生儿出生后尚未建立正常肠道菌群、改变食物使肠道内环境改变或因长期使用抗生素等均可引起肠道菌群失调,使正常肠道菌群对入侵致病微生物的拮抗作用减弱或丧失,而发生肠道感染。

(5)人工喂养:母乳喂养儿可从乳汁中获取SIgA、乳铁蛋白、巨噬细胞、粒细胞和溶菌酶等有很强抗肠道感染作用的免疫活性物质。人工喂养时,动物乳虽含有上述某些成分,但在加热过程中被破坏,而且食物和食具易受污染,故人工喂养儿肠道感染发生率明显高于母乳喂养儿。

2. 病因

(1)感染因素

1)肠道内感染:可由病毒、细菌、真菌、寄生虫等引起,以前两者多见。①病毒感染:寒冷季节的婴幼儿腹泻80%由病毒感染引起,主要为轮状病毒,其次为杯状病毒、星状病毒、肠道病毒(包括柯萨奇病毒、埃可病毒、肠道腺病毒)等。②细菌感染(不包括法定传染病):以致腹泻大肠埃希菌最多见,根据其不同致病性和发病机制分为5大组菌株,分别为致病性大肠埃希菌、产毒性大肠埃希菌、侵袭性大肠埃希菌、出血性大肠埃希菌和黏附-集聚性大肠埃希菌。其次为空肠弯曲菌、耶尔森菌、鼠伤寒沙门菌、难辨梭状芽孢杆菌、金黄色葡萄球菌、变形杆菌等。③其他:真菌和寄生虫也可引起肠炎,如白色念珠菌、蓝氏贾第鞭毛虫、阿米巴原虫及隐孢子虫等。

2)肠道外感染:如患中耳炎、肺炎、上呼吸道、泌尿道或皮肤感染时可伴有腹泻,主要由于发热及病原体毒素作用使消化功能紊乱,或肠道外感染的病原体(主要是病毒)同时感染肠道。

> **考点提示**:腹泻肠道内感染最常见的病毒和细菌

(2)非感染因素

1)饮食因素:①喂养不当:多为人工喂养儿,包括喂养不定时、饮食量不当、过早喂给大量淀粉或脂肪类食物、突然改变食物品种或骤然断乳等。②过敏因素:个别婴儿对牛奶、大豆(豆浆)及某些食物成分过敏或不耐受而引起的腹泻。③原发性或继发性双糖酶缺乏,乳糖酶的活力降低,肠道对糖的消化吸收不良而引起的腹泻。

2)气候因素:气候突然变化,腹部受凉使肠蠕动加快;天气过热使消化液分泌减少,但由于口渴又吃奶过多,增加消化道负担而致腹泻。

3. 发病机制

(1)感染性腹泻:病原微生物随污染的食物或水进入消化道,当机体防御功能下降时,病原微生物侵入并大量繁殖引起腹泻。①产毒性大肠埃希菌主要通过其产生的肠毒素促使水及电解质向肠腔内转移,肠道分泌增加导致水样腹泻。②侵袭性大肠埃希菌、空肠弯曲菌、鼠伤寒沙门氏菌以及金

不同病因引
起腹泻病的
发病机制
(组图)

黄色葡萄球菌等,可侵入肠黏膜组织,引起广泛的炎性反应,出现脓血便或黏冻状大便。③轮状病毒主要侵袭肠绒毛的上皮细胞,使之变性坏死,绒毛变短脱落,引起水、电解质吸收减少,导致腹泻,同时,继发的双糖酶分泌不足使食物中糖类消化不全而积滞在肠腔内,被细菌分解成小分子的短链有机酸,使肠液的渗透压增高,进一步造成水和电解质的丧失。

(2)非感染性腹泻:多因进食过量或食物成分不当引起,消化、吸收不良的食物积滞于小肠上部,使肠内的酸度减低,肠道下部细菌上移并繁殖,产生内源性感染,使消化功能更加紊乱。加之食物分解不全,产生腐败性毒性产物刺激肠道,使肠蠕动增加,引起腹泻、脱水、电解质紊乱及中毒症状。

【护理评估】

1. 健康史　评估患儿的喂养史,包括喂养方式、人工喂养儿乳品的种类及配制方法、喂哺次数、量以及添加辅食和断奶情况;有无不洁饮食史和食物过敏史;有无其他疾病及长期使用抗生素史;了解腹泻开始时间,大便次数、颜色、性状、量以及气味等。

2. 身体状况　不同病因引起的腹泻常各具临床特点和不同临床过程。故在临床诊断中常包括病程、严重程度及可能的病原。连续病程在2周以内的腹泻为急性腹泻,病程2周至2个月为迁延性腹泻,慢性腹泻的病程为2个月以上。

> 考点提示:腹泻的病程分类

(1)急性轻型腹泻:多由饮食因素及肠道外感染引起。起病可急可缓,以胃肠道症状为主,主要表现为食欲缺乏,偶有呕吐或溢乳,大便次数增多,但每次大便量不多,稀糊状或水样,呈黄色或黄绿色,有酸味,常见白色或黄白色奶瓣和泡沫。一般无脱水及全身中毒症状,多在数日内痊愈。

(2)急性重型腹泻:多由肠道内感染所致,也可由轻型腹泻发展而来。起病常比较急,除有较重的胃肠道症状外,还有较明显的脱水、电解质及酸碱平衡紊乱和全身中毒症状。

> 考点提示:急性轻型腹泻与急性重型腹泻的区别

1)胃肠道症状:食欲低下,常有呕吐,严重者可吐咖啡色液体。腹泻次频量多,每日大便10次以上,多者可达数十次,多为黄色水样或蛋花汤样便,可有少量黏液。

2)全身中毒症状:如发热或体温不升,烦躁不安或精神萎靡、嗜睡,甚至昏迷、休克等。

3)水、电解质及酸碱平衡紊乱症状:可发生脱水、代谢性酸中毒、低血钾、低血钙以及低血镁等(参见本章第四节)。

重型腹泻的
身体状况
(微课)

(3)几种常见肠炎的临床表现及特点

1)轮状病毒肠炎:轮状病毒是婴儿腹泻最常见的病原。常见于6~24个月婴幼儿,经粪-口传播,潜伏期1~3d。起病急,常伴发热和上呼吸道感染症状,一般无明显感染中毒症状。病初即出现呕吐,随后出现腹泻,大便次数多、量多、水分多,黄色或淡黄色水样便或蛋花汤样便,无腥臭味,常出现脱水、酸中毒和电解质紊乱。本病为自限性疾病,自然病程3~8d。少数较长,大便镜检偶有少量白细胞。

> 考点提示:几种常见肠炎的大便特点

2)大肠埃希菌肠炎:多发生在夏季。致病性大肠埃希菌和产毒性大肠埃希菌肠炎大便呈蛋花汤样或水样,混有黏液,常伴呕吐,严重者可伴发热、脱水、电解质紊乱和酸中毒;侵袭性大肠埃希菌肠炎可排出痢疾样黏液脓血便,常伴恶心、呕吐、腹痛和里急后重,可出现严重的全身中毒症状甚至休克;出血性大肠埃希菌肠炎开始为黄色水样便,后转为血水便,有特殊臭味,伴腹痛,大便镜检有大量红细胞,一般无白细胞。

　　3)抗生素相关性肠炎:多继发于使用大量抗生素后,营养不良、免疫功能低下、长期应用糖皮质激素者更易发病,婴幼儿病情多较重。①金黄色葡萄球菌肠炎:表现为发热、呕吐、腹泻,不同程度中毒症状、脱水和电解质紊乱,甚至发生休克。典型大便为暗绿色,有腥臭味,量多,带黏液,少数为血便。大便镜检有大量脓细胞和成簇的革兰氏阳性球菌,大便培养有葡萄球菌生长,凝固酶阳性。②真菌性肠炎:主要由白色念珠菌感染所致,常并发于其他感染如鹅口疮。大便次数增多,黄色稀便,泡沫较多带黏液,有时可见豆腐渣样细块(菌落)。大便镜检可见真菌孢子体和菌丝,真菌培养阳性。③假膜性小肠结肠炎:由难辨梭状芽孢杆菌引起。主要症状为腹泻,轻症大便每日数次,停用抗生素后很快痊愈。重症频泻,黄绿色水样便,可有毒素致肠黏膜坏死所形成的假膜排出,大便厌氧菌培养或细胞毒素中和试验检测细胞毒素可协助确诊。

　　(4)迁延性和慢性腹泻:病因复杂,感染、食物过敏、酶缺陷、免疫缺陷、药物因素、先天畸形等均可引起,多与营养不良及急性腹泻未彻底治疗有关。以营养不良的婴幼儿患病率高。表现为腹泻迁延不愈,病情反复,大便次数和性质不稳定,严重时可出现水、电解质代谢紊乱。由于营养不良患儿腹泻时易迁延不愈,持续腹泻又加重了营养不良,两者互为因果,形成恶性循环,最终可导致多脏器功能障碍。

　　(5)生理性腹泻:多见于6个月以下的婴儿,外观虚胖,常有湿疹,生后不久即出现腹泻,除大便次数增多外,无其他症状,食欲好,生长发育正常。添加转乳期食品后,大便即逐渐转为正常。

> 📂 **考点提示**:生理性腹泻的临床特点

📖 **知识链接**

乳糖不耐受性腹泻

　　乳糖不耐受是由于乳糖酶分泌少,不能完全消化分解母乳或牛乳中的乳糖所引起的非感染性腹泻,又称乳糖酶缺乏症。婴幼儿腹泻后因肠道黏膜受损,会使小肠黏膜上的乳糖酶遭到破坏,导致对乳汁的乳糖消化不良,引起乳糖不耐受性腹泻。特别是轮状病毒性肠炎后,容易继发性乳糖不耐受。母乳和牛乳中的糖类主要是乳糖,小肠尤其是空肠黏膜表面绒毛顶端乳糖酶的分泌量减少或活性减弱就不能完全消化和分解乳汁中乳糖,部分乳糖被结肠菌群酵解成乳酸、氢气、甲烷和二氧化碳。乳酸刺激肠壁,增加肠蠕动而出现腹泻。二氧化碳在肠道内产生胀气和增加肠蠕动,使儿童表现不安,偶尔还可能诱发肠痉挛出现肠绞痛。乳糖不耐受患儿食用含双糖(包括乳糖、蔗糖、麦芽糖)的饮食可使腹泻加重,所以应采用无乳糖配方奶粉。

---

　　3. 心理-社会支持状况　评估家长文化程度、对疾病的心理反应及认识程度、喂养及护理知识等;评估患儿家庭的居住环境、经济状况及卫生习惯等。

　　4. 辅助检查

　　(1)血常规:细菌感染时白细胞总数及中性粒细胞增多;寄生虫感染和过敏性腹泻时嗜酸性粒细胞增多。

　　(2)大便常规:肉眼检查大便的性状如外观、颜色、是否有黏液脓血等;镜检无或偶见白细胞多为病毒或非侵袭性菌感染,有较多的白细胞,多为各种侵袭性细菌感染所致。

(3)病原学检查:细菌性肠炎大便培养可检出致病菌;真菌性肠炎大便涂片可见真菌孢子和假菌丝;疑为病毒感染者可做病毒分离等检查。

(4)血生化检查:血钠测定可了解脱水性质,血钾测定可反映体内缺钾的程度,血气分析可了解体内酸碱平衡紊乱的程度和性质,重症患儿可检测血钙、镁、尿素氮等。

5. 治疗原则及主要措施　原则为调整饮食,预防和纠正脱水;合理用药,预防并发症的发生。不同时期的腹泻治疗重点各有侧重,急性腹泻多注意维持水、电解质平衡;迁延性及慢性腹泻则应注意肠道菌群失调及饮食疗法。

(1)调整饮食(参见护理措施)。

(2)纠正水、电解质及酸碱平衡紊乱(参见本章第四节)。

(3)药物治疗

1)控制感染:①水样便腹泻患儿(约占70%)多为病毒性肠炎及非侵袭性细菌感染,一般不用抗生素,合理使用液体疗法,选用微生态制剂和黏膜保护剂。但对重症患儿、新生儿、免疫功能低下患儿应选用抗生素。②黏液、脓血便患儿(约占30%)多为侵袭性细菌感染,可先根据临床特点经验性选择抗生素,然后依据大便细菌培养和药敏试验结果进行调整。大肠埃希菌、空肠弯曲菌、耶尔森菌、鼠伤寒沙门氏菌感染选用抗革兰氏阴性菌抗生素以及大环内酯类抗生素。金黄色葡萄球菌肠炎、假膜性肠炎、真菌性肠炎应先停用原来的抗生素,选用苯唑西林、万古霉素、甲硝唑或抗真菌药物。

2)微生态疗法:常选用双歧杆菌、嗜酸乳杆菌、粪链球菌等制剂,有助于恢复肠道正常菌群的生态平衡。

3)肠黏膜保护剂:如蒙脱石粉,能吸附病原体和毒素,保护肠黏膜。

4)避免用止泻剂。

5)补锌治疗:(WHO)/联合国儿童基金会建议,对于急性腹泻患儿,年龄>6个月者,应每日给予元素锌20mg;年龄<6个月者,应每日给予元素锌10mg。疗程10~14d。

(4)治疗并发症及并发疾病,对于迁延性和慢性腹泻要积极查找原因,采取综合治疗措施。

【常见护理诊断/问题】

1. 腹泻　与感染、喂养不当、肠道功能紊乱等有关。

2. 体液不足　与腹泻、呕吐致体液丢失过多和摄入不足有关。

> **考点提示**:腹泻病的主要护理诊断

3. 营养失调:低于机体需要量　与腹泻、呕吐丢失过多和摄入不足有关。

4. 体温过高　与肠道感染有关。

5. 有皮肤完整性受损的危险　与大便刺激臀部皮肤有关。

6. 知识缺乏:家长缺乏喂养知识及相关的护理知识。

【护理目标】

1. 患儿在住院期间腹泻、呕吐次数逐渐减少至停止,大便性状正常。

2. 患儿在住院期间脱水、电解质紊乱得以纠正。

3. 患儿能获得与年龄相适应的营养,体重恢复正常。

4. 患儿在住院期间体温恢复正常。

5. 患儿在住院期间臀部皮肤保持完整,无破损。

6. 家长能掌握儿童喂养知识及腹泻病的预防和护理知识。

【护理措施】

1. 调整饮食,维持营养供给　强调坚持继续喂养,以满足生理需要,补充疾病消耗,缩短恢复时间。可根据疾病的特殊病理生理改变、个体消化吸收功能及饮食习惯进行合理调整。

> **考点提示**：腹泻病的护理措施

(1)尽快恢复母乳及原来已经熟悉的饮食,由少到多,由稀到稠,喂食与患儿年龄相适应的易消化的食物。

(2)严重呕吐者可暂时禁食4~6h(不禁水),病情好转后,及早恢复喂养。

(3)病毒性肠炎多有双糖酶(主要是乳糖酶)缺乏,可暂停乳类喂养,改为去乳糖配方奶粉、豆类、淀粉类食物喂养。

(4)腹泻停止后,逐渐恢复营养丰富的饮食,并每日加餐一次,共2周。

2. 维持水、电解质及酸碱平衡　参见本章第四节。

3. 控制感染,维持体温正常　遵医嘱给予抗生素,严格执行消毒隔离措施,对感染性腹泻患儿应施行床边隔离,食具、衣物、尿布应分类消毒。护理患儿前后认真洗手,防止交叉感染。发热者应遵医嘱给予降温。

4. 维持皮肤完整性

(1)选用吸水性强的柔软布类或纸质尿布,避免使用不透气塑料布或橡皮布,尿布要勤更换。

(2)每次便后用温水清洗臀部并拭干,局部皮肤发红处涂以5%鞣酸软膏或40%氧化锌油并按摩片刻,促进局部血液循环。

(3)涂抹油类或药膏时,应用棉签在皮肤上轻轻滚动涂药,避免涂擦造成患儿疼痛和皮肤损伤。

(4)局部皮肤糜烂或溃疡者可采用暴露法或用鹅颈灯照射或红外线灯(注意照射时要有专人看护,避免烫伤),灯泡距臀部患处30~50cm,照射时间每次20~30min,每日3次,照射后涂油剂,以促进愈合。女婴因尿道口接近肛门,应注意会阴部的清洁,预防上行性尿路感染。

📖 **知识拓展**

尿布皮炎的分度

尿布皮炎是指婴儿皮肤长期受尿液、粪便及漂洗不干净的湿尿布刺激、摩擦或局部湿热如用塑料膜、橡胶布等引起皮肤潮红、溃破甚至糜烂及表皮剥脱,多发生于肛门附近、臀部、会阴部等处,有散在斑丘疹或疱疹,俗称臀红。轻度尿布皮炎主要表现为皮肤的血管充血,发红;重度尿布皮炎根据其皮肤损害程度再分为三度:Ⅰ度主要表现为局部皮肤潮红并伴有少量皮疹;Ⅱ度主要表现为皮疹破溃并伴有脱皮;Ⅲ度主要表现为皮肤局部发生较大面积糜烂或表皮部分脱落,皮疹的面积也会增加,严重时会扩展到大腿及腹壁等部位。皮肤糜烂和表皮脱落部位容易使细菌繁殖,引起感染,甚至会导致败血症。

---

5. 密切观察病情　观察并记录大便次数、颜色、气味、性状及量,并做好动态比较,为治疗和输液方案提供可靠依据;监测生命体征,如神志、体温、脉搏、呼吸、血压等;观察全身中毒症状,如发热、精神萎靡、嗜睡、烦躁等;观察水、电解质和酸碱平衡紊乱症状,如代谢性酸中毒表现、低血钾表现、脱水情况及其程度等。

6. 心理护理　关心爱护患儿,对家长做好腹泻相关知识的宣教,提高家长的疾病防护知识,消除家长的紧张、焦虑情绪。对慢性腹泻患儿采取以家庭为中心的护理模式。

7. 健康指导

（1）疾病护理指导：向家长解释患儿腹泻相关的病因、治疗和护理措施、并发症以及预后等；指导家长正确洗手，并做好尿布及衣物的处理，讲解臀部皮肤护理的意义及方法；说明调整饮食的重要性；指导家长配制和使用 ORS 溶液，强调应少量多次饮用，呕吐不是禁忌证。

（2）预防知识宣教：宣传母乳喂养的优点，指导合理喂养，按时逐步增加转乳期食物，避免夏季断奶；注意食物要新鲜、清洁；奶瓶和食具每次用后要洗净、煮沸或高温消毒，教育儿童饭前、便后要洗手；加强体格锻炼，适当户外活动，气候变化时防止受凉或过热；避免长期滥用抗生素。

腹泻病的
护理措施
（微课）

【护理评价】

评价患儿：①大便次数是否减少，大便性状是否正常。②脱水、电解质及酸碱平衡紊乱等是否纠正。③体重是否恢复正常。④体温是否恢复正常。⑤臀部皮肤是否完整无破损。

评价患儿家长：是否掌握儿童喂养知识及腹泻的预防和护理知识。

第四节　儿童液体疗法及护理

体液是人体的重要组成部分，保持体液平衡是维持生命的重要条件。儿童由于各器官功能发育不成熟、体液调节功能不成熟等特点，较易发生体液平衡紊乱，因此，液体疗法是儿科治疗和护理中的重要内容。

一、儿童体液平衡的特点

（一）体液总量与分布

体液包括细胞内液和细胞外液，细胞外液由血浆和间质液组成。体液的总量和分布与年龄有关，年龄越小，体液总量相对愈多，主要是间质液量所占比例较高，而细胞内液和血浆的比例相对稳定，并与成人相近（表7-1）。

表 7-1　不同年龄人群的体液分布（占体重的%）

年龄	体液总量	细胞内液	细胞外液	
			血浆	间质液
足月新生儿	78	35	6	37
1 岁	70	40	5	25
2~14 岁	65	40	5	20
成人	55~60	40~45	5	10~15

（二）体液的电解质组成

细胞内液和细胞外液的电解质组成有显著差别，细胞外液的主要阳离子是 Na^+，主要阴离子是 Cl^- 及 HCO_3^-，细胞内液主要阳离子为 K^+，阴离子以 HPO_4^{2-} 及蛋白质为主，它们对维持细胞内、外液的渗透压起着重要作用。儿童体液的电解质组成与成人相似，唯有生后数日内血钾、氯、磷和乳酸偏高，血钠、钙、碳酸氢盐含量偏低。

（三）水代谢的特点

1. 水的需要量相对较大，交换率高　由于儿童生长发育快，活动量大、机体新陈代谢旺盛，摄入热量多、体表面积大、不显性失水多等特点,使儿童水的需要量相对较大。同时,儿童水排泄的速度也较快,年龄愈小,出入量相对越多。婴儿每日水的交换量约等于细胞外液的1/2,而成人仅为1/7,故婴儿水的交换率比成人快3~4倍。所以,婴儿对缺水的耐受力比成人差,在病理情况下,较成人更易发生脱水。

2. 体液平衡调节功能不成熟 儿童年龄愈小,肾的浓缩和稀释功能愈不成熟,新生儿及婴幼儿只能使尿液渗透压浓缩到700mOsm/L(比重1.020),而成人可达1400mOsm/L(比重1.035)。因此,儿童在排泄同量溶质时所需水量较成人为多,尿量相对较多,当入水量不足或失水量增加时,易超过肾脏浓缩功能的极限,发生代谢产物的潴留和高渗性脱水。虽然新生儿在生后一周肾脏的稀释能力可达到成人水平,但因肾小球滤过率低,如水摄入量过多,易引起水肿和低钠血症。另外,年龄越小,肾脏排钠、排酸、产氨能力越差,因而容易发生高钠血症和酸中毒。

二、儿童常见水、电解质和酸碱平衡紊乱

(一)脱水

脱水是指水分摄入不足或丢失过多所引起的体液总量尤其是细胞外液量的减少。脱水时除水分丢失外,还伴有钠、钾等电解质的丢失。

> 📖 考点提示:等渗性脱水的临床表现及分度

1. 脱水程度 指患病后累积的体液损失量。判断脱水程度依据损失体液占体重的百分比以及患儿前囟、眼窝、皮肤弹性、循环情况和尿量等临床表现综合判断(表7-2)。

表7-2 等渗性脱水的临床表现及分度

	轻度	中度	重度
失水占体重比例	<5%(30~50ml/kg)	5%~10%(50~100ml/kg)	>10%(100~120ml/kg)
精神状态	稍差或略烦躁	烦躁或萎靡	淡漠或昏迷
皮肤	稍干	干、苍白、弹性差	干燥、花纹、弹性极差
黏膜	稍干燥	干燥	极干燥或干裂
眼窝及前囟	稍凹陷	明显凹陷	极度凹陷
眼泪	有	少	无
尿量	稍减少	明显减少	极少或无尿
口渴	轻	明显	烦渴
四肢	温	稍凉	厥冷
周围循环衰竭	无	不明显	明显

2. 脱水性质 指脱水后体液渗透压的改变,反映水和电解质的相对丢失量。由于钠是决定细胞外液渗透压的主要成分,所以,临床常根据血清钠的浓度判断细胞外液渗透压的变化,将脱水性质分为等渗性脱水、低渗性脱水和高渗性脱水三种。临床上以等渗性脱水最常见,其次是低渗性脱水,高渗性脱水少见。

(1)等渗性脱水:水和电解质等比例的丢失,血清钠浓度为130~150mmol/L,血浆渗透压正常。脱水后体液仍呈等渗状态,丢失的体液主要是细胞外液,细胞内液量无明显变化,临床表现见表7-2。

(2)低渗性脱水:电解质的丢失比例大于水的丢失,血清钠浓度<130mmol/L,血浆渗透压低于正

常。多见于营养不良伴慢性腹泻、腹泻时补充非电解质溶液过多等。由于细胞外液呈低渗状态,水由细胞外向细胞内转移,使细胞外液减少的程度较其他两种脱水明显,更容易发生低血容量性休克,故临床表现较重。但由于细胞内容量相对较多,病初时口渴不明显,严重的低钠血症可发生脑细胞水肿,出现嗜睡等神经系统症状,甚至发生惊厥和昏迷。

(3)高渗性脱水:水丢失比例大于电解质的丢失,血清钠浓度>150mmol/L,血浆渗透压高于正常。多见于腹泻伴高热、不显性失水增多而补水不足(如发热、呼吸增快、光疗或红外线辐射保暖等)、口服或静脉输入含盐过高液体时。脱水后由于细胞外液呈高渗状态,水从细胞内向细胞外转移,因细胞外液得到了细胞内液的补充,使临床脱水体征不明显,循环衰竭表现较其他两种脱水轻。但由于细胞内缺水,患儿常有烦渴、高热、烦躁不安、肌张力增高,甚至惊厥。

(二)代谢性酸中毒

正常血液的 pH 为 7.35~7.45。发生酸碱平衡紊乱时,机体能通过体内缓冲系统以及肺、肾的调节,使血液的 pH 仍保持在正常范围,称为代偿性酸中毒或碱中毒。当代偿不全时,pH 低于或高于正常范围,则称为失代偿性酸中毒或碱中毒。临床上以代谢性酸中毒最常见,主要是由于细胞外液中 HCO_3^- 浓度降低或 H^+ 浓度增高所致。

1. 常见原因　①呕吐、腹泻丢失大量碱性物质。②摄入热量不足引起体内脂肪分解增加,产生大量酮体。③血容量减少,血液浓缩,血流缓慢,使组织灌注不良、缺氧和乳酸堆积。④肾血流量不足,尿量减少,引起酸性代谢产物堆积体内等。⑤氯化钙、氯化镁等酸性物质摄入过多等。

2. 临床表现　根据血清 HCO_3^- 的测定结果,将代谢性酸中毒分为:轻度(13~18mmol/L)、中度(9~13mmol/L)、重度(<9mmol/L)。轻度酸中毒的症状、体征不明显,多通过血气分析发现并做出诊断;中度酸中毒表现为精神萎靡或烦躁不安,

> 🔖 **考点提示:** 代谢性酸中毒的临床特点

呼吸深长,口唇樱桃红色、恶心、呕吐等;重度酸中毒时症状、体征进一步加重,昏睡或昏迷,呼吸深快,节律不齐,呼气有酮味,口唇发绀等。新生儿及小婴儿因呼吸代偿功能较差,往往仅出现精神萎靡、拒乳、面色苍白等一般表现,而呼吸改变常不典型。

3. 治疗要点　积极治疗原发病,改善循环、呼吸和肾脏功能。一般主张当 pH<7.3 时可使用碱性溶液,首选 5%的碳酸氢钠溶液。

(1)根据 CO_2 结合力(CO_2CP)和碱剩余(BE)检测结果计算:所需 5%碳酸氢钠溶液的 ml 数 = -BE×0.5×体重(kg),或(22-[HCO_3^-])×体重(kg),一般将 5%的碳酸氢钠溶液稀释成 1.4%的等张液体输入,先给计算量的 1/2,复查血气后调整剂量。

(2)若无条件测定血气分析或重度酸中毒急需治疗时,可先用 5%碳酸氢钠 5ml/kg,可将血浆[HCO_3^-]提高 5mmol/L,必要时 2~4h 后可重复使用。

(三)低钾血症

人体内钾主要存在于细胞内,正常血清钾浓度为 3.5~5.5mmol/L。当血清钾<3.5mmol/L 时为低钾血症。

1. 病因　①钾摄入不足:长期不能进食、液体疗法时补钾不足。②钾丢失过多:经消化道或肾脏排钾过多,如呕吐、腹泻、胃肠引流,使用排钾利尿剂、脱水剂、长期应用糖皮质激素等。③钾分布异常:碱中毒、胰岛素治疗等钾向细胞内转移,其他还见于家族性周期性麻痹等。

在腹泻发生脱水和酸中毒时,虽然体内钾含量降低,但在脱水未纠正前,由于血液浓缩、酸中毒时钾离子由细胞内向细胞外转移、尿少等原因,可使体内钾总量虽减少,但血清钾多数正常。补液

后,随着脱水、酸中毒的纠正,尿量增多,输入葡萄糖合成糖原时需要钾参与使钾消耗,酸中毒纠正后钾离子从细胞外进入细胞内,使血钾迅速下降,出现不同程度的缺钾症状。

2. 临床表现 ①神经肌肉兴奋性减低:表现为骨骼肌、平滑肌、心肌功能的改变,如全身肌无力、腹壁反射和腱反射减弱或消失,重症出现呼吸肌麻痹或麻痹性肠梗阻。②心脏损害:出现心律失常、心肌收缩力降低、血压降低,甚至发生心力衰竭,心电图显示 ST 段下降、T 波低平或倒置、出现 U 波、Q-T 间期延长等。③肾脏损害:低钾可致肾脏浓缩功能下降,出现多尿,重者可出现碱中毒症状。

👆 考点提示:低钾血症的临床特点

3. 治疗要点 治疗原发病和补充钾盐。一般每日给钾 3~4mmol/kg(氯化钾 220~300mg/kg),严重低钾者可给 4~6mmol/kg(氯化钾 300~450mg/kg)。能口服者尽量口服。重症需静脉补钾者其原则为:见尿补钾;输入液体中的钾浓度一般不超过 0.3%(新生儿 0.15%~0.2%);每日补钾总量静脉滴注时间不应短于 8h;切忌将钾盐由静脉推注,以免发生心肌抑制而导致死亡;补钾时间一般须持续 4~6 日或更长;补钾时应监测血清钾水平,有条件时给予心电监护。

👆 考点提示:静脉补钾原则

(四)低钙、低镁血症

多见于活动性佝偻病和营养不良患儿。腹泻丢失钙、镁;进食少,使钙、镁吸收不足,在脱水、酸中毒时,离子钙可正常,不出现低钙症状。待脱水、酸中毒纠正后,血清钙降低,出现手足抽搐或惊厥等低钙症状。极少数久泻和营养不良的患儿可有低镁,表现为输液后出现震颤、抽搐、惊厥,在应用钙剂治疗无效时应考虑有低镁血症的可能。

三、儿童液体疗法与护理

(一)液体疗法常用溶液

1. 非电解质溶液 常用 5% 和 10% 葡萄糖溶液,前者为等渗溶液,后者为高渗溶液。因葡萄糖溶液输入体内后很快被氧化为二氧化碳和水,失去其渗透压的作用,主要用于补充水分和部分热量,故视其为无张力的溶液。

2. 电解质溶液 主要用于补充损失的液体和所需的电解质,纠正体液的渗透压和酸碱平衡紊乱。

(1)0.9%氯化钠溶液:Na^+和Cl^-均为154mmol/L,与血浆渗透压近似,为等张液。钠含量与血浆中的接近(血 Na^+ 142mmol/L),但氯含量较血浆高(血 Cl^- 103mmol/L),输入过多可引起高氯血症。故临床常以 2 份 0.9%氯化钠溶液和 1 份 1.4%碳酸氢钠混合,配成 2:1等张含钠液,使其钠与氯之比为 3:2,与血浆中钠、氯之比相近。

(2)碱性溶液:主要用于纠正酸中毒,最常用的是碳酸氢钠溶液。碳酸氢钠可直接增加缓冲碱,迅速纠正酸中毒。1.4%碳酸氢钠溶液为等渗液,市售的 5% 碳酸氢钠溶液为高渗液(1ml = 0.6mmol),用 5%或 10%葡萄糖稀释 3.5 倍即为等渗液,在抢救重度酸中毒时,可不稀释直接静脉推注,但多次使用后可使细胞外液渗透压增高,小婴儿慎用。

(3)氯化钾溶液:用于纠正低钾血症。常用 10%氯化钾溶液,静脉输入时必须稀释成 0.2%~0.3%的浓度,并注意排尿情况,禁止直接静脉推注,以免发生致死性心律失常。

3. 混合溶液 为适应不同情况液体疗法的需要,临床常将几种溶液按一定比例配成不同性质的混合液,以互补其不足。几种常用混合液的组成见表 7-3。

表 7-3 几种常用混合液的简便配制

混合溶液	含义	张力	加入溶液/ml		
			5%或10%葡萄糖	10%氯化钠	5%碳酸氢钠(11.2%乳酸钠)
2:1含钠液	2份①,1份③	1	加至500	30	47(30)
1:1含钠液	1份①,1份②	1/2	加至500	20	—
1:2含钠液	1份①,2份②	1/3	加至500	15	—
1:4含钠液	1份①,4份②	1/5	加至500	10	—
2:3:1含钠液	2份①,3份②,1份③或④	1/2	加至500	15	24(15)
4:3:2含钠液	4份①,3份②,2份③或④	2/3	加至500	20	33(20)

注:①0.9氯化钠溶液。②5%或10%葡萄糖液。③1.4%碳酸氢钠。④1.87%乳酸钠。为方便配制,加入液体量均为整数,配成的是近似的溶液。

4. 口服补液盐(oral rehydration salts,ORS) 是世界卫生组织(WHO)推荐的用于治疗急性腹泻合并脱水的一种口服溶液,临床应用已取得良好效果。2006 年 WHO 推荐使用的新配方为:氯化钠 2.6g,枸橼酸钠 2.9g,氯化钾 1.5g,葡萄糖 13.5g,临用前用温开水 1 000ml 溶解,总渗透压为 245mmol/L。一般用于轻、中度脱水无严重呕吐、腹胀者,在用于补充继续损失量和生理需要量时要适当稀释。

> 考点提示:口服补液盐的组成

（二）液体疗法的实施

液体疗法的目的是纠正脱水、电解质和酸碱平衡紊乱,以恢复机体的正常生理功能。补液时要确定补液的总量、组成、步骤和速度,同时,要遵循"先快后慢、先浓后淡、先盐后糖、见尿补钾、防惊补钙"的原则。液体疗法包括累积损失量、继续损失量和生理需要量三部分内容的补充。

> 考点提示:补液原则

1. 累积损失量的补充 累积损失量指发病后至补液时所损失的水和电解质。

> 考点提示:累积损失量的补充

(1)补液量:根据脱水程度确定。轻度脱水 30～50ml/kg,中度脱水 50～100ml/kg,重度脱水 100～120ml/kg。

(2)补液种类:根据脱水性质确定。一般低渗性脱水补 2/3 张含钠液,等渗性脱水补 1/2 张含钠液,高渗性脱水补 1/5～1/3 张含钠液。若临床上判断脱水性质有困难时,可先按等渗性脱水处理。

(3)补液速度:取决于脱水程度,原则上应先快后慢。对伴有循环衰竭的重度脱水患儿,开始应快速输入等张含钠液(2:1等张含钠液或 1.4%碳酸氢钠溶液),按 20ml/kg(总量不超过 300ml)于 30～60min 内输入;其余的累积损失量一般于 8～12h 内补完。

2. 继续损失量的补充 继续损失量是指补液开始后,由于呕吐、腹泻、胃肠引流等情况继续丢失的体液量。应按实际损失量及性质予以补充。

3. 生理需要量的补充 主要供给基础代谢所需的液量。正常生理需要量可按热量需求计算,一般按每代谢 100kcal 热量需 100～150ml 水。也可按简易计算表计算,如按体重估算的 100/20/10 法:

体重 0～10kg:每日补液量为 100ml/kg。

体重 11～20kg:每日补液量为 1 000+超过 10kg 体重数×50ml/kg。

液体疗法的
实施(微课)

体重>20kg:每日补液量为 1 000+超过 20kg 体重数×20ml/kg。

这部分液体能口服者尽量口服,如需静脉补充,可用 1/5~1/4 张含钠液(加 0.15%氯化钾)。

继续损失量和生理需要量可在 12~16h 内输入,约为每小时 5ml/kg。

在实际补液中,上述三部分均可进行独立计算和补充,也可综合分析计算,如腹泻患儿第一天补液时三部分液体都应补充;空腹接受手术的患儿只需要补充生理需要量和所需的电解质。因此,液体疗法时应根据其病理生理特点选择补液量和速度,并根据病情变化进行调整。

(三)液体疗法的护理

1. 做好补液前准备工作　全面了解患儿病史、病情、补液目的及临床意义;熟悉常用溶液的成分、作用及配制方法;向患儿家长解释补液的原因、目的、补液需要的时间及可能发生的情况,使其了解治疗的全过程,指导参与治疗并取得配合;对于年长患儿应做好鼓励和解释工作,以消除其恐惧心理。

2. 做好维持输液的护理　严格掌握输液速度,明确每小时输入量,计算出每分钟滴数,并随时观察。有条件最好使用输液泵,以便更精确地控制输液速度。

3. 做好病情观察

(1)注意观察生命体征:包括体温、脉搏、呼吸、血压等,并监测体重变化。若生命体征突然变化,应及时报告并记录。

(2)观察脱水情况:注意观察患儿的意识状态,有无口渴,皮肤、黏膜干燥程度,眼窝及前囟凹陷程度,尿量多少等,比较治疗前后的变化,判断病情的转归情况。

> **考点提示:**观察脱水情况

(3)观察酸中毒表现:主要观察患儿的呼吸改变情况,其次有无口唇樱红、精神萎靡等。注意酸中毒纠正后,可能出现低血钾、低血钙情况。

(4)观察低血钾表现:注意观察患儿肌张力改变情况,有无心音低钝或心律不齐、腹胀、肠鸣音减弱、腱反射减弱或消失等。按照补钾的原则,严格掌握补钾的方式、浓度和速度。

4. 准确记录 24h 液体出入量　液体入量包括静脉输液量、口服液体量及食物中含水量;液体出量包括尿量、呕吐量、大便量和不显性失水量。婴幼儿大小便不易收集,可用"称尿布法"计算液体排出量。

📖 **知识拓展**

几种特殊情况的液体疗法

1. 新生儿液体疗法　新生儿肾脏发育尚不完全成熟,调节水、电解质和酸碱平衡的能力较差,容易发生水、电解质紊乱,而脱水、代谢性酸中毒临床表现却不明显,故应密切观察病情变化。输液注意:①补液量宜少点。②液体张力低一点,以 1/5 张为宜,低渗性脱水时宜补 1/2 张含钠液。③输液速度宜慢一点。④因有生理性溶血,出生头几日一般不补钾。

2. 婴幼儿肺炎伴腹泻液体疗法　婴幼儿肺炎,多数无明显的脱水与电解质紊乱。但重症肺炎,特别是病毒性肺炎,因病程长,进食少,体温高,呼吸快,若伴有腹泻呕吐,则可有脱水、电解质紊乱的表现。输液注意:①补液量宜少一点,按腹泻的补液量约减少 1/3。②液体张力宜低一点,含钠量应比腹泻补液减少 1/3。③输液速度宜慢一点。④烦躁不安者输液前可适当用一点镇静剂使患儿安静,以减轻心脏负担及耗氧量。

3. 营养不良伴腹泻的液体疗法 营养不良时患儿皮下脂肪少，脱水估计程度易于偏高。腹泻脱水多为低渗性脱水，补液过程中易发生缺钾、缺钙、缺镁；肝糖原储存不足，易发生低血糖，故在输液时应注意：①由于心功能差，输液速度不宜过快，以在24h内匀速输完为妥，一般每小时为3~5ml/kg，补液总量比一般腹泻减少1/3。②含钠量高一点，常用2/3张含钠液。③扩充血容量后应及时补钾，给钾时间约持续1周。同时早期补钙，尤其是合并佝偻病的患儿。④注意补充热量和蛋白质。

（四）腹泻的液体疗法

1. 口服补液 适用于腹泻时脱水的预防及轻、中度脱水的治疗，选用口服补液盐（ORS）。口服补液量为轻度脱水 50~80ml/kg，中度脱水 80~100ml/kg，少量多次喂服，于 8~12h 内将累积损失量补足，脱水纠正后，可将 ORS 溶液用等量水稀释，根据病情需要随时口服。新生儿、心肾功能不全、休克和明显呕吐、腹胀者不宜应用 ORS 液。在口服补液过程中，如呕吐频繁或腹泻、脱水加重、出现腹胀者，应改为静脉补液。

2. 静脉补液 适用于中度以上脱水、吐泻重或腹胀的患儿。在实施过程中遵循补液原则。

（1）第一天补液

1）定量：总量包括累积损失量、继续损失量和生理需要量。根据脱水程度确定，一般轻度脱水补液总量为 90~120ml/kg，中度脱水为 120~150ml/kg，重度脱水 150~180ml/kg。

> 考点提示：第一天补液的定量、定性、定速

2）定性：根据脱水性质分别选用不同张力的溶液，一般等渗性脱水选用 1/2 张含钠液，低渗性脱水选用 2/3 张含钠液，高渗性脱水选用 1/5~1/3 张含钠液，若临床判断脱水性质有困难时，可先按等渗性脱水处理。

3）定速：①补充累积损失量。按第一天补液总量的 1/2 给予补充，于 8~12h 内输完，每小时 8~10ml/kg。如有重度脱水伴有循环衰竭者应先扩容，用 2∶1 等张含钠液 20ml/kg（总量<300ml），于 30~60min 内快速输入，其余部分（即扣除扩容量）在剩余的时间内输完。②补充继续损失量和生理需要量。余下的一半总量于 12~16h 内输完，约每小时 5ml/kg。

4）纠正酸中毒：轻、中度酸中毒无需另行处理，因输入的液体中已含有部分碱性液，输液后循环和肾功能得到改善，酸中毒即可纠正。重度酸中毒可用 1.4%碳酸氢钠溶液，兼有扩充血容量及纠正酸中毒的作用，也可根据临床症状和血气测定结果，另给碱性液纠正（具体见本节代谢性酸中毒）。

5）纠正低血钾：有尿后或补液前 6h 内排过尿者应及时补钾，静脉补钾的浓度不应超过 0.3%，每日静脉补钾的时间不应少于 8h，补钾的时间一般要持续 4~6d（具体见本节低钾血症）。

6）纠正低血钙和低血镁：出现低钙症状时可给 10%葡萄糖酸钙 5~10ml 加葡萄糖稀释后静脉缓注。补钙无效者应考虑有低镁血症，可给 25%硫酸镁 0.1mg/kg，深部肌内注射，每 6h 一次，每日 3~4 次，症状缓解后停用。

（2）第二天及以后的补液：主要是补充继续损失量和生理需要量，继续补钾，供给热量。病情好转可改口服补液。如腹泻仍频繁或口服补液量不足，可继续静脉补液，继续损失量根据吐泻情况，按"丢多少补多少"的原则，用 1/3~1/2 张含钠液补充，生理需要量用 1/5 张含钠液（维持液）补充，这两部分液体相加于 12~24h 内均匀输注。

（梁　红）

思考与练习

    1. 患儿,男,20d。因发热应用抗生素治疗10d。今日护士见其口腔颊黏膜有白色乳凝块样附着物,不易擦掉,强行擦去局部有红色创面。

    (1)请列出该患儿的护理问题。

    (2)如何进行口腔护理和做好家长的健康宣教?

    2. 患儿,男,9个月。母乳喂养,2d前第1次添加肉末后,出现腹泻,每日大便5~6次,呈水样、黄绿色便,有酸味,尿量正常。查体:精神尚可,前囟平坦,大便镜检可见少量的脂肪球。

    (1)该患儿首要的护理问题是什么?

    (2)如何为该患儿进行饮食调整?

    3. 患儿,女,1岁。发热、腹泻3d,每日大便10余次,为水样便,量多,无腥臭味。皮肤弹性差,前囟、眼窝极度凹陷,一天来尿量极少,精神萎靡,四肢凉,脉细弱。血生化检查:血清钠125mmol/L,血钾3.1mmol/L,HCO_3^- 15mmol/L。

    (1)评估患儿身体状况,列出主要护理问题及依据。

    (2)请制订该患儿的补液计划。

    (3)如何做好家长和患儿的人文关怀护理?

扫一扫,
看总结
(文档)

扫一扫,
测一测
(文档)

第八章 呼吸系统疾病患儿的护理

扫一扫，自学汇

 学习目标

1. 掌握急性上呼吸道感染、急性感染性喉炎、急性支气管炎、支气管肺炎的身体状况、护理诊断及护理措施。

2. 熟悉上述疾病的病因、治疗原则。

3. 了解儿童呼吸系统解剖生理特点、支气管肺炎的发病机制和辅助检查。

4. 学会按照护理程序对呼吸系统疾病患儿实施整体护理。

5. 具有对患儿及家长同情与关爱的职业素质。

第一节 儿童呼吸系统解剖生理特点

（一）解剖特点

呼吸系统以环状软骨下缘为界，分为上、下呼吸道。上呼吸道包括鼻、鼻窦、咽、咽鼓管、会厌及喉；下呼吸道包括气管、支气管、毛细支气管、呼吸性细支气管、肺泡管及肺泡。

1. 上呼吸道

（1）鼻和鼻窦：婴幼儿鼻腔相对短小，鼻道狭窄，无鼻毛，鼻黏膜柔嫩、血管丰富，因此，易受感染。感染时黏膜充血肿胀，易发生堵塞，导致呼吸困难或张口呼吸，影响吸吮。鼻腔黏膜与鼻窦黏膜相延续，且鼻窦口相对较大，故急性鼻炎时可累及鼻窦，易发生鼻窦炎。

（2）鼻泪管和咽鼓管：婴幼儿鼻泪管较短，开口于眼内眦部，瓣膜发育不全，故鼻腔感染时易累及眼结合膜，引起结膜炎。婴幼儿咽鼓管宽、短、直，呈水平位，故鼻咽炎时易致中耳炎。

> **考点提示**：儿童鼻泪管和咽鼓管的解剖特点

（3）咽部：咽部狭窄而垂直。咽扁桃体又称腺样体，生后6个月已发育，腺样体严重肥大是儿童阻塞性睡眠呼吸暂停综合征的重要原因。腭扁桃体1岁末逐渐增大，4~10岁时发育达高峰，14~15岁时逐渐退化，故扁桃体炎多见于年长儿。

（4）喉：儿童喉部呈漏斗形，喉腔狭窄，软骨柔软，黏膜柔嫩，富有血管及淋巴组织，故轻微炎症即可引起喉头水肿、狭窄，导致吸气性呼吸困难。

2. 下呼吸道

（1）气管和支气管：婴幼儿气管和支气管相对短且狭窄，黏膜柔嫩，血管丰富，软骨柔软，因缺乏弹力组织而支撑作用弱；因黏液腺分泌不足，气道较干燥；因纤毛运动差，清除能力弱；故易发生感染。而且一旦感染易发生充血、水肿，导致呼吸道阻塞。由于右主支气管为气管的直接延伸，粗短且走向垂直，因此，气管异物易进入右主支气管，引起右侧肺不张或肺气肿。

（2）肺：儿童肺的弹力纤维发育差，肺泡数量少，血管丰富，间质发育旺盛，故肺含血量丰富而含气量相对较少，易发生感染，感染时易引起间质性炎症、肺不张或肺气肿等。

（3）胸廓和纵隔：婴幼儿胸廓上下径较短，前后径相对较长，呈桶状；肋骨呈水平位，膈肌位置较高；呼吸肌发育差。呼吸时胸廓运动幅度小，肺不能充分扩张及进行较好的通气和换气，容易发生呼吸困难，导致缺氧和二氧化碳潴留。儿童的纵隔体积相对较成人大，因而肺的扩张易受到限制。纵隔周围组织松软，在气胸或胸腔积液时易发生移位。

（二）生理特点

1. 呼吸频率和节律 儿童呼吸频率快，年龄愈小，呼吸频率愈快。婴儿由于呼吸中枢发育尚不成熟，调节功能差，易出现呼吸节律不齐、间歇、暂停等现象，尤以早产儿、新生儿最为明显。各年龄阶段儿童呼吸和脉搏频率见表8-1。

表 8-1 各年龄阶段儿童呼吸和脉搏频率/（次·$\min^{-1}$）

年龄	呼吸	脉搏	呼吸：脉搏
新生儿	40~44	120~140	1：3
~1 岁	30	110~130	1：3~1：4
~3 岁	24	100~120	1：3~1：4
~7 岁	22	80~100	1：4
~14 岁	20	70~90	1：4

2. 呼吸类型 婴幼儿呼吸肌发育不全，胸廓活动范围小，呈腹式呼吸。随着年龄的增长，呼吸肌逐渐发育，开始行走后，腹腔器官下降，肋骨逐渐变为斜位，逐渐转为胸腹式呼吸。

3. 呼吸功能特点 儿童肺活量、潮气量、每分钟通气量及气体弥散量均较成人低，气道阻力因呼吸管腔相对细小而大于成人，所以各项呼吸功能的储备能力均较低，当患呼吸道疾病时较易发生呼吸衰竭。

4. 血气分析 新生儿和婴幼儿的肺功能检查难以进行，可通过血气分析了解血氧饱和度水平和体液酸碱平衡状态，为诊断和治疗提供依据。儿童动脉血气分析正常值见表8-2。

表 8-2 儿童动脉血气分析正常值

项目	新生儿	~2 岁	>2 岁
pH	7.35~7.45	7.35~7.45	7.35~7.45
PaO_2/kPa	8~12	10.6~13.3	10.6~13.3
$PaCO_2$/kPa	4.00~4.67	4.00~4.67	4.67~6.00
SaO_2/%	90~97	95~97	96~98
HCO_3^-/（mmol·L^{-1}）	20~22	20~22	22~24
BE/（mmol·L^{-1}）	-6~+2	-6~+2	-4~+2

（三）免疫特点

儿童呼吸道的非特异性免疫功能和特异性免疫功能均较低。婴幼儿的 SIgA 低，同时，其他免疫球蛋白（IgG、IgA）含量也较低，肺泡巨噬细胞功能不足，乳铁蛋白、溶菌酶、干扰素、补体等的数量和活性不足，故婴幼儿时期易患呼吸道感染。

第二节 急性上呼吸道感染

📖 **导入情景**

冬季大雪后某日，一位年轻妈妈带着 2 岁半的女儿来到儿科门诊室。她早上起床给孩子穿衣服时，发现孩子精神差，全身很热，孩子说嗓子疼。妈妈为其测体温为 38.7℃。

工作任务：

1. 正确对患儿进行护理评估。

2. 为患儿制订合理的降温护理措施。

急性上呼吸道感染（acute upper respiratory infection，AURI）简称上感，俗称"感冒"。是由各种病原体引起的鼻、鼻咽和咽部的急性感染，是儿童最常见的急性呼吸道感染性疾病。根据主要感染部位的不同可诊断为急性鼻咽炎、急性咽炎、急性扁桃体炎等。本病一年四季均可发生，以冬春季节及气候骤变时多见。

引起急性上呼吸道感染的病原体包括病毒、细菌、支原体等。其中病毒引起者占 90% 以上，主要包括鼻病毒、呼吸道合胞病毒、流感病毒、副流感病毒、腺病毒、柯萨奇病毒、埃可病毒等。病毒感染后可继发细菌感染，最常见的细菌是溶血性链球菌，其次为肺炎链球菌、流感嗜血杆菌。

👆 **考点提示**：引起上感最常见的病原体

婴幼儿时期由于呼吸道的解剖生理和免疫特点，易患呼吸道感染。若患有维生素 D 缺乏性佝偻病、营养不良、贫血等疾病，或儿童生活环境不良如居室拥挤、通风不良、阳光不足、空气严重污染、被动吸烟、护理不当等容易诱发本病。

【护理评估】

1. 健康史 询问患儿发病前是否有受凉史，有无类似疾病接触史；是否有佝偻病、营养不良、贫血等病史；有无反复上呼吸道感染史。

2. 身体状况 临床症状轻重不一，与年龄、病原体及机体抵抗力不同有关。

（1）一般类型的上感：病程一般 3~5d。

1）症状：年长儿以局部症状为主，无全身症状或全身症状较轻；婴儿起病急，以全身症状为主，局部症状较轻，常有消化道症状。①局部症状：流涕、鼻塞、打喷嚏、咽部不适、咽痛等。②全身症状：发热、畏寒、头痛、烦躁不安、拒乳、乏力等，可伴

👆 **考点提示**：一般类型上感的身体状况

呕吐、腹泻、腹痛等消化道症状，发热可引起热性惊厥。部分患儿可出现脐周阵发性疼痛，无压痛，可能与发热所致肠痉挛或肠系膜淋巴结炎有关。

疱疹性咽峡炎和咽-结合膜热（组图）

2）体征：可见咽部充血，扁桃体肿大，颌下淋巴结肿大及触痛。肺部听诊呼吸音多正常。部分肠道病毒感染的患儿可出现不同形态的皮疹。

（2）两种特殊类型上感

1）疱疹性咽峡炎（herpangina）：由柯萨奇A组病毒感染引起，好发于夏秋季。表现为起病急，高热，咽痛，咽充血，咽腭弓、悬雍垂、软腭等处可见数个直径2~4mm的灰白色疱疹，周围有红晕，疱疹破溃后形成小溃疡。病程1周左右。

> 考点提示：两种特殊类型上感的病原体

2）咽-结合膜热（pharyngo-conjunctival fever）：由腺病毒感染引起，好发于春夏季，以发热、咽炎、结合膜炎为特征，可在集体儿童机构中流行。表现为发热、咽痛，一侧或双侧眼结合膜炎及颈部或耳后淋巴结肿大。病程1~2周。

（3）并发症：上呼吸道感染可并发中耳炎、鼻窦炎、咽后壁脓肿、颈淋巴结炎、喉炎、支气管炎、支气管肺炎等。年长儿发生链球菌感染，可引起急性肾炎和风湿热等自身免疫性疾病。

3. 心理-社会支持状况　家长在患儿起病初多不重视，当患儿出现严重表现后，因担心病情恶化，而产生焦虑、抱怨等情绪。另外，有些上呼吸道感染与当地空气污染及被动吸烟有关，应评估社区及家庭生活环境。

4. 辅助检查　病毒感染时白细胞计数偏低或正常，淋巴细胞数相对增高；细菌感染时白细胞计数和中性粒细胞增高。

5. 治疗原则及主要措施

（1）支持治疗：休息、多饮水；注意呼吸道隔离；预防并发症的发生。

（2）病因治疗：普通感冒目前尚无特异性抗病毒药物，部分中药制剂有一定抗病毒作用，如流感病毒感染，可口服磷酸奥司他韦，一般不用抗生素。如细菌感染或病毒性感冒继发细菌感染者，可选用抗菌药物如青霉素类、头孢菌素类、大环内酯类等。如为链球菌感染或既往有肾炎或风湿热病史者，应用青霉素或红霉素10~14d。

（3）对症治疗：高热者给予降温处理；热性惊厥者给予镇静、止惊处理；咽痛者含服咽喉片。

【常见护理诊断/问题】

1. 体温过高　与上呼吸道炎症（病毒或细菌感染）有关。

2. 舒适度减弱　与咽痛、鼻塞有关。

3. 潜在并发症：热性惊厥。

【护理措施】

1. 维持体温正常

（1）居室环境：每日定时通风，保持室内温湿度适宜，空气新鲜，但应避免对流风。

（2）保证充足的营养和水分：鼓励患儿多饮水，进食富含维生素、易消化的清淡饮食，应少食多餐。入量不足者给予静脉补液。

（3）密切观察体温变化：发热患儿每4h测量体温一次并

> 考点提示：发热的护理措施

准确记录，如为超高热或有热性惊厥史者每1~2h测量一次，退热处置1h后还应复测体温。体温超过38.5℃时，遵医嘱给予对乙酰氨基酚或布洛芬等药物降温。如婴幼儿虽有发热甚至高热，但精神状态较好，玩耍如常，可在严密观察下暂不处置。如有热性惊厥病史者应及早给予降温处理。

（4）遵医嘱应用抗病毒药物或抗生素。

📖 **知识链接**

儿童降温措施的选择

1. 退热药物仍首选对乙酰氨基酚或布洛芬,建议每次疾病过程中选择一种。不推荐对乙酰氨基酚联合布洛芬用于儿童退热,也不推荐这两种药物交替用于儿童退热。

2. 退热药物不能有效预防热性惊厥的发生。

3. 温水擦浴、冰敷或酒精拭浴等慎重使用。虽然温水擦浴联合药物降温在短时间内退热效果好,但会明显增加患儿的不适感。

4. 不能以发热的高度及持续时间来判断患儿的病情轻重,也不能根据应用退热药后体温下降的快慢和程度判断疾病的危重程度。

5. 糖皮质激素不能作为退热剂用于儿童退热。

2. 提高患儿的舒适度

(1)减少活动,注意休息:如有高热者应卧床休息,并经常更换体位,临床各种治疗、护理操作集中进行,保证患儿有足够的休息时间。

(2)及时清理分泌物,保持呼吸道通畅。①鼻、咽部护理:及时清除鼻腔及咽喉部分泌物,保持鼻孔周围的清洁,并用凡士林、液状石蜡等涂抹鼻翼部的黏膜及鼻下皮肤,以减轻分泌物的刺激。②鼻塞严重的患儿,可先清除鼻腔分泌物,再用0.5%麻黄碱液滴鼻,每日2~3次,每次1~2滴,如婴儿因鼻塞而妨碍吸吮,可在哺乳前15min滴鼻,使鼻腔通畅,保证吸吮。③嘱患儿及家长不要用力擤鼻,以免炎症经咽鼓管蔓延引起中耳炎。

(3)保持口腔清洁:婴幼儿饭后喂少量的温开水以清洁口腔;年长儿饭后漱口,咽部不适时可给予润喉片或雾化吸入。

3. 密切观察病情变化　注意体温变化,警惕热性惊厥的发生;注意咳嗽的特点、神经系统症状、口腔黏膜变化及皮肤有无皮疹等,以便能早期发现麻疹、猩红热、百日咳、流行性脑脊髓膜炎等急性传染病。注意观察咽部充血、水肿、化脓情况,在疑有咽后壁脓肿时,应及时报告医生,防止脓肿破溃后脓液流入气管引起窒息。

4. 健康指导　指导家长学习预防上感的知识,掌握相应的处理措施,如穿衣要适当,以逐渐适应气温的变化,避免过热或过冷;做好呼吸道隔离,接触者应戴口罩,在集体儿童机构中,应早期隔离患儿;增强体质,提倡母乳喂养,按时预防接种,加强体育锻炼,多进行户外活动,不要到人群拥挤的公共场所去;要积极防治佝偻病、营养不良及贫血等各种慢性疾病,体弱儿童建议注射流感疫苗,以增强防御能力。

急性上呼吸道感染的护理措施(微课)

第三节　急性感染性喉炎

急性感染性喉炎(acute infectious laryngitis)为喉部黏膜急性弥漫性炎症,以犬吠样咳嗽、声音嘶哑、喉鸣和吸气性呼吸困难为临床特征。重者因呼吸道梗阻而危及生命。冬春季发病较多,常见于婴幼儿。

本病系病毒或细菌感染引起,亦可并发于麻疹、流感、百日咳等急性传染病。由于儿童喉部解剖特点,炎症时易充血、水肿而出现喉梗阻。

【护理评估】

1. 健康史　询问患儿近期有无上呼吸道感染史、传染病接触史、过敏史;有无受凉、过度劳累、机体抵抗力下降等诱因。

2. 身体状况　起病急、症状重,可有发热、声音嘶哑、犬吠样咳嗽、吸气性喉鸣和吸气性凹陷。严重者出现发绀、烦躁不安、面色苍白、心率加快等缺氧症状。体检可见咽部充血,喉镜检查可见喉部、声带有不同程度的充血、水肿。一般白天症状轻,夜间入睡后因喉部肌肉松弛,分泌物阻塞而症状加重,喉梗阻者若抢救不及时,可窒息死亡。按吸气性呼吸困难的轻重程度,将喉梗阻分为 4 度(表 8-3)。

吸气性喉鸣
(音频)

考点提示:喉炎的身体状况特点

表 8-3　急性感染性喉炎喉梗阻分度

分度	症　状	体　征
Ⅰ度	患儿安静时无症状,仅于活动或哭闹后出现吸气性喉鸣和呼吸困难	听诊肺部呼吸音及心率均无改变
Ⅱ度	患儿安静时有喉鸣和吸气性呼吸困难	肺部听诊可闻及喉传导音或管状呼吸音,心率加快
Ⅲ度	除上述喉梗阻症状外,患儿因缺氧出现烦躁不安、口唇及指、趾发绀,双眼圆睁,惊恐万状、头面部出汗、吸气性凹陷	肺部呼吸音明显减弱,心率快,心音低钝
Ⅳ度	患儿呈衰竭状态,昏睡或昏迷,面色苍白或青灰,由于无力呼吸,吸气性凹陷可不明显	肺部听诊呼吸音几乎消失,仅有气管传导音,心律不齐,心音低钝、弱

3. 心理-社会支持状况　患儿发生喉梗阻时,评估患儿及家长是否因担心呼吸困难危及生命而出现紧张、恐惧的情绪;评估家长是否因缺乏相关疾病知识、对病情认识不足、不能及时就诊以及贻误治疗时机而产生愧疚、悔恨心理;评估其家庭支持系统及经济状况等。

4. 治疗原则及主要措施　主要以防止喉阻塞、及时解除呼吸困难为主。

(1)保持呼吸道通畅:可用 1%~3%麻黄碱和糖皮质激素雾化吸入,消除黏膜水肿;痰多者可选用祛痰剂,必要时直接喉镜吸痰。

(2)控制感染:选择敏感抗生素,常用青霉素、头孢菌素类或大环内酯类药物。

(3)糖皮质激素治疗:可口服泼尼松,Ⅱ度以上喉梗阻者应静脉应用地塞米松或氢化可的松。吸入型糖皮质激素混悬液雾化吸入可促进黏膜水肿的消退。

(4)对症治疗:烦躁不安者可给予镇静药物;缺氧者予以吸氧,对于严重缺氧或有Ⅲ度以上喉梗阻者,可行气管插管,呼吸机辅助通气治疗,必要时行气管切开术。

【常见护理诊断/问题】

1. 有窒息的危险　与急性喉炎所致的喉梗阻有关。

2. 体温过高　与喉部感染有关。

3. 恐惧　与呼吸困难和窒息有关。

4. 知识缺乏:患儿及家长缺乏有关急性喉炎的护理和预防知识。

考点提示:喉炎的首优护理诊断

【护理措施】

1. 改善呼吸功能,预防窒息的发生

(1)保持室内空气清新,温湿度适宜。置患儿于舒适体位,保持患儿安静,合理安排治疗、护理操作,尽可能减少对患儿的刺激。

(2)遵医嘱给予雾化吸入,迅速消除喉头水肿,恢复气道通畅。有缺氧症状时给予氧气吸入。避免直接检查咽部,以防喉部突然痉挛引起喉梗阻。

(3)遵医嘱应用抗生素、糖皮质激素及镇静剂,并观察药物的疗效和副作用。

2. 维持体温正常　参见本章第二节。

3. 密切观察病情变化　根据患儿喉鸣、发绀、烦躁及吸气性凹陷等表现,准确判断喉梗阻的程度,随时做好气管切开的准备。

4. 心理护理　由于起病急,症状重,患儿极度紧张、烦躁不安,护士应守护在床旁,轻轻抚摸背部,并通过暗示、诱导等方法稳定患儿情绪;允许家长陪护在患儿身边,避免患儿产生分离性焦虑;耐心解答家长疑问,并适时开展健康教育,提高家长的应对能力。

5. 健康指导　告知家长患儿喉炎发作时的应对措施;由于夜间空气干燥,患儿夜间或睡眠时病情突然加重时,可立即使其吸入温暖、湿润的空气,以减轻喉部水肿。其他内容参见本章第二节。

第四节　急性支气管炎

急性支气管炎(acute bronchitis)是指各种致病原引起的支气管黏膜的急性炎症,气管常同时受累,故又称为急性气管支气管炎,婴幼儿多见。常继发于上呼吸道感染之后,或为一些急性呼吸道传染病如流感、麻疹、百日咳、猩红热等的前驱表现。

凡能引起上呼吸道感染的病原体皆可引起支气管炎,可以是病毒或细菌,或为混合感染。特异性体质、免疫功能低下、营养不良、佝偻病等为本病的危险因素。气候变化、空气污染、化学因素等的刺激也可诱发本病。

【护理评估】

1. 健康史　了解患儿是否有上呼吸道感染、营养不良、佝偻病等病史,既往有无本病的反复发作史。询问是否有免疫功能低下、接触过刺激性气体等。

2. 身体状况　大多先有上感的症状,之后以咳嗽为主要症状,先为干咳,以后有痰。婴幼儿症状较重,常有发热、呕吐及腹泻等。一般无全身症状。体检双肺呼吸音粗糙,可有不固定的散在的干啰音和粗中湿啰音。婴幼儿有痰常不易咳出,可在咽喉部或肺部闻及痰鸣音。一般无呼吸急促和发绀。

> 考点提示:急性支气管炎的肺部听诊特点

3. 心理-社会支持状况　评估家长对患儿疾病的重视程度及当地的环境卫生、空气污染情况。评估家长有无焦急、抱怨的心理反应。

4. 辅助检查　细菌感染时,外周血白细胞计数升高。胸部 X 线检查无异常改变或可见肺纹理增粗。

5. 治疗原则及主要措施　主要是对症治疗和控制感染。

(1)祛痰、止咳:一般不用镇咳剂,以免抑制其自然排痰,痰液黏稠者可用祛痰剂,如氨溴索等。

(2)止喘:喘憋严重时可雾化吸入沙丁胺醇等 β₂ 受体激动剂,也可吸入糖皮质激素如布地奈德混悬液,重者可加口服泼尼松 3~5d。

(3)控制感染:由于病原体多为病毒,一般不需用抗生素;考虑为细菌感染时,可选用抗生素;如为支原体感染,则给予大环内酯类抗生素。

【常见护理诊断/问题】

1. 清理呼吸道无效　与痰液黏稠不易咳出有关。

2. 体温过高　与病毒或细菌感染有关。

【护理措施】

1. 保持呼吸道通畅

(1)保持室内空气新鲜,温湿度适宜,以避免痰液干燥,利于排痰。

(2)避免剧烈的活动及游戏,注意休息。

(3)保证充足的水分及营养,鼓励患儿多饮水,使痰液稀释易于咳出。

(4)鼓励患儿有效咳嗽;对咳嗽无力及卧床患儿,宜经常更换体位、拍背,促使呼吸道分泌物的排出,促进炎症消散。

(5)遵医嘱给予止咳剂、平喘剂、抗生素,并注意观察疗效及副作用。

(6)若有呼吸困难、发绀,应给予吸氧,并协助医生积极处理。

2. 维持体温正常　参见本章第二节。

3. 健康指导　参见本章第二节。

第五节　肺　炎

> 📖 **导入情景**
>
> 　　冬日清晨,一对年轻夫妇急急忙忙抱着 2 岁的儿子来医院就诊。妈妈着急地对医生说,孩子 3d 前因着凉开始咳嗽,有点发热,在家服用"感冒药",不见好转,今晨发热,测体温 39℃,半夜咳嗽连续不断直至天亮,而且气喘。
>
> **工作任务:**
>
> 1. 正确对患儿进行身体状况评估。
>
> 2. 改善患儿的呼吸功能。
>
> 3. 做好病情观察。

　　肺炎(pneumonia)是指不同病原体或其他因素(如吸入羊水、变态反应等)所引起的肺部炎症。以发热、咳嗽、气促、呼吸困难和肺部固定湿啰音为主要临床特征,严重者可累及循环、神经及消化等系统出现相应的临床改变。肺炎是婴幼儿时期的常见病,是我国住院儿童死亡的第一位原因,严重威胁儿童健康,是我国儿童重点防治的"四病"之一。

肺炎尚无统一分类法,目前常用以下分类法。

(1)按病理分类:大叶性肺炎、支气管肺炎和间质性肺炎。

(2)按病因分类:病毒性肺炎、细菌性肺炎、支原体肺炎、衣原体肺炎、原虫性肺炎、真菌性肺炎、非感染病因引起的肺炎(吸入性肺炎、过敏性肺炎)等。

(3)按病程分类:①急性肺炎,病程在 1 个月以内。②迁延性肺炎,病程在 1~3 个月。③慢性肺炎,病程在 3 个月以上。

考点提示:肺炎的病理、病程和病情分类

(4)按病情分类:①轻症肺炎,以呼吸系统症状为主,其他系统仅轻微受累,无明显全身中毒症状。②重症肺炎,除呼吸系统症状加重外,其他系统也受累,全身中毒症状明显。

(5)其他分类:还可按临床表现是否典型分为典型性肺炎和非典型性肺炎;按发生地区分为社区获得性肺炎(community acquired pneumonia,CAP)和院内获得性肺炎(hospital acquired pneumonia,HAP)。

📖 知识链接

传染性非典型性肺炎

非典型性肺炎包括肺炎支原体肺炎、衣原体肺炎、军团菌肺炎、病毒性肺炎等。传染性非典型肺炎又称严重急性呼吸综合征(SARS),是由冠状病毒引起的一种急性呼吸道传染病。临床以发热为首发症状,伴有乏力、头痛、干咳、腹泻、关节肌肉酸痛等症状,严重者出现呼吸窘迫。本病主要通过近距离飞沫传播,传播迅速,病死率高。

本病于 2002 年 11 月首先在我国广东佛山被发现,之后迅速蔓延波及全国各地,于 2003 年 8 月流行基本控制。本病有明显家庭和医院聚集现象,主要流行于人口密集的城市,农村少见。

临床上若病原体明确,则按病因分类,以便指导治疗,否则按病理分类。本节重点介绍支气管肺炎。

支气管肺炎(bronchopneumonia)是累及支气管壁和肺泡的炎症。是儿童最常见的肺炎,2 岁以内儿童多发。一年四季均可发病,北方多发生于冬春季或气候骤变时。室内居住拥挤、通风不良、空气污浊,致病微生物增多,易发生肺炎。营养不良、佝偻病、先天性心脏病等患儿及免疫功能低下者均易发生本病。

【概述】

1. 病因　最常见病原体为病毒和细菌,或细菌与病毒的"混合感染"。发达国家以病毒感染为主,最常见的是呼吸道合胞病毒,其次为腺病毒、流感和副流感病毒等。发展中国家以细菌感染为主,以肺炎链球菌多见。近年来肺炎支原体、衣原体和流感嗜血杆菌感染有增多趋势。

考点提示:支气管肺炎常见病原体

2. 病理生理　病原体常由呼吸道入侵,少数由血行入肺。其病理改变为肺组织充血、水肿、炎症细胞浸润,从而引起通气和换气功能障碍,导致缺氧及二氧化碳潴留,加之病原体毒素和炎症产物作用,从而造成各器官系统发生一系列病理生理改变(图 8-1)。

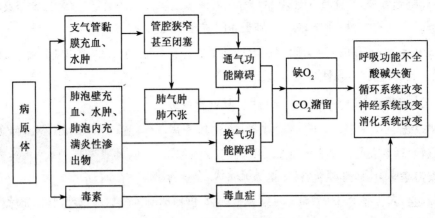

图 8-1　支气管肺炎的病理生理

(1)呼吸系统:由于通气和换气障碍,可导致缺氧和二氧化碳潴留,为代偿缺氧,患儿呼吸频率与心率增快。为增加呼吸深度,辅助呼吸肌参与呼吸运动,出现鼻翼扇动和吸气性凹陷,严重者可出现呼吸衰竭。

(2)循环系统:可发生心肌炎、心力衰竭及微循环障碍。缺氧和二氧化碳潴留可使肺小动脉反射性收缩,肺循环压力增高,致使右心负荷加重,加之病原体和毒素的作用,可引起中毒性心肌炎,导致心力衰竭。肺动脉高压和中毒性心肌炎是诱发心力衰竭的主要原因。重症患儿还可出现微循环障碍、休克。

(3)神经系统:缺氧和二氧化碳潴留可使脑毛细血管扩张,毛细血管壁通透性增加,引起脑水肿。病原体和毒素的作用亦可引起脑水肿。

(4)消化系统:缺氧和病原体毒素的作用,使胃肠功能发生紊乱,出现腹泻、呕吐,严重者可引起中毒性肠麻痹和消化道出血。

(5)酸碱平衡失调:缺氧时体内需氧代谢障碍,酸性代谢产物增加,加之高热、进食少等因素,常引起代谢性酸中毒。同时,由于二氧化碳潴留可发生呼吸性酸中毒。因此,重症肺炎常出现混合性酸中毒。

【护理评估】

1. 健康史　新生儿应询问出生史,是否有缺氧、羊水或胎粪吸入史。婴幼儿应了解近期有无上呼吸道感染或麻疹、百日咳等呼吸道传染病病史及接触史。询问发病时间、起病急缓、病情轻重及病程长短等。了解有无营养不良、佝偻病、先天性心脏病及免疫功能低下等病史。

2. 身体状况

(1)轻症肺炎:仅表现为呼吸系统的症状和相应的肺部体征。主要表现为发热、咳嗽、气促和肺部出现中、细湿啰音。

> 🔎 考点提示:轻症肺炎的症状和体征

1)症状:①发热。热型不一,多数为不规则热,亦可为弛张热或稽留热,早产儿、重度营养不良儿可不发热。②咳嗽。较频,初为刺激性干咳,极期咳嗽略减轻,恢复期咳嗽有痰。新生儿、早产儿可仅表现为呛奶、口吐白沫。③气促。多在发热、咳嗽后出现。④全身症状。精神不振、食欲缺乏、烦躁不安、轻度腹泻或呕吐等。

2)体征:①呼吸增快。可达 40~80 次/min,重者可有鼻翼扇动和吸气性凹陷。②发绀。口周、鼻唇沟和指（趾）端发绀,轻者亦可无发绀。③肺部啰音。早期不明显,以后肺部可闻及较固定的中、细湿啰音。

（2）重症肺炎:除全身中毒症状及呼吸系统的症状加重外,还出现循环、神经、消化系统的功能障碍。

1）循环系统:常见心肌炎、心力衰竭,前者主要表现为面色苍白、心动过速、心音低钝、心律不齐及心电图 ST 段下移、T 波平坦或倒置。后者表现为突然极度烦躁不安,明显发绀,面色青灰;呼吸困难加重,呼吸频率加快>60 次/min;心率增快>160~180 次/min,心音低钝、奔马律;颈静脉怒张;肝脏短期内迅速增大;尿少或无尿,颜面或双下肢水肿等。

> 📌 **考点提示**:重症肺炎出现循环系统功能障碍的表现

2）神经系统:轻症表现为精神萎靡或烦躁不安。重者可出现中毒性脑病,表现为意识障碍、惊厥、前囟膨隆,呼吸不规则,瞳孔对光反射迟钝或消失。可有脑膜刺激征。脑脊液检查除压力增高外,其他均正常。

3）消化系统:轻者表现为食欲缺乏、呕吐、腹泻等。发生中毒性肠麻痹时,表现为严重腹胀,呼吸困难加重,肠鸣音消失。有消化道出血时,呕吐咖啡渣样物,大便潜血试验阳性或排柏油样便。

早期合理治疗者并发症少见,若延误诊断或病原体致病力强者,可引起脓胸、脓气胸及肺大疱等。

（3）几种不同病原体所致肺炎的特点(表8-4)。

表 8-4 几种不同病原体所致肺炎的特点

	呼吸道合胞病毒肺炎	腺病毒肺炎	金黄色葡萄球菌肺炎	肺炎支原体肺炎
病原体	呼吸道合胞病毒	腺病毒(3、7型)	金黄色葡萄球菌	肺炎支原体
好发年龄	<2岁,2~6个月多见	6个月至2岁多见	婴幼儿多见	学龄儿多见
临床特点	起病急,干咳,低、中度发热,喘憋为突出表现,迅速出现缺氧症状及呼吸困难	起病急,全身中毒症状明显,稽留高热,热程长,咳嗽频繁,阵发性喘憋、呼吸困难、发绀等,易发生心肌炎、心衰、中毒性脑病等	起病急、进展快,全身中毒症状重,呈弛张热,皮肤常见猩红热样皮疹,易并发脓胸、脓气胸和肺大疱等	起病缓慢,常有发热(热度不一),可持续1~3周,以刺激性咳嗽为突出表现
肺部体征	肺部听诊以哮鸣音为主,肺底可闻及细湿啰音	肺部体征出现较晚,多在高热3~7d后才出现湿啰音	肺部体征出现较早,可闻及中、细湿啰音	肺部体征常不明显,少数可闻及干、湿啰音
实验室检查	白细胞计数大多正常	白细胞计数正常或偏低	白细胞计数及中性粒细胞增多,可伴核左移	白细胞计数正常或增多,血清冷凝集试验多阳性
胸部 X 线	小点片状薄阴影,不同程度梗阻性肺气肿及支气管周围炎	大小不等的片状阴影或融合成大病灶,多伴有肺气肿	小片浸润阴影,可很快出现脓胸、脓气胸和肺大疱等	支气管肺炎改变,或间质性肺炎改变,或肺门阴影增浓
治疗	抗病毒药物	抗病毒药物	苯唑西林钠等抗生素	大环内酯类抗生素

3. 心理-社会支持状况　评估患儿是否有因发热、缺氧等不适及环境陌生、与父母分离等因素而产生焦虑和恐惧心理。家长是否有因患儿住院时间长、疾病知识缺乏等产生焦虑、抱怨等情绪。了解患儿既往是否有住院的经历,家庭经济状况等。

4. 辅助检查

(1)实验室检查。①血常规:病毒性肺炎白细胞计数大多正常或降低,可见异型淋巴细胞;细菌性肺炎白细胞计数及中性粒细胞常增高,并有核左移,胞质中可见中毒颗粒。②C-反应蛋白(CRP):细菌感染时,血清 CRP 浓度多上升,非细菌性感染者则上升不明显。③前降钙素(PCT):细菌感染时,浓度可升高,抗菌药物治疗有效时,浓度可迅速下降。④病原学检查:取鼻咽拭子或气管分泌物等标本可作病毒分离或细菌培养,有助于明确病原体。亦可作病毒抗原或特异性抗体检测。

(2)胸部 X 线:支气管肺炎早期有肺纹理增粗,逐渐出现大小不等的斑片状阴影,可融合成片,以双肺下野、中内带多见,可伴有肺不张或肺气肿。

5. 治疗原则及主要措施　以控制感染、改善通气功能、对症治疗和防治并发症为主。

(1)控制感染:确诊为细菌感染或病毒感染继发细菌感染者应使用抗生素。

1)用药原则:①有效和安全。②用药前应先做细菌培养和药物敏感试验,未获得培养结果前,可根据经验选用敏感药物。③选用的药物在肺组织中应有较高的浓度。④轻症可口服,重者或因呕吐而致口服难以吸收者,可考虑胃肠道外给药,早期用药。⑤适宜剂量、合适疗程。⑥重症患儿宜静脉联合用药。

> 考点提示:支气管肺炎根据病原菌选择的常用抗生素

2)根据不同病原体选择药物。①肺炎链球菌:青霉素敏感者首选青霉素或阿莫西林,耐药者首选头孢曲松、头孢噻肟。②金黄色葡萄球菌:首选苯唑西林钠,耐药者选用万古霉素。③流感嗜血杆菌:首选阿莫西林加克拉维酸。④肺炎支原体和衣原体:首选大环内酯类抗生素如阿奇霉素、红霉素等。

3)用药时间:一般用至热退而且病情平稳、全身症状明显改善、呼吸道症状部分改善后 3~5d。一般肺炎链球菌肺炎疗程 7~10d。葡萄球菌肺炎在体温正常后 2~3 周可停药,一般总疗程≥6 周。支原体肺炎和衣原体肺炎疗程平均 10~14d,个别严重病例可适当延长。

病毒性肺炎可选用利巴韦林(病毒唑)、α-干扰素等抗病毒药物。

(2)对症治疗:降温、止咳、平喘、改善低氧血症、纠正水、电解质及酸碱平衡紊乱。

(3)糖皮质激素的应用:中毒症状明显或严重喘憋、脑水肿、感染性休克、呼吸衰竭者,可短期应用地塞米松,疗程 3~5d。

(4)防治并发症:合并心力衰竭者应予以吸氧、镇静、强心、利尿和血管活性药物;合并中毒性脑病者应予镇静、止惊、降颅压和促进脑细胞功能恢复等药物;合并中毒性肠麻痹时,给予禁食、胃肠减压,也可给予酚妥拉明等;并发脓胸、脓气胸者宜早期胸穿引流。

(5)其他:恢复期可用红外线照射、超短波治疗等物理疗法促进肺部炎症吸收。

【常见护理诊断/问题】

1. 气体交换受损　与肺部炎症有关。

2. 清理呼吸道无效　与呼吸道分泌物过多、黏稠,体弱无力排痰有关。

> 考点提示:支气管肺炎的主要护理诊断

3. 体温过高　与病原体感染有关。

4. 营养失调:低于机体需要量　与摄入不足、消耗增加有关。

5. 潜在并发症:心力衰竭、中毒性脑病、中毒性肠麻痹等。

【护理目标】

1. 患儿在住院期间气促、发绀症状逐渐改善以至消失,呼吸平稳。

2. 患儿在住院期间能顺利咳出痰液,呼吸道通畅。

3. 患儿在住院期间体温恢复正常。

4. 患儿摄入足够热量,使患儿体重不减或略有增加。

5. 患儿住院期间无并发症发生或有并发症发生时得到及时发现和妥善处理。

【护理措施】

1. 改善呼吸功能

(1)保持病室环境安静与舒适:保持室内空气清新,室温控制在18~22℃,湿度55%~60%为宜。定期空气消毒,防止病原体播散。按不同病原体或病情轻重分室居住,以防交叉感染。

(2)保证患儿休息,避免哭闹:嘱患儿卧床休息,被褥要轻暖,穿衣不要过多,内衣应宽松,以免影响呼吸;勤换尿布,保持皮肤清洁,使患儿感觉舒适,以利于休息。各项护理操作集中进行,尽量使患儿安静,以减少氧耗。

(3)给氧:有低氧血症表现,如气促、发绀者应尽早给氧。年长儿一般采用鼻前庭导管给氧,氧流量为0.5~1L/min,氧浓度不超过40%;婴幼儿或缺氧明显者可用面罩给氧或头罩给氧,氧流量为2~4L/min,氧浓度为50%~60%;出现呼吸衰

> 考点提示:肺炎患儿给氧的护理措施

竭时,应使用人工呼吸器或机械通气给氧。对于新生儿、婴幼儿,不主张持续高流量吸氧,氧浓度应<60%,以免发生氧中毒。

(4)遵医嘱使用抗生素和抗病毒药物,以消除肺部炎症,改善呼吸功能,并注意观察药物的疗效和不良反应。

2. 保持呼吸道通畅

(1)根据病情采取相应的体位:如半卧位或高枕卧位,以利于呼吸运动和呼吸道分泌物的排出;胸痛患儿可采取患侧卧位以减轻疼痛;指导患儿进行有效咳嗽,排痰前协助变换体位,帮助清除呼吸道分泌物。

(2)协助翻身拍背以助排痰:方法为五指并拢、稍向内合掌,呈空心状,由下向上、由外向内轻拍背部,边拍边鼓励患儿咳嗽,借助重力和震动作用促使呼吸道分泌物排出,拍背力量应适度,以不引起患儿疼痛为宜,拍背时间为10min,一般在餐前或餐后2h进行为宜。

(3)及时清除患儿口鼻分泌物:对于痰液黏稠者给予雾化吸入,每日2~3次,每次约20min,指导患儿深呼吸以达最佳雾化效果;必要时予以吸痰,吸痰不宜在患儿进食后1h内进行,以免引起恶心、呕吐,吸痰压力应<40.0kPa。

(4)遵医嘱给予祛痰剂、平喘剂。

3. 维持体温正常　发热者要密切监测体温变化,采取相应的护理措施(参见本章第二节)。

4. 补充营养及水分　鼓励患儿多饮水,给予营养丰富、易消化的流质或半流质饮食,应少量多

餐,哺喂时应耐心,以免呛入气管发生窒息。重症不能进食者,可遵医嘱给予静脉输液,输液时要严格控制输液量和滴注速度,最好使用输液泵,保持液体均匀滴入,以免诱发心力衰竭。

5. 密切观察病情

(1)当患儿出现烦躁不安、面色苍白、喘憋加重、呼吸>60次/min、心率>160~180 次/min、心音低钝、肝脏在短时间内迅速增大时,应考虑肺炎合并心力衰竭,应立即给予半坐卧位、吸氧、减慢输液速度并报告医生,做好抢救准备。

> **考点提示**:支气管肺炎患儿的病情观察

(2)若患儿出现烦躁或嗜睡、惊厥、昏迷、呼吸不规则等颅内高压表现时,应考虑中毒性脑病,应立即报告医生,遵医嘱使用镇静、止惊和减轻脑水肿等药物。

(3)观察有无腹胀、肠鸣音是否减弱或消失,观察呕吐物的性质、是否有便血,以便及时发现中毒性肠麻痹及消化道出血。

(4)若患儿发热持续不退或退而复升、中毒症状加重,出现剧烈咳嗽、呼吸困难、胸痛、发绀加重等表现,应考虑并发脓胸或脓气胸,立即协助医生做好胸穿或胸腔闭式引流的准备工作。

6. 健康指导　指导家长合理喂养,提倡母乳喂养;多做户外运动,提高机体的抗病力;注意保暖,避免受凉;养成良好的个人卫生习惯,减少呼吸道感染的发生;教会家长预防呼吸道感染的方法。

支气管肺炎的护理措施（微课）

【护理评价】

评价患儿:①呼吸是否平稳,气促、发绀症状是否改善以至消失。②是否能有效咳出痰液,保持呼吸道通畅。③体温是否恢复正常。④是否得到充足的营养。⑤有无发生并发症或并发症发生时被及时发现,得到妥善处理。

(卢敏芳)

思考与练习

1. 患儿,男,9个月。因发热、咳嗽 1d,惊厥 1 次急诊入院。体格检查:T 39.5℃,神志清,咽部充血,前囟平软,神经系统检查无异常。

(1)通过对患儿进行身体评估,列出其首优的护理诊断。

(2)对患儿应采取哪些护理措施?

2. 患儿,男,8个月。因发热、咳嗽 2d 入院。患儿精神、食欲可,血常规检查示 WBC $20 \times 10^9/L$。体格检查:T 39℃,R 60 次/min,P 140 次/min,呼吸急促,咽部充血,双肺可闻及细湿啰音。

(1)根据患儿目前身体状况,列出其主要的护理诊断。

(2)对患儿应采取哪些护理措施?

(3)如何对家长做好患儿的健康指导工作。

3. 患儿,女,2岁。因发热、咳嗽 3d 入院。患儿于入院前 2d 出现咳嗽、咳痰,痰多,不易咳出。于入院前 1d,患儿咳嗽加剧,烦躁不安,明显气喘。体格检查:T 39℃,R 62 次/min,P 160 次/min,面色苍白、呼吸急促、鼻翼扇动、吸气性凹陷。双肺闻及细密湿啰音,心音低钝,肝肋下 2.5cm。

(1)根据患儿目前身体状况,列出其主要的护理诊断。

（2）患儿可能出现的并发症是什么？

（3）对患儿应采取哪些护理措施？

（4）对患儿进行静脉输液时应注意什么？

（5）如何对家长及患儿进行人文关怀护理？

扫一扫，
看总结

扫一扫，
测一测

第九章　循环系统疾病患儿的护理

> ### 💡 学习目标
>
> 1. 掌握先天性心脏病、病毒性心肌炎及充血性心力衰竭患儿的身体状况、护理诊断及护理措施。
> 2. 熟悉上述疾病的病因和治疗原则以及先天性心脏病的分类。
> 3. 了解儿童循环系统解剖生理特点以及上述疾病的辅助检查。
> 4. 学会应用护理程序对循环系统常见疾病患儿实施整体护理。
> 5. 具有对循环系统常见疾病患儿及家长进行心理护理及健康指导的能力。

第一节　儿童循环系统解剖生理特点

（一）心脏的胚胎发育

心脏于胚胎第 2 周开始形成，约于第 4 周起有循环作用，至第 8 周形成具有四腔的心脏。因此，妊娠第 2~8 周是心脏胚胎发育的关键时期，先天性心血管畸形的形成主要在这一时期。

> 🔒 **考点提示**：心脏胚胎发育的关键时期

（二）胎儿血液循环和出生后的改变

1. 正常胎儿血液循环　来自胎盘的动脉血由脐静脉进入胎儿体内，在肝脏下缘分成两支，一支入肝与门静脉汇合后经肝静脉进入下腔静脉；另一支经静脉导管直接进入下腔静脉，与来自下半身的静脉血混合，共同流入右心房。此混合血（以动脉血为主）约 1/3 经卵圆孔入左心房，再经左心室流入升主动脉，供应心脏、头部和上肢（上半身），其余的流入右心室。从上腔静脉回流的来自上半身的静脉血，进入右心房后绝大部分流入右心室，与来自下腔静脉的血液一起进入肺动脉。由于胎儿肺脏处于压缩状态，肺动脉的血只有少量流入肺脏，经肺静脉回到左心房，约 80% 的血液经动脉导管与来自升主动脉的血液汇合后进入降主动脉（以静脉血为主），供应腹腔器官和下肢（下半身），同时，经过脐动脉流回胎盘，换取营养及氧气（图 9-1）。故胎儿期供应脑、心、肝及上肢的血氧含量远较下半身为高。

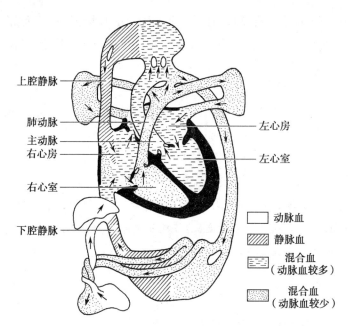

图 9-1　胎儿血液循环示意图

上腔静脉

肺动脉
主动脉
右心房

右心室

下腔静脉

左心房

左心室

□ 动脉血

▨ 静脉血

▦ 混合血
（动脉血较多）

▨ 混合血
（动脉血较少）

2. 出生后血液循环的改变

（1）脐血管的改变：脐血管在脐带结扎 6～8 周完全闭锁，形成韧带。

（2）卵圆孔关闭：随着自主呼吸的建立，肺血流量明显增多，由肺静脉回到左心房的血液增多，左心房压力因而增高，当左心房压力超过右心房压力时，卵圆孔形成功能性关闭，生后 5～7 个月形成解剖性闭合。

（3）动脉导管关闭：出生后，由于肺循环压力降低，体循环压力增高，使流经动脉导管内的血流逐渐减少，最后停止。自主呼吸使血氧饱和度增高，直接促使动脉导管壁平滑肌收缩，加之生后前列腺素的减少，使导管逐渐收缩、闭塞。生后 15h 形成动脉导管功能性关闭，约 80% 婴儿生后 3 个月、95% 婴儿生后 1 年内形成解剖性闭合。

（三）各年龄儿童心脏、心率及血压的特点

1. 心脏　儿童心脏在胸腔的位置随年龄的增长而改变，小于 2 岁的正常婴幼儿心脏多呈横位，心尖搏动位于左侧第 4 肋间，最远点可达锁骨中线外 1.0cm，心尖部主要为右心室。以后心脏逐渐由横位转为斜位，5～6 岁心尖搏动已位于左侧第 5 肋间锁骨中线上，心尖部主要为左心室。7 岁以后心尖位置逐渐移到左侧锁骨中线内 0.5～1.0cm 处。

2. 心率　由于儿童新陈代谢旺盛和交感神经兴奋性较高，故心率较快，随年龄增长而逐渐减慢。新生儿心率平均 120～140 次/min，1 岁以内 110～130 次/min，2～3 岁 100～120 次/min，4～7 岁 80～100 次/min，8～14 岁 70～90 次/min。进食、活动、哭闹和发热可影响儿童心率，一般体温每升高 1℃，心率增加 10～15 次/min，睡眠时心率减少 10～12 次/min。因此，应在儿童安静时或睡眠状态下测量心率和脉搏。

> 考点提示：儿童心率特点

3. 血压　由于儿童心搏出量较少，动脉壁的弹性较好和血管口径相对较大，故血压偏低，随着年龄的增长而逐渐升高。新生儿收缩压平均 60～70mmHg，1 岁为 70～80mmHg，2 岁以后收缩压可按公式计算：收缩压=（年龄×2+80）mmHg，舒张压为收缩压的 2/3。收缩压高于此标

> 考点提示：儿童血压正常值

准20mmHg为高血压,低于此标准20mmHg为低血压。正常情况下,下肢的血压比上肢约高20mmHg。儿童测量血压时应选择宽度为上臂长度1/2~2/3的血压计袖带,过宽或过窄均会影响测量结果。

第二节 先天性心脏病

📖 导入情景

　　明明,7个月大的男婴,出生4个月开始吃奶费劲、长得瘦小,经医院诊断为"室间隔缺损"。近日,明明出现发热、咳嗽等感冒症状,当晚喂奶时,孩子出现明显气喘、剧烈哭闹、全身发紫,妈妈急忙抱着孩子来医院就诊。

工作任务:

1. 依次正确做出护理诊断。

2. 针对护理问题制订相应的护理措施。

　　先天性心脏病(congenital heart disease,CHD)简称先心病,是胚胎期心脏及大血管发育异常所致的先天性畸形,是儿童最常见的心脏病,在活产婴儿中发病率为6‰~10‰。如未经治疗,约1/3的患儿在生后1年内可因严重缺氧、心力衰竭、肺炎等严重并发症而死亡。

　　近年来,微创介入治疗,如动脉导管未闭、房间隔缺损和室间隔缺损封堵术,瓣膜狭窄和血管狭窄球囊扩张术、支架植入术等,已广泛应用于先天性心脏病的治疗。在心脏外科手术方面,体外循环、深低温麻醉下心脏直视手术的发展以及带瓣管道的使用使手术成功率不断提高,先天性心脏病的预后已大为改观。

　　【概述】

　　1. 分类　根据左、右心腔及大血管之间有无分流和分流方向,将先天性心脏病分为以下3类:

> 🔖 **考点提示:** 先天性心脏病分类

　　(1)左向右分流型(潜伏青紫型):左、右心或主、肺动脉间有异常通道和分流,由于体循环压力高于肺循环,血液自左向右分流而不出现青紫,但在剧烈哭闹、屏气或病理情况下致使肺动脉或右心压力增高并超过左心时,可使血液自右向左分流而出现暂时性青紫。如室间隔缺损、房间隔缺损和动脉导管未闭等。

　　(2)右向左分流型(青紫型):某些原因(如右室流出道狭窄)致使右心压力增高并超过左心,使血液自右向左分流,或因大动脉起源异常,使大量静脉血流入体循环,可出现持续性青紫。如法洛四联症和大动脉错位等。

　　(3)无分流型(无青紫型):指心脏左、右两侧或动、静脉之间无异常通路或分流。如肺动脉狭窄和主动脉缩窄等。

　　2. 病因和预防　先天性心脏病的发病与遗传和环境因素有关。

　　(1)遗传因素:大多数为多基因遗传缺陷,也可由于单基因遗传缺陷或染色体畸变,如21-三体综合征患儿,40%合并有心血管畸形。

　　(2)环境因素:主要是母体的感染和疾病,特别是母孕早期患病毒感染,如风疹、流行性感冒、流行性腮腺炎和柯萨奇病毒感染等。其他如孕母缺乏叶酸、接触放射线、服用药物(抗癌药、抗癫痫药等)、患代谢性疾病(糖尿病、高钙血症、苯丙酮尿症等)和胎儿宫内缺氧等均可能与发病有关。

考点提示:引起先天性心脏病的最主要环境因素

虽然,大多数先天性心脏病的病因尚不清楚,但加强孕妇保健工作,特别在妊娠早期积极预防风疹、流行性感冒等病毒性疾病,避免与发病有关的高危因素接触和慎用药物,对预防先天性心脏病具有重要意义。

【护理评估】

1. 健康史　了解母亲妊娠史,尤其是妊娠前3个月内有无病毒感染、接触放射线、用药等病史,母亲是否患有代谢性疾病,家族中是否有先天性心脏病患者。询问患儿有无青紫、出现青紫的时间;有无喂养困难、声音嘶哑、苍白、多汗和反复呼吸道感染,生长发育的情况;是否喜欢蹲踞,有无阵发性呼吸困难或昏厥发作。

2. 身体状况

(1)室间隔缺损(ventricular septal defect,VSD):由胚胎期室间隔发育不全所致,是最常见的类型,约占我国先天性心脏病的50%。根据缺损大小分为小型缺损(缺损直径<0.5cm)、中型缺损(缺损直径为0.5~1.0cm)和大型缺损(缺损直径>1.0cm)。室间隔缺损时,左心房血液进入左心室

考点提示:室间隔缺损的心脏腔室增大部位及杂音特点

后,一部分从正常途径,即从左心室到主动脉至体循环为有效循环;另一部分则自左心室经室间隔缺损分流入右心室到肺动脉至肺循环为无效循环(图9-2)。室间隔缺损的病理生理取决于缺损的大小及肺动脉阻力。小型缺损者,左向右分流量少,血流动力学变化小,可无症状;中型缺损者,分流量较多,肺循环血量可达体循环血量的1.5~3.0倍以上,但肺血管床有丰富的后备容受量,肺动脉压力可在较长时期不增高。大型缺损者,大量左向右分流使肺循环血量增加,右心室、左心房和左心室增大,当肺循环血量超过肺血管的容量限制时,出现容量性肺动脉高压,肺小动脉持续出现反应性痉挛,之后肺小动脉中层和内膜层增厚,管腔变小、梗阻。随着肺血管病变进行性发展则渐变为不可逆的阻力性肺动脉高压。当右心室收缩压超过左心室收缩压时,左向右分流逆转为双向分流或右向左分流,出现发绀,即称为艾森曼格(Eisenmenger)综合征。

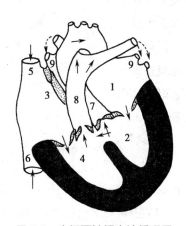

图9-2　室间隔缺损血液循环示意图
1. 左心房　2. 左心室　3. 右心房　4. 右心室　5. 上腔静脉　6. 下腔静脉　7. 主动脉　8. 肺动脉　9. 肺静脉

室间隔缺损患儿的身体状况(微课)

1)症状:小型缺损者可无症状;缺损较大者由于体循环血流量减少,患儿多生长迟缓,有消瘦、喂养困难,活动后乏力、多汗和气急;由于肺循环血液量增加,易反复患呼吸道感染,易并发充血性心力衰竭。

2)体征:可见心前区隆起,心尖搏动活跃,心界扩大,胸骨左缘3~4肋间可闻及Ⅲ~Ⅳ级粗糙的全收缩期杂音,向四周广泛传导,可触及收缩期震颤,肺动脉瓣区第二心音亢进。

(2)房间隔缺损(atrial septal defect,ASD):是由于原始心房间隔发育异常所致,占先天性心脏病发病总数的5%~10%。由于缺损的存在,左心房压力高于右心房,左心房血液通过缺损向

考点提示:房间隔缺损的心脏腔室增大部位及杂音特点

右心房分流,使右心血流量增加,舒张期负荷加重,致右心房和右心室增大(图9-3)。肺循环血量增加,

可引起肺动脉高压,甚至出现右向左分流,出现发绀。

1)症状:症状出现的早晚和轻重取决于缺损的大小。缺损小者可终生无症状,仅在体检时发现。缺损较大者,表现为消瘦、面色苍白、乏力、多汗,活动后气促,易反复发生呼吸道感染,并发心力衰竭。

2)体征:可见心前区隆起,胸骨左缘第2~3肋间可闻及Ⅱ~Ⅲ级收缩期喷射性杂音,伴有肺动脉瓣区第二音亢进和固定分裂。

(3)动脉导管未闭(patent ductus arteriosus,PDA):出生后动脉导管应自行关闭,若持续开放,并产生病理生理改变,称动脉导管未闭。约占先天性心脏病总数的10%。由于主动脉的压力

考点提示:动脉导管未闭的
心脏腔室增大部位及杂音特点

在收缩期和舒张期均大于肺动脉,因而通过动脉导管左向右分流的血流是连续不断的,使肺循环及左心房、左心室和升主动脉的血流量明显增多,左心负荷加重,使左心房、左心室增大(图9-4)。由于主动脉的血液不断流入肺动脉,周围动脉舒张压下降而致脉压增宽,出现周围血管征;当形成肺动脉高压,肺动脉压力超过主动脉时,肺动脉血流逆向分流入降主动脉,患儿出现下半身青紫,称为差异性青紫。

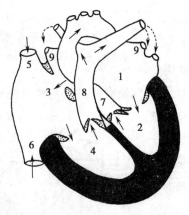

图9-3 房间隔缺损血液循环示意图
1. 左心房 2. 左心室 3. 右心房 4. 右心室
5. 上腔静脉 6. 下腔静脉 7. 主动脉 8. 肺动脉 9. 肺静脉

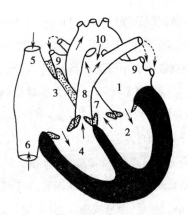

图9-4 动脉导管未闭血液循环示意图
1. 左心房 2. 左心室 3. 右心房 4. 右心室
5. 上腔静脉 6. 下腔静脉 7. 主动脉 8. 肺动脉 9. 肺静脉 10. 动脉导管

1)症状:导管口径较细者,临床可无症状,仅在体检时发现心脏杂音。导管粗大者,在婴幼儿期即可有喂养困难、气急、体重不增、生长发育落后,易反复发生呼吸道感染及充血性心力衰竭。

2)体征:胸骨左缘第2肋间可闻及连续性"机器"样杂音,占据整个收缩期和舒张期,以收缩末期最响,向左锁骨下、颈部和肩部传导,常伴有震颤,肺动脉瓣区第二心音亢进。由于脉压增宽,可出现周围血管征,如毛细血管搏动、水冲脉及股动脉枪击音等。有显著肺动脉高压时出现差异性青紫。

上述左向右分流型先天性心脏病患儿常见的并发症有支气管肺炎、充血性心力衰竭及亚急性细菌性心内膜炎等。

考点提示:左向右分流型先
心病的最常见并发症

(4)法洛四联症(tetralogy of Fallot,TOF):是存活婴儿中最常见的青紫型先天性心脏病,约占先天性心脏病总数的12%。法洛四联症由4种畸形组成:①右心室流出道梗阻(肺动脉狭窄)。②室间隔缺损。③主动脉骑跨。④右心室肥厚。其中右心室流出道梗阻是决定患儿的病理生理、病情严重程度及预后的主要因素。

考点提示:法洛四联症的畸
形组成

血流动力学改变取决于肺动脉狭窄的程度。由于室间隔缺损,肺动脉狭窄较轻时,可出现左向右分流,患儿可无明显青紫;肺动脉狭窄严重时,出现明显的右向左分流,临床出现明显的青紫(青

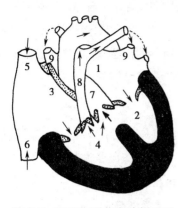

图9-5 法洛四联症血液循环示意图
1. 左心房 2. 左心室 3. 右心房 4. 右心室 5. 上腔静脉 6. 下腔静脉 7. 主动脉 8. 肺动脉 9. 肺静脉

紫型法洛四联症),右心室流出道梗阻,使右心室负荷加重,引起右心室代偿性肥厚。同时,由于主动脉骑跨于两心室之上,主动脉除接受左心室的血液外,还直接接受一部分来自右心室的静脉血,因而出现青紫。此外,因肺动脉狭窄,进入肺循环进行气体交换的血流量减少,更加重了青紫(图9-5)。

1)症状:①青紫。青紫的程度和出现的早晚与肺动脉狭窄程度有关。多见于唇、指(趾)甲床和球结膜等毛细血管丰富的浅表部位。由于血氧含量下降,患儿活动耐力差,稍一活动,如吃奶、哭闹、走动等,即出现气急和青紫加重。②蹲踞现象。患儿在行走、游戏时,常主动下蹲片刻。蹲踞时下肢屈曲,下肢动脉受压,体循环阻力增加,使右向左分流量减少,可使肺血流量增加;同时因下肢屈曲使静脉回心血量减少,减轻了心脏负荷,从而使缺氧症状暂时缓解。③阵发性缺氧发作。多见于婴儿,其诱因常为吃奶、排便、哭闹和情绪激动等。表现为阵发性呼吸困难,青紫加重,重症可突然昏厥、抽搐,甚至死亡。其原因是在肺动脉漏斗部狭窄的基础上,突然发生该处的肌部痉挛,引起一时性肺动脉梗阻,使脑缺氧加重所致。年长儿常述头痛、头晕。

2)体征:①生长发育迟缓。多数患儿生长发育落后,重者智力亦落后。②杵状指(趾)。发绀持续6个月以上出现杵状指(趾),是由于长期缺氧致使指(趾)端毛细血管扩张增生,局部软组织和骨组织增生肥大,表现为指(趾)末端膨大如鼓槌状。③心脏体征。心前区稍隆起,胸骨左缘第2~4肋间可闻及Ⅱ~Ⅲ级粗糙喷射性收缩期杂音,此为肺动脉狭窄所致,一般无震颤,肺动脉瓣第二音减弱。

> **考点提示**:法洛四联症患儿的主要症状、体征及最常见并发症

3)并发症:由于长期缺氧,红细胞增多,血液黏稠度高,血流缓慢,易引起脑血栓,若为细菌性血栓,则易形成脑脓肿。也可合并感染性心内膜炎。

3. 心理-社会支持状况 评估患儿是否因患先天性心脏病生长发育落后,正常活动、游戏、学习受到限制和影响,而出现抑郁、焦虑、自卑和恐惧等心理。评估家长是否因本病的检查和治疗复杂、风险较大、预后难以预测、费用较高而出现焦虑和恐惧等。

4. 辅助检查

(1)实验室检查:法洛四联症患儿血红细胞计数增多,血红蛋白增高,红细胞比容增高。

(2)X线检查:见表9-1。

法洛四联症患儿的身体状况(微课)

表9-1 常见先天性心脏病的X线表现

	室间隔缺损	房间隔缺损	动脉导管未闭	法洛四联症
房室增大	左、右室增大,左心房也可大	右房、右室大心影呈梨形	左室大左房可大	右室大心影呈靴形
肺动脉段	凸出	凸出	凸出	凹陷
肺野	充血	充血	充血	清晰
肺门"舞蹈"*	有	有	有	无

* 肺门"舞蹈":透视下见肺动脉总干及分支随心脏搏动而一明一暗。

(3)心电图检查:分流量小者可基本正常;分流量大者表现出相应心房、心室的肥大和电轴的异常。

（4）超声心动图：是一种无创检查技术，能显示心脏清晰的解剖结构，明确缺损部位和缺损的大小，显示血液分流的位置和方向，且能估测分流量的大小。

（5）其他：心导管检查、心血管造影、磁共振成像等有助于确定畸形的部位、性质及进行血流动力学检查，尤其用于术前检查及复杂畸形的确诊。

📖 **知识链接**

心导管检查与心血管造影技术

心导管检查是先天性心脏病进一步明确诊断和决定手术前的重要检查方法之一，根据检查部位分为右心导管检查和左心导管检查。右心导管检查系经皮穿刺股静脉，插入不透 X 线的导管，经下腔静脉、右心房、右心室至肺动脉；左心导管检查系导管经股动脉、降主动脉逆行至左心室。检查时可探查异常通道，测定不同部位心腔和大血管的血氧饱和度以及压力，计算心排出量、分流量及血管阻力。通过肺小动脉楔入压测定评价肺动脉高压患者的肺血管床状态；连续压力测定可评价瓣膜或血管等狭窄的部位、类型、程度。

心血管造影技术系在心导管检查时，根据诊断需要，在选择的部位，注入造影剂，同时进行快速摄片或电影摄影，以明确心血管的解剖畸形，是复杂性先天性心脏病及血管畸形的主要检查手段。

---

5. 治疗原则及主要措施

（1）内科治疗：目的在于维持患儿正常生活，使之能安全达到手术年龄。主要措施是对症治疗，预防感染，防治细菌性心内膜炎、肺部感染和心力衰竭等。法洛四联症患儿要预防与处理缺氧发作。早产儿动脉导管未闭者可用吲哚美辛治疗。

（2）导管介入封堵治疗：已成为动脉导管未闭患儿的首选治疗方法；部分房间隔缺损、室间隔缺损患儿也可采用介入封堵治疗。

（3）外科手术治疗：房间隔缺损及室间隔缺损可在学龄前期行修补术，但分流量大、症状明显或并发心衰者，可不受年龄限制。动脉导管未闭者主张及早手术或经介入方法予以关闭。法洛四联症轻症者可于学龄前行一期根治手术，但临床症状明显者应在生后 6 个月内行根治术；重症患儿可先行姑息性分流术，待一般情况改善，肺血管发育好转后，再实施根治术。

【常见护理诊断/问题】

1. 活动无耐力　与体循环血容量减少及血氧饱和度下降有关。

2. 营养失调：低于机体需要量　与喂养困难及体循环血量减少、组织缺氧有关。

> 🏃 **考点提示：**先天性心脏病患儿的首优护理诊断

3. 有感染的危险　与肺循环血量增多及心内膜易受损伤有关。

4. 潜在并发症：心力衰竭、感染性心内膜炎、脑血栓。

5. 焦虑　与疾病的威胁和对手术的担忧有关。

【护理目标】

1. 患儿能进行适当的活动，满足基本生活所需。

2. 患儿获得足够的营养，满足生长发育需要。

3. 患儿不发生感染。

4. 患儿不发生并发症或发生时能被及时发现,得到及时适当的处理。

5. 患儿及家长能获得本病的相关知识和心理支持,焦虑情绪缓解,较好地配合检查及治疗。

【护理措施】

1. 建立合理的生活制度 安排规律的作息时间,保证睡眠和休息。保持环境安静,集中治疗和护理,尽量避免哭闹及情绪激动。根据病情安排适当的活动,以减轻心脏负担。病情严重者应卧床休息。

2. 合理喂养 供给充足能量、蛋白质和维生素,保证营养需要。对喂养困难的患儿要耐心喂养,少量多餐,勿进食过饱,避免呛咳。心功能不全者应给予低盐或无盐饮食。

3. 预防感染 注意按气温改变及时加减衣物,避免受凉引起呼吸道感染。注意保护性隔离,以免交叉感染。做小手术时,应给予抗生素预防感染,防止发生感染性心内膜炎。一旦发生感染应积极治疗。

4. 密切观察病情,及时发现和处理并发症

(1)观察心衰表现:注意观察有无心率增快、呼吸困难、端坐呼吸、咳泡沫样痰、水肿、肝大等心力衰竭的表现,如出现上述表现,应立即置患儿半卧位,给予吸氧,及时与医生取得联系,并按心衰护理。

(2)预防脑血栓:法洛四联症患儿血液黏度高,发热、出汗、呕吐、腹泻时,体液量减少,加重血液浓缩易形成血栓,因此,要注意供给充足液体,必要时可静脉输液。

(3)预防和处理缺氧发作:法洛四联症患儿应避免剧烈活动、哭闹、便秘等,预防缺氧发作。一旦发生缺氧发作,应立即将患儿置于膝胸位,此体位可增加体循环阻力,使右向左分流

> 考点提示:法洛四联症预防和处理缺氧发作的护理措施

减少,同时给予吸氧,遵医嘱给予吗啡及普萘洛尔等药物。患儿如出现蹲踞现象,不要强行拉起,应让患儿自然蹲踞和站起。

5. 心理护理 关心爱护患儿,建立良好的医患关系,消除患儿的恐惧和焦虑情绪。对家长和患儿解释病情和诊疗计划,取得他们的理解和配合。

6. 健康指导 指导家长掌握先天性心脏病的日常护理,建立合理的生活制度,遵从医嘱合理用药,预防感染和其他并发症。定期复查,调整心功能到最好状态,使患儿能安全达到手术年龄,平安度过手术关。

📖 **知识链接**

心导管检查技术的护理

术前护理:术前一天清洁手术区皮肤、备皮;做青霉素皮试;做心血管造影患儿,术前做泛影葡胺碘过敏试验;术前禁食6h;对年幼儿,体重较轻者,应查血型、备血。

术后护理:术后回病房后,让患儿平卧,检查伤口有无渗血,如有渗血应重新止血、包扎,可在敷料外放置沙袋压迫止血。股静脉穿刺者应卧床12h,股动脉穿刺者需卧床24h以上;定时测量心率、心律、血压,观察足背动脉搏动情况及肢体皮温的变化;按医嘱输液给药;婴幼儿用氯胺酮麻醉者,需完全清醒后进食。

【护理评价】

评价患儿:①活动耐力是否提高。②营养摄入是否满足机体需要。③是否发生感染或感染后是否得到及时有效的处理。④有无心力衰竭、脑血栓及缺氧发作出现,如有发生,能否得到及时有效的处理。

评价患儿及家长:焦虑情绪是否得到缓解,是否能较好地配合检查及治疗。

第三节 病毒性心肌炎

病毒性心肌炎(viral myocarditis)是由病毒感染引起的心肌间质炎症细胞浸润和邻近的心肌细胞变性、坏死,有时病变也可累及心包或心内膜。其病理特征为心肌细胞的坏死或变性。

引起儿童心肌炎常见的病毒有柯萨奇病毒(B 组和 A 组)、埃可病毒、脊髓灰质炎病毒、腺病毒、传染性肝炎病毒、流感和副流感病毒、麻疹病毒、单纯疱疹病毒以及流行性腮腺炎病毒等。本病的发病机制尚不完全清楚,一般认为与病毒对心肌细胞的直接损害和病毒触发人体自身的免疫反应而引起的心肌损害有关。

> 考点提示:引起病毒性心肌炎的最常见病毒

【护理评估】

1. 健康史 询问近期有无呼吸道、消化道病毒感染史和传染病接触史;有无发热、心前区不适、胸闷、乏力症状;评估饮食、睡眠及活动耐力情况。

2. 身体状况

(1)症状:表现轻重不一。部分病例起病隐匿,有乏力、活动受限、心悸、心前区不适或胸痛等症状,少数重症可发生心力衰竭、严重的心律失常、心源性休克,可在数小时或数日内死亡。部分病例呈慢性进程,可演变为扩张型心肌病。

(2)体征:心脏轻度扩大,伴心动过速、心律失常、心音低钝及奔马律。反复心力衰竭者心脏明显扩大、肺部出现湿啰音及肝脾大;发生心源性休克者出现脉搏细弱、血压下降。

3. 心理-社会支持状况 评估患儿及家长对本病的了解程度,能否配合治疗和护理,是否有焦虑及恐惧心理等。

4. 辅助检查

(1)心肌损害的血生化指标:病程早期血清肌酸激酶(CK)增高,其中以来自心肌的同工酶(CK-MB)为主。心肌肌钙蛋白(cTnI 或 cTnT)的变化对心肌炎诊断特异性更强。

(2)心电图:心肌受累时出现 ST 段下移和 T 波低平、倒置等,可出现各种不同程度的心律失常,包括各种期前收缩、室上性和室性心动过速、房颤、室颤、二度或三度房室传导阻滞等。

(3)病原学检查:疾病早期可从咽拭子、血液、粪便中分离出病毒,但需结合血清抗体测定才更有意义。也可利用 PC 技术或病毒核酸原位杂交检测血液或心肌组织中的病毒核酸。

(4)心肌活体组织检查:仍被认为是诊断的金标准,但应用十分有限。

5. 治疗原则及主要措施 主要措施有休息和改善心肌营养,可应用 1,6-二磷酸果糖、大剂量维生素 C、泛醌(CoQ10)、维生素 E、复合维生素 B 等。病毒感染早期可抗病毒治疗;发生心源性休克、严重心律失常、心力衰竭时可使用糖皮质激素。

【常见护理诊断/问题】

1. 活动无耐力 与心肌受损、收缩力下降、组织供氧不足有关。

2. 潜在并发症:心律失常、心力衰竭、心源性休克。

3. 知识缺乏:家长及患儿缺乏本病的治疗、护理等相关知识。

【护理措施】

1. 休息　急性期需卧床休息,至体温正常后3~4周。恢复期继续限制活动量,一般总休息时间不少于6个月。重症患儿心脏扩大、心力衰竭者,应适当延长卧床时间,待心衰控制、心脏情况好转后,再逐渐开始活动。

2. 密切观察病情,及时发现和处理并发症　密切观察和记录患儿精神状态、面色、心率、心律、呼吸、体温和血压变化。有明显心律失常者应进行连续心电监护,如发现有严重心律失常或心衰表现,应立即报告医生,及时采取处理措施。

> 考点提示:病毒性心肌炎患儿的休息原则

3. 用药护理　应用洋地黄制剂时剂量应偏小,并注意观察药物作用效果(参见本章第四节)。

4. 健康指导　向患儿及家长介绍本病的病因、治疗及护理相关知识;强调患儿休息的重要性;出院后需继续应用抗心律失常药物者,应让患儿及家长了解常用抗心律失常药物名称、剂量、用药时间及副作用,告知出院后定期门诊复查的时间。

第四节　充血性心力衰竭

充血性心力衰竭(congestive heart failure,CHF)简称心衰,是指心肌的收缩或舒张功能下降,即心排血量绝对或相对不足,不能满足全身组织代谢需要的病理状态。是儿童时期的急危重症之一。

【概述】

1. 病因

(1)心血管因素:以先天性心脏病引起者最多见。也可继发于病毒性心肌炎、川崎病、心肌病、心内膜弹力纤维增生症、风湿性心脏病等。

(2)非心血管因素:严重感染(如支气管肺炎)、贫血、营养不良、电解质紊乱以及心律失常等。

2. 病理生理　当心肌发生病变或心脏长期负荷加重,可使心肌收缩功能逐渐减退。早期机体通过加快心率、心肌肥厚和心脏扩大进行代偿,以增加心排血量来满足机体需要,这个阶段临床可无症状,为心功能代偿期。心功能进一步减退后,以上代偿机制不能维持足够的心排血量,出现组织缺氧和静脉淤血等,即发展为充血性心力衰竭。并可通过交感神经激活肾素-血管紧张素-醛固酮系统,使外周血管收缩,水钠潴留,促进心衰的恶化。

【护理评估】

1. 健康史　详细询问患儿的发病过程,发现心脏杂音及其他心脏疾患的具体时间。有无呼吸困难、咳嗽、水肿及青紫等。收集患儿饮食、生活方式、活动及尿量等情况。

2. 身体状况

(1)症状和体征

1)年长儿心衰:症状与成人相似,主要表现为:①心排血量不足:乏力、活动后气急、食欲缺乏、心率加快、呼吸浅表。②体循环淤血:颈静脉怒张、肝大及压痛、肝颈静脉回流征阳性、尿少和水肿。③肺循环淤血:呼吸困难、气促、咳嗽、端坐呼吸、肺底部可闻及湿啰音、心尖部第一心音减低和奔马律。

2)婴幼儿心衰:常表现为呼吸浅快、喂养困难、烦躁、多汗、体重增长缓慢,肺底部可闻及干湿啰音或哮鸣音,肝脏进行性增大,颜面、眼睑水肿,严重时鼻唇及口周青紫。

(2)临床诊断依据:①安静时心率增快,婴儿>180次/min,幼儿>160次/min,不能用发热或缺氧解释者。②呼吸困难,发绀突然加重,安静时呼吸>60次/min。③肝大,达肋下3cm以上,或在密切观察下短时间内较前增大,不能以横膈下移等原因解释者。④心音明显低钝或出现奔马律。⑤突然烦躁不安,面色苍白或发灰,而不能用原有疾病解释者。⑥少尿、下肢水肿,已经除外其他原因造成者。上述前4项为临床诊断的主要依据。

3. 心理-社会支持状况 评估家长对本病的认识程度,对相关疾病知识及预后的了解情况。是否有焦虑和恐惧,家庭经济状况和文化背景如何。

4. 辅助检查 胸部X线检查表现为心影呈普遍性扩大,搏动减弱,肺纹理增多,肺门或肺门附近阴影增加,肺部淤血。心电图检查有助于病因诊断及指导洋地黄类药物的应用。超声心动图检查对于病因诊断及治疗前后心功能评估有重要意义。

5. 治疗原则及主要措施 原则是治疗原发病,增强心功能。

(1)一般治疗:保证患儿的休息和睡眠、限制钠和水的入量,必要时应用镇静剂、给予吸氧。

(2)洋地黄类药物的应用:常用洋地黄制剂为地高辛,可口服或静脉注射。能口服的患儿给予地高辛口服;病情较重或不能口服者,可选用毛花苷丙(西地兰)或地高辛静注,首剂为洋地黄化总量的1/2,余量分2次,每隔4~6h一次。洋地黄化后12h开始给予维持量,为洋地黄化总量的1/5。儿童常用洋地黄类药物剂量及用法见表9-2。

表9-2 常用洋地黄类药物的临床应用

洋地黄类制剂	给药方法	洋地黄化总量/(mg·kg⁻¹)	作用开始时间	效力最大时间
地高辛	口服	<2岁 0.05~0.06	2h	4~8h
		>2岁 0.03~0.05		
		(总量不超过1.5mg)		
	静脉	口服量1/3~1/2	10min	1~2h
毛花苷丙(西地兰)	静脉	<2岁 0.03~0.04	15~30min	1~2h
		>2岁 0.02~0.03		

(3)利尿剂:当使用洋地黄类药物而心衰仍未完全控制或伴有显著水肿者,可加用利尿剂。急性心衰可选用呋塞米等快速强效利尿剂;慢性心衰一般联合使用噻嗪类与保钾利尿剂,如氢氯噻嗪和螺内酯,并采用间歇疗法维持给药,防止电解质紊乱。

(4)血管扩张剂:常用药物有卡托普利、硝普钠及酚妥拉明等。

【常见护理诊断/问题】

1. 心输血量减少 与心肌收缩力降低有关。

2. 体液过多 与心功能下降、循环淤血有关。

3. 气体交换受损 与肺淤血有关。

4. 潜在并发症:药物的毒副作用。

【护理措施】

1. 减轻心脏负担,改善心脏功能

(1)休息与卧位:患儿应卧床休息,病室安静舒适,避免各种刺激,避免患儿烦躁、哭闹,必要时可遵医嘱应用镇静剂。体位宜取半卧位,双腿下垂,减少回心血量,减轻心脏负荷。

（2）细心喂养，避免加重心脏负担：婴儿喂奶所用乳头孔稍大，以免吸吮费力，但须防止呛咳；喂养困难者可用滴管喂，必要时可用鼻饲。宜少量多餐，避免过饱。

（3）保持大便通畅：鼓励患儿多食蔬菜、水果，必要时给予开塞露通便，避免用力排便。

（4）遵医嘱使用洋地黄制剂、利尿药及血管扩张剂。

2. 维持体液平衡　给予低盐饮食，钠盐摄入量每日不超过 0.5~1g，重症给无盐饮食。静脉输液或输血时，输液速度宜慢，以每小时<5ml/kg 为宜。

3. 改善呼吸功能　有青紫、呼吸困难者应及时给予吸氧。急性肺水肿时，给患儿吸入经 20%~30%乙醇湿化的氧气，每次吸入不超过 20min，间隔 15~30min 可重复 1~2 次。

4. 密切观察病情，做好用药护理

（1）应用洋地黄类药物的护理：应注意给药方法，严格按剂量给药，密切观察有无洋地黄的中毒症状。

> 考点提示：心衰患儿应用洋地黄类药物时的护理要点

1）给药前：每次用药前必须测量患儿脉搏（测量时间为1min），必要时听心率，若发现脉率减慢（婴儿<90 次/min，年长儿<70 次/min）应暂停用药，并报告医生。

2）给药时：静脉注射速度要慢（不少于5min），不能与其他药物混合注射，以免发生药物间的相互作用；口服药要与其他药物分开服用；钙剂与洋地黄制剂有协同作用，应避免同时使用。若患儿服药后呕吐，应与医生联系决定是否补服或用其他途径给药。

3）用药期间：观察药物的中毒症状。儿童洋地黄中毒最常见的表现是心律失常，如房室传导阻滞、室性期前收缩和阵发性心动过速；其次是胃肠道反应，有食欲缺乏、恶心、呕吐等；嗜睡、头晕、黄绿视等神经系统症状较少见。一旦出现中毒表现应立即停药，并报告医生，同时备好钾盐、利多卡因等药物，积极配合救治。

（2）应用利尿剂的护理：根据利尿剂的作用时间安排用药，尽量在早晨及上午给药，以免夜间多次排尿而影响休息。观察水肿的变化，每日测体重，记录出入量。服药期间要鼓励患儿进食含钾丰富的食物，如柑橘、菠菜、豆类等，以免出现低钾血症而增加洋地黄毒性反应。观察患儿有无四肢无力、腹胀、心音低钝及心律失常等低血钾表现，一经发生应及时处理。

（3）应用血管扩张剂的护理：给药时避免药液外渗，要准确控制滴速，最好使用输液泵，用药期间应密切观察心率和血压的变化。硝普钠的使用和保存均应避光，药液要现用现配。

5. 心理护理　患儿及家长因病情及预后可产生焦虑和恐惧心理，而应激会加重心脏负担，故应稳定患儿情绪，与家长经常交流。由于用药较多且需更换，应设法增强患儿的治疗依从性。

6. 健康指导　向患儿和家长介绍心衰的有关知识、诱发因素及防治措施；根据不同病情制订适当的休息、饮食及生活制度；教会年长儿自我监测脉搏的方法，使患儿和家长了解所用药物的名称、剂量、给药时间、方法及常见副作用；为家长提供急救中心及医院急诊室电话，以便紧急时使用。

（于海红）

> 思考与练习

1. 患儿，男，2 岁。生后不久即出现喂养困难，面色苍白，近一年来经常患呼吸道感染，活动后气促、发绀。体格检查：面色略苍白，胸骨左缘第 3~4 肋间闻及 Ⅲ~Ⅳ 级粗糙全收缩期杂音，肺动脉瓣区第二心音亢进。心电图提示左心房及左、右心室肥大。

扫一扫,
看总结

扫一扫,
测一测

（1）患儿可能患哪种先天性心脏病？

（2）提出主要护理诊断并制订相应护理措施。

（3）如何做好患儿及家长的心理护理和健康指导？

2. 患儿,女,1岁。生后即发现口唇、指(趾)端发青,哭闹后气急,青紫加重,被抱起时双下肢常呈屈曲状。入院当日剧烈哭闹出现严重青紫、晕厥,抽搐约2min。体格检查:体格瘦小,颜面及四肢末梢发绀,胸骨左缘2~4肋间闻及全收缩期粗糙杂音。

（1）该患儿可能患有哪种先天性心脏病？

（2）患儿日常护理需要注意哪些问题？

（3）患儿青紫、抽搐发作时该如何处理？

第十章 泌尿系统疾病患儿的护理

 学习目标

1. 掌握急性肾小球肾炎、肾病综合征和泌尿道感染的身体状况、护理诊断及护理措施。
2. 熟悉上述疾病的病因和治疗原则。
3. 了解儿童泌尿系统解剖生理特点和上述疾病的发病机制、辅助检查。
4. 学会按照护理程序对常见泌尿系统疾病患儿实施整体护理。
5. 关爱患儿及家长，具有较强的观察和沟通能力。

第一节 儿童泌尿系统解剖生理特点

（一）解剖特点

1. **肾脏** 儿童年龄越小，肾脏相对越大，且位置较低，右肾位置低于左肾，2岁以内健康儿童腹部触诊可扪及肾脏。新生儿肾脏表面呈分叶状，2~4岁时消失。

2. **输尿管** 婴幼儿的输尿管长而弯曲，管壁肌肉和弹力纤维发育不良，容易受压和扭曲而导致梗阻，易发生尿潴留而诱发感染。

3. **膀胱** 婴儿膀胱位置相对较高，尿液充盈时其顶部可在耻骨联合上触及，随着年龄的增长逐渐降至盆腔内。

4. **尿道** 女婴尿道较短，新生女婴尿道长度仅1cm（性成熟期3~5cm），尿道外口暴露且接近肛门，易受污染引起上行性感染。男婴尿道较长（5~6cm），但常有包茎，积垢时也容易引起上行性细菌感染。

（二）生理特点

新生儿出生时肾单位的数目已达成人水平，但肾小球滤过率仅为成人的1/4。肾小管的重吸收、排泄、浓缩和稀释功能均不成熟，对水、电解质及酸碱平衡的调节能力较差，易发生脱水、水肿、电解质紊乱及酸中毒等，一般1~2岁时肾功能才接近成人水平。

（三）排尿及尿液特点

1. **排尿次数** 新生儿生后几日因摄入少，每日排尿4~5次；1周后因摄入量增加，代谢旺盛，而膀胱容量小，排尿次数增至每日20~25次；1岁时每日排尿15~16次；学龄前期和学龄期每日6~7

次。一般 3 岁左右能控制排尿。

2. 尿量　儿童尿量个体差异较大。①正常尿量:新生儿生后 48h 正常尿量一般每小时为 1~3ml/kg,2d 内平均尿量为 30~60ml/d,3~10d 为 100~300ml/d,~2 个月为 250~400ml/d,~1 岁为400~500ml/d,~3 岁为 500~600ml/d,~5 岁为 600~700ml/d,~8 岁为 600~1 000ml/d,~14 岁为800~1 400ml/d,>14 岁为 1 000~1 600ml/d。②少尿:新生儿尿量每小时<1.0ml/kg,婴幼儿尿量<200ml/d,学龄前儿童<300ml/d,学龄儿童<400ml/d。③无尿:新生儿尿量每小时<0.5ml/kg,其他年龄段儿童尿量<50ml/d。

3. 尿液特点

(1) 尿色及酸碱度:正常儿童尿液淡黄色透明,pH 为 5~7。新生儿生后头几日尿色深,稍浑浊,放置后有红褐色沉淀,为尿酸盐结晶所致。正常婴幼儿尿液在寒冷季节放置后有盐类结晶析出而呈白色浑浊,加热后溶解。

(2) 尿比重及尿渗透压:新生儿尿比重为 1.006~1.008,渗透压平均为 240mmol/L,1 岁后接近成人水平。儿童尿比重通常为 1.011~1.025,渗透压 500~800mmol/L。

(3) 尿蛋白:正常儿童尿中含微量蛋白,定性为阴性。

(4) 尿细胞和管型:正常新鲜尿离心后沉渣镜检:红细胞<3 个/HP,白细胞<5 个/HP,偶见透明管型。12h 尿细胞计数(Addis count):红细胞<50 万个,白细胞<100 万个,管型<5 000 个。

第二节　急性肾小球肾炎

📖 导入情景

7 岁男孩林林,上小学二年级,半个月前患感冒、扁桃体炎,现在已经痊愈。近两日眼睑和面部出现水肿,排尿次数减少,尿颜色像洗肉水的颜色。林林还继续上学和踢足球。妈妈很担心,急忙带孩子来医院就诊,诊断为急性肾小球肾炎。

工作任务:

1. 正确评估患儿的身体状况并提出主要护理问题。

2. 正确指导患儿及家长进行健康指导。

急性肾小球肾炎(acute glomerulonephritis,AGN)简称急性肾炎,是一组不同病因引起的感染后免疫反应所致的急性弥漫性肾小球炎性病变,临床主要表现为急性起病,多有前驱感染,水肿、血尿和不同程度蛋白尿、高血压等。本病是儿童泌尿系统的常见病,多见于 5~14 岁儿童,男女比例为2:1。急性肾炎可分为急性链球菌感染后肾炎和非链球菌感染后肾炎,本节主要介绍前者。

【概述】

1. 病因　绝大多数是由 A 组乙型溶血性链球菌急性感染后引起的免疫复合物性肾小球炎症。此外,其他细菌(如草绿色链球菌、肺炎链球菌、金黄色葡萄球菌)、病毒、支原体等感染也可导致急性肾炎。

> 🔖 **考点提示:**急性肾炎最常见的病因

2. 发病机制　主要与 A 组乙型溶血性链球菌中的致肾炎菌株感染有关,因致肾炎菌株具有致肾炎抗原性,故发病机制主要为抗原抗体免疫复合物引起的肾小球毛细血管炎性病变。免疫炎性损伤使肾小球基底膜破坏,血液成分漏出,出现血尿、蛋白尿和管型尿;炎症刺激肾小球内皮细胞肿胀和系膜细胞增生,使肾小球毛细血管腔变窄甚至闭塞,导致肾小球滤过率下降,球管失衡,体内水钠潴留,出现水肿、少尿、高血压;严重病例可发生严重循环充血、高血压脑病和氮质血症。

【护理评估】

1. 健康史　评估患儿发病前1~4周有无上呼吸道或皮肤感染等病史;评估患儿有无水肿、血尿、高血压;了解水肿开始时间和发生部位,24h尿量和尿的颜色;询问目前治疗情况。

2. 身体状况

(1)前驱感染:90%患儿发病前1~4周有前驱感染史,以上呼吸道感染(尤其咽峡炎、扁桃体炎)最多见,其次为皮肤感染(如脓疱疮)。

(2)典型表现:急性期常有全身不适、乏力、食欲缺乏、发热、头痛、恶心、呕吐等全身症状。

1)水肿:为最早出现的症状,70%的患儿有水肿,多为眼睑及颜面部水肿,重者2~3d遍及全身,呈非凹陷性。

> **考点提示**:急性肾炎的身体状况

2)尿量减少:水肿同时可伴有尿量减少,严重者可出现少尿,甚至无尿。

3)血尿:几乎所有病例都有血尿,其中50%~70%患儿有肉眼血尿,颜色因尿液的酸碱性不同而异,酸性尿呈浓茶色或烟蒂水样;中性或弱碱性时呈鲜红色或洗肉水样。肉眼血尿多在1~2周后转为镜下血尿,镜下血尿可持续数周或数月。

4)蛋白尿:常伴程度不等的蛋白尿,约有20%能达肾病水平。

5)高血压:见于30%~80%的病例,一般为轻度或中度增高,常于1~2周尿量增多而降至正常。

(3)严重表现:少数患儿在起病2周内可出现下列严重表现:

1)严重循环充血:常在发病1周内,由于水钠潴留,血浆容量增加而出现循环充血。当患儿出现呼吸急促和肺部湿啰音时,应警惕严重循环充血的可能性。严重者表现为呼吸困

> **考点提示**:急性肾炎的严重表现

难、端坐呼吸、颈静脉怒张、频咳、咳粉红色泡沫痰、两肺满布湿啰音、心脏扩大、心率增快甚至奔马律、肝大而硬。少数病例可突然发生,病情急剧恶化。

2)高血压脑病:常发生在疾病早期,血压可达150~160/100~110mmHg以上,临床表现为剧烈头痛、呕吐、复视或一过性失明,严重者突发惊厥、昏迷。主要由于脑血管痉挛导致缺血、缺氧、血管通透性增高而发生脑水肿,也有人认为是由于脑血管扩张所致。

3)急性肾衰竭:疾病初期出现持续少尿或无尿症状,引起暂时性氮质血症、电解质紊乱和代谢性酸中毒,一般持续3~5d,随尿量增多而缓解。

3. 心理-社会支持状况　由于患儿需要休息、调控饮食甚至休学等,改变了原有的生活模式,使患儿产生紧张、恐惧等情绪反应。家长因缺乏疾病的相关知识,担心患儿的预后,而产生焦虑、沮丧、自责等心理。

4. 辅助检查

(1)尿液检查:尿沉渣显微镜下检查除有多少不等的红细胞外,可见透明管型、颗粒管型或红细胞管型,尿蛋白+~+++。

(2)血液检查

1)血常规:常有轻度贫血,白细胞轻高升高或正常。

2)血沉:增快。

3)血清抗链球菌溶血素"O"抗体(ASO)增高:提示近期有链球菌感染,是诊断链球菌感染后肾炎的主要依据。

4)血清补体测定:血清总补体(CH50)及C3在病程早期显著下降,多在6~8周恢复正常。

5)肾功能检查:少尿期有血尿素氮、肌酐的升高。

5. 治疗原则及主要措施　本病无特异治疗。

(1)休息与饮食:具体见护理措施。

考点提示:清除链球菌感染首选的抗生素

(2)清除链球菌感染:青霉素肌内注射10~14d,彻底清除感染灶。青霉素过敏者改用红霉素,避免使用肾毒性药物。

(3)对症治疗:①利尿:一般选用氢氯噻嗪口服,每日1~2mg/kg,分2~3次口服,无效时可用呋塞米注射。②降压:经休息、利尿及限制水和钠摄入而血压仍高者应给予降压药,可选用硝苯地平、卡托普利。

(4)严重循环充血的治疗:严格控制钠水入量,可用呋塞米、硝普钠等,必要时行连续血液净化治疗。

(5)高血压脑病的治疗:首选硝普钠,辅以利尿、镇静等治疗。

【常见护理诊断/问题】

1. 体液过多　与肾小球滤过率下降有关。

2. 活动无耐力　与水肿、血压升高有关。

考点提示:急性肾炎的首优护理诊断

3. 潜在并发症:严重循环充血、高血压脑病、急性肾衰竭。

4. 知识缺乏:患儿及家长缺乏本病的护理知识。

【护理目标】

1. 患儿在住院期间尿量增加,水肿消退。

2. 患儿在住院期间活动耐力逐渐恢复,血压维持在正常范围。

3. 患儿在住院期间无严重循环充血、高血压脑病及急性肾衰竭发生或能得到及时发现与处理。

4. 患儿及家长了解急性肾炎的相关知识,积极配合治疗和护理。

考点提示:急性肾炎的休息原则和饮食管理

【护理措施】

1. 休息原则　起病2周内应卧床休息;待水肿消退、血压正常、肉眼血尿消失方可下床轻微活动;血沉正常可上学,但应避免体育活动;12h尿细胞计数正常后恢复正常活动。

2. 饮食管理　水肿、高血压时限制盐和水的摄入,食盐每日<60mg/kg为宜,水分以不显性失水加尿量计算;有氮质血症时应限制蛋白质的摄入,控制在每日0.5g/kg,并给予优质动物蛋白;水肿消退、血压正常即可恢复正常饮食。

3. 用药护理　遵医嘱给予利尿剂和降压药,观察药物疗效和不良反应。应用利尿剂时,观察患儿体重、尿量、水肿的变化并做好记录,注意观察有无电解质紊乱的发生。应用硝

考点提示:硝普钠使用的注意事项

普钠时,整个输液系统要用黑纸或铝箔遮盖避光;药液要现用现配,放置4h后不能再用;准确控制滴速,每分钟不宜超过8μg/kg,并严密观察血压和心率。

4. 观察病情变化

(1)观察水肿变化:注意水肿程度及部位,每日或隔日测体重一次。

(2)观察尿量及尿色:每日做好出入量记录,2次/周尿常规检查。尿量增加,肉眼血尿消失提示

病情好转。若持续少尿,甚至无尿,提示可能发生急性肾衰竭,除限制水钠的摄入,还应限制蛋白质和钾的摄入,并做好透析前护理。

(3)观察有无并发症发生:严密观察生命体征变化,若突然出现血压升高、剧烈头痛、呕吐、一过性失明、眼花、惊厥等,提示高血压脑病发生,立即配合医生救治,遵医嘱给予降压、镇静和脱水剂。若发现呼吸困难、端坐呼吸、颈静脉怒张、心率增快的表现,提示严重循环充血的发生,应立即使患儿半卧位、吸氧,并遵医嘱给药。

5. 心理护理　多接近患儿及家长,倾听其心声,做好解释、安慰工作,使患儿树立战胜疾病的信心,消除焦虑和沮丧情绪,积极配合治疗和护理。

6. 健康指导　向患儿和家长介绍本病的相关知识,95%病例能够痊愈,预后良好;强调急性期休息和限制活动的重要性;告知家长不同时期调整饮食的必要性;减少链球菌感染是预防本病的关键,一旦发生上呼吸道感染或皮肤感染,应及早应用抗生素彻底治疗;指导家长和患儿出院后定期门诊复查。

急性肾小球
肾炎患儿的
护理(微课)

【护理评价】

评价患儿:①尿量是否增加,水肿是否逐渐消退。②活动耐力是否逐渐恢复,血压是否维持在正常范围。③是否出现并发症或出现时是否得到及时处理。

评价患儿及家长:①是否了解休息、饮食的调控方法。②是否积极配合治疗和护理。

第三节　肾病综合征

> 📖 **导入情景**
>
> 　　5岁男孩小明,上幼儿园大班。3d前,妈妈发现他眼睑有些肿,自诉没有不舒服感觉,妈妈没在意。昨晚,在给小明洗澡时发现双下肢水肿,用手指按压有明显凹陷。妈妈开始紧张,急忙带小明来医院就诊。经医生检查,初步诊断为肾病综合征。
>
> **工作任务:**
>
> 1. 正确评估患儿的身体状况。
>
> 2. 指导家长做好患儿皮肤黏膜的护理。

肾病综合征(nephritic syndrome,NS)简称肾病,是由于多种原因引起的肾小球基底膜通透性增高,导致大量血浆蛋白从尿中丢失的临床综合征。临床具有四大特点:大量蛋白尿、低蛋白血症、高胆固醇血症、高度水肿,其中前两项为诊断必备条件。

肾病综合征在儿童肾脏疾病中其发病率仅次于急性肾炎,多见于学龄前期儿童,3~5岁为发病高峰,男女之比为3.7:1。按病因分为原发性、继发性和先天性三种类型。儿童时期的肾病综合征90%为原发性,本节主要介绍原发性肾病综合征。

【概述】

1. 病因和发病机制　病因和发病机制尚未完全阐明。已证实肾小球毛细血管壁结构或电荷变化可导致蛋白尿。原发

> 🔖 **考点提示:** 肾病综合征的四大特点

性肾病综合征可见多种病理类型,儿童肾病综合征以微小病变型最常见。微小病变型是由于肾小球

滤过膜阴离子丢失增多,静电屏障被破坏,使大量带阴电荷的中分子血浆清蛋白滤出,形成高选择性蛋白尿;亦可因肾小球基底膜分子滤过屏障损伤,而致大中分子量的多种蛋白从尿中丢失,形成低选择性蛋白尿。发病可能与细胞免疫功能紊乱有关,非微小病变型常见免疫球蛋白和(或)补体成分在肾内沉积,提示与免疫损伤有关;微小病变型的肾小球则无以上沉积。近年来研究发现该病还具有遗传倾向。

2. 病理生理 基本病变是肾小球通透性增加,导致蛋白尿,而低蛋白血症、水肿和高胆固醇血症是继发的病理生理改变。

(1)低蛋白血症:主要原因是大量血浆蛋白从尿中丢失,从肾小球滤出的清蛋白被肾小管重吸收后分解。

(2)水肿:水肿的发生与下列因素有关:①低蛋白血症使血浆胶体渗透压下降,当血浆清蛋白低于 25g/L 时,液体在间质区潴留,表现全身凹陷性水肿。低于 15g/L 时,则有腹水或胸水形成。②血浆胶体渗透压下降,使血容量减少,刺激容量和压力感受器,促使抗利尿激素和肾素-血管紧张素-醛固酮分泌,心钠素减少,远端肾小管对钠、水的重吸收增多,导致钠、水潴留。③低血容量使交感神经兴奋性增高,近端肾小管对钠的重吸收增加。

(3)高胆固醇血症:低蛋白血症促进肝脏合成脂蛋白增加,其中大分子脂蛋白难以从肾小球基底膜滤过,导致血浆总胆固醇、甘油三酯、低密度脂蛋白和极低密度脂蛋白均增高。持续高脂血症可促使肾小球硬化和间质纤维化。

肾病综合征
病理生理
(图片)

【护理评估】

1. 健康史 评估患儿起病的急缓,有无感染、劳累等诱因;评估患儿的体重状况,此次发病的时间、水肿的程度和部位;评估患儿排尿次数、尿量及尿色;患儿是初发还是复发,目前治疗情况,病情有无缓解等。

2. 身体状况

(1)单纯性肾病:起病隐匿,水肿是最突出的表现,呈凹陷性,始于眼睑、面部,逐渐遍及全身,甚至出现胸腔积液、腹水、心包积液和阴囊水肿。水肿严重时常伴尿量减少,一般无血尿及高血压。

(2)肾炎性肾病:除具备肾病四大主症外,凡具有以下 4 项之一者属于肾炎性肾病:①血尿:尿中 RBC≥10 个/HP(2 周内分别 3 次检查尿常规)。②持续或反复高血压:学龄儿童≥130/90mmHg,学龄前≥120/80mmHg,并排除激素所致。③肾功能不全:并排除血容量不足者。④持续低补体血症。

考点提示:肾炎性肾病的 4 项诊断条件

(3)并发症

1)感染:是最常见的并发症。常见为呼吸道、皮肤、泌尿道感染和原发性腹膜炎等,尤以上呼吸道感染最多见,占50%以上。结核分枝杆菌感染亦应引起重视。

考点提示:肾病综合征的并发症

2)电解质紊乱和低血容量:常见的电解质紊乱有低钠、低钾和低钙血症。最常见的为低钠血症,患儿表现为厌食、乏力、嗜睡、血压下降甚至出现休克等。可能与患儿不恰当长期禁盐、过多使用利尿剂、感染、呕吐、腹泻等因素有关。另外,由于显著水肿而常有血容量不足,尤其在低钠血症时易出现低血容量性休克。

3)高凝状态和血栓形成:肝脏合成蛋白质增多,包括凝血因子合成增加,加之尿中丢失抗凝血

肾病综合征患儿的身体状况（微课）

酶Ⅲ、高脂血症时血液黏稠等因素,肾病患儿血液处于高凝状态,易发生血栓。以肾静脉血栓常见,表现为突发腰痛、血尿、少尿,严重者可发生急性肾衰竭。还可发生下肢深静脉血栓、肺栓塞、脑栓塞等。

4)急性肾衰竭:多数为低血容量所致的肾前性肾衰竭。

5)生长延迟:见于频繁复发和长期接受大剂量肾上腺皮质激素治疗的患儿。

3. 心理-社会支持状况　本病病程较长,易复发,单纯性肾病预后良好,肾炎性肾病预后较差,患儿和家长精神压力大;患儿因长期使用糖皮质激素而出现满月脸、向心性肥胖等形体改变,易产生自卑心理;患儿住院时间较长,影响学业,家庭经济压力亦较大,患儿及家长可产生抑郁、焦虑等心理。

4. 辅助检查

(1)尿液检查:尿蛋白定性多为+++~++++,24h 尿蛋白定量≥50mg/kg。肾炎性肾病患儿可尿中红细胞增多。

(2)血液检查:血清总蛋白及清蛋白明显降低,血清清蛋白<25g/L,白、球蛋白比例(A/G)倒置;血清胆固醇>5.7mmol/L;血沉增快;肾炎性肾病有补体降低和不同程度的氮质血症。

5. 治疗原则及主要措施

(1)一般治疗:休息、调整饮食、防治感染、补充维生素 D 和钙剂。

(2)激素治疗:糖皮质激素是治疗肾病综合征的首选药物,临床常用泼尼松。

> **考点提示**:肾病综合征的首选治疗药物

1)短程疗法:泼尼松每日 2mg/kg,最大剂量不超过 60mg/d,分次口服,共 4 周,以后 5~8 周改为泼尼松 1.5mg/kg,隔日清晨顿服,共 4 周。全疗程共 8 周,然后骤然停药。此疗法易复发,较少用。

2)中、长程疗法:适用于初治病例,泼尼松每日 2mg/kg,最大剂量不超过 60mg/d,分次口服,尿蛋白转阴后巩固 2 周(一般足量不少于 4 周,最长不超过 8 周),以后进入巩固维持阶段,改为 2mg/kg,隔日早餐后顿服,持续 4 周。如尿蛋白持续转阴,以后每 2~4 周减 2.5~5mg,直至停药。6 个月为中程疗法,9 个月为长程疗法。

📖 知识链接

激素治疗肾病的疗效判断

泼尼松每日 2mg/kg 治疗 8 周进行评价。①激素敏感:激素治疗后 8 周内尿蛋白转阴,水肿消退。②激素部分敏感:治疗 8 周内水肿消退,但尿蛋白仍+~++。③激素耐药:治疗满 8 周,尿蛋白仍在++以上。④激素依赖:治疗后尿蛋白转阴,但停药或减量后 2 周内复发,再次用药或恢复用量后尿蛋白又转阴且重复两次以上者(除外感染及其他因素)。⑤复发和反复:尿蛋白转阴后停药 4 周以上,又出现尿蛋白≥++为复发,如上述变化出现在激素治疗过程中则为反复。上述尿蛋白变化是指分散在 7~10d 内 3 次尿常规检查结果。⑥频复发和频反复:半年内复发或反复≥2 次,1 年内≥3 次。

---

(3)免疫抑制剂治疗:主要用于对糖皮质激素依赖、耐药、频繁复发或出现严重副作用者。常用药物为环磷酰胺(CTX),其他免疫抑制剂还有环孢素 A、苯丁酸氮芥等。

(4)其他治疗:必要时给予利尿、抗凝、免疫调节、血管紧张素转换酶抑制剂以及中药等治疗。

【常见护理诊断/问题】

1. 体液过多　与低蛋白血症导致的水钠潴留有关。

2. 营养失调:低于机体需要量　与大量蛋白从尿中丢失有关。

3. 有感染的危险　与免疫功能低下有关。

4. 潜在并发症:电解质紊乱、血栓形成及药物的副作用等。

5. 焦虑　与病情反复、病程长及担心预后有关。

【护理措施】

1. 适当休息　一般不需卧床休息。严重水肿或高血压时应卧床休息,病情缓解后可逐渐增加活动量,不要过度劳累,以免病情复发。

2. 营养管理

(1)饮食:一般患儿不需要特别限制饮食,应给予易消化的饮食,如优质蛋白、少量脂肪、足量碳水化合物及高维生素饮食。蛋白摄入量为每日 1.5～2g/kg,以高生物效价的动物蛋白为宜,如乳类、蛋、禽类以及牛肉等。重度水肿、高血压时限制钠、水的入量,给予无盐或低盐饮食(氯化钠 1～2g/d),严重水肿时则每日<1g,病情缓解后不必继续限盐。

(2)维生素 D 和钙:患儿应用糖皮质激素治疗过程中,每日应给予维生素 D 及适量钙剂。

3. 预防感染

(1)保护性隔离:肾病患儿与感染性疾病患儿分开收治,病室每日进行空气消毒,减少探视人数,避免患儿到人多的公共场所。

(2)加强皮肤、黏膜护理:保持皮肤清洁、干燥,及时更换内衣;保持床单清洁、整齐、被褥松软;卧床休息时,应经常变换体位,以防皮肤损伤、血管栓塞等并发症;臀部和四肢水肿严重时,受压处可垫棉圈或用气垫床,每1～2h 翻身1次,避免拖、拉、拽等动作;阴囊水肿时可用棉垫或吊带将阴囊托起,严重水肿者尽量避免肌内注射。

(3)做好会阴部清洁:每日用3%硼酸坐浴1～2次,预防尿路感染。

(4)监测体温、血常规:有感染征象及时报告医生。

(5)预防接种需在病情完全缓解且停用糖皮质激素6个月后进行。

4. 密切观察药物疗效及副作用

(1)激素治疗期间,注意观察每日血压、尿量、尿蛋白的变化;严格按医嘱发药,保证患儿服药;密切观察是否出现高血压、库欣综合征、消化性溃疡、骨质疏松等副作用。

(2)应用利尿剂时,密切观察尿量,监测血钾、血钠的变化,以防发生电解质紊乱。尿量过多应及时与医生联系,警惕低血容量性休克或血栓形成。

(3)免疫抑制剂常见的副作用有白细胞减少、脱发、胃肠道反应、肝功能损害及出血性膀胱炎等,用药期间多饮水,监测血象、肝功能和尿液检查。

5. 心理护理　关心爱护患儿,与患儿及家长多沟通,鼓励他们倾诉内心的感受。帮助患儿适应形象的改变,解释形体改变是暂时的,激素停药后即可恢复。适当安排游戏等活动,增加生活乐趣,增强患儿和家长的信心,使其积极配合治疗和护理。

6. 健康指导　向患儿及家长讲解疾病的相关知识,患儿必须按计划服药,不可骤然停药,以免复发;感染是本病最常见的并发症和复发诱因,教会患儿及家长预防感染的常用方法,认识感染的常见表现,并能及时就诊;患儿不能剧烈活动,避免奔跑、打闹等,以防摔伤或骨折;教会家长及较大儿童学会用试纸监测尿蛋白的变化。

肾病综合征
患儿的护理
(微课)

📖 **知识链接**

先天性肾病综合征

先天性肾病综合征通常指生后3个月内发病,临床表现符合肾病综合征者。遗传性是先天性肾病的主体,遗传性先天性肾病的发病机制较为明确,主要是由构成肾小球滤过屏障的重要分子基因突变或调节这些基因的转录因子突变引起。多数患儿生后3个月已表现出典型的肾病综合征,表现为水肿、蛋白尿、生长滞后,可继发免疫力低下、甲状腺功能减退、发生血栓、栓塞、肾功能减退。随年龄增长,肾功能逐渐缓慢减退,生后第2年肾小球滤过率(GFR)常 < $50ml/(min \cdot 1.73m^2)$,多数患儿3岁时已需透析或肾移植治疗。使用糖皮质激素和免疫抑制剂治疗无效。需定期输注白蛋白,及时选择透析和肾移植治疗。本病预后差,病死率高。

第四节 泌尿道感染

泌尿道感染(urinary tract infection,UTI)是指病原体直接侵入尿路,在尿液中生长繁殖,并侵犯尿道黏膜或组织而引起的损伤。按病变部位不同分为肾盂肾炎、膀胱炎、尿道炎。肾盂肾炎又称为上尿路感染,膀胱炎和尿道炎合称为下尿路感染。由于儿童时期感染很少局限于某一部位,且临床上又难以准确定位,故常统称为泌尿道感染。

【概述】

1. 病因　任何致病菌都可引起泌尿道感染。但大多数为革兰氏阴性杆菌,如大肠埃希菌、副大肠埃希菌、克雷伯菌、变形杆菌、铜绿假单胞菌等,少数为肠球菌和葡萄球菌。其中大肠埃希菌是泌尿系感染中最常见的致病菌,占60%~80%。

👆 **考点提示**:泌尿道感染最常见的细菌

2. 感染途径

(1)上行性感染:是最主要途径,致病菌从尿道口上行,进入膀胱,经输尿管移行至肾脏,引起肾盂肾炎。致病菌主要是大肠埃希菌。

(2)血源性感染:通常为全身性感染的一部分,主要见于新生儿和小婴儿,致病菌主要是金黄色葡萄球菌。

👆 **考点提示**:泌尿道感染最常见的感染途径

(3)淋巴感染和直接蔓延:结肠内和盆腔的细菌通过淋巴管感染肾脏,肾脏邻近组织的感染也可直接蔓延引起泌尿道感染。

【护理评估】

1. 健康史　评估患儿排尿情况及尿色,有无发热、排尿哭闹、遗尿;有无尿道口污染、留置导尿等诱因;评估感染是初发还是再发,慢性感染者注意有无泌尿系统畸形。

2. 身体状况

(1)急性泌尿道感染:因年龄组不同而症状有较大差异。

1)新生儿:症状极不典型,多以全身症状为主,可有发热或体温不升、苍白、吃奶差、呕吐、腹泻等,常有黄疸或体重不增等。还常伴有败血症。

2)婴幼儿:症状也不典型,以发热为最突出表现,拒食、呕吐、腹泻等全身症状也较明显。细心观察可发现,部分患儿有排尿哭闹,尿布有臭味和顽固的尿布疹等症状。

3)年长儿:以发热、寒战、腹痛等全身表现为突出,常伴有腰痛、肾区叩击痛等。同时,尿路刺激症状明显,患儿可出现尿频、尿急、尿痛、尿液浑浊,偶见肉眼血尿。

(2)慢性泌尿道感染:是指病程迁延或反复发作,伴有贫血、消瘦、生长发育迟缓、高血压和肾功能不全者。

3. 心理-社会支持状况　评估患儿及家长对疾病护理知识的了解程度,以及心理及情绪反应情况。

> **考点提示**:泌尿道感染的尿液检测结果

4. 辅助检查

(1)尿常规:清晨中段尿离心沉渣检查白细胞≥5 个/HP,即可怀疑泌尿道感染,也可见血尿。

(2)尿培养细菌学检查:尿培养和菌落计数是确诊泌尿道感染的主要依据。中段尿培养菌落计数>10^5/ml 可确诊,$10^4 \sim 10^5$/ml 为可疑感染,<10^4/ml 为污染。通过耻骨上膀胱穿刺获取尿培养标本,只要有细菌生长即有诊断价值。如临床高度怀疑泌尿系感染而尿普通细菌培养阴性者,应作 L 型细菌和厌氧菌培养。

(3)尿液直接涂片找菌:油镜下每个视野都能找到 1 个细菌,表明尿内细菌数>10^5/ml,有诊断意义。

(4)影像学检查:确诊有无泌尿系统畸形和膀胱输尿管反流。

5. 治疗原则及主要措施

(1)一般治疗:急性期卧床休息,鼓励多饮水增加排尿量,加强营养,保证热量供给。

(2)抗菌治疗:根据尿培养和药敏试验结果选用抗生素,选择在血液或尿液浓度高、对肾脏毒性较小的杀菌药。下尿路感染可选用阿莫西林/克拉维酸钾或复方磺胺甲噁唑($SMZC_0$),连服 7~10d;上尿路感染多选用广谱抗生素或两种抗菌药物联合用药,如头孢噻肟钠、头孢曲松钠等;疗程10~14d。

(3)积极矫治尿路畸形。

【常见护理诊断/问题】

1. 体温过高　与细菌感染有关。

2. 排尿异常　与泌尿道炎症有关。

3. 知识缺乏:家长及年长患儿缺乏本病预防和护理知识。

【护理措施】

1. 维持正常体温

(1)休息:急性期需卧床休息。

(2)饮食:发热患儿宜给予流质或半流质饮食。食物应易于消化,含足够热量、丰富蛋白质和维生素,以增强机体抵抗力。

(3)降温:监测体温变化,高热给予适宜降温处理。

2. 减轻排尿异常,促进患儿舒适

(1)多饮水:鼓励患儿多饮水,增加尿量,减少细菌在尿道的停留和繁殖,减轻炎症反应。

(2)保持会阴部清洁:勤换尿布,尿布用开水烫洗或煮沸消毒。

(3)遵医嘱给予抗生素和抗胆碱药(如阿托品、山莨菪碱)治疗。

3. 健康指导

(1)解释护理要点和预防知识:向患儿和家长解释本病的护理要点和预防知识,如婴儿应勤换尿布并烫洗晾干,幼儿不穿开裆裤;女孩臀部、外阴部清洗和擦拭均由前向后清洁,单独使用洁具。

（2）定期复查:尿路感染有复发和再感染的可能,须定期复查。一般急性感染疗程结束后,每月复查尿常规及中段尿培养 1 次,连续 3 个月,如无复发方可认为治愈,反复发作者每 3~6 个月复查一次,共 2 年或更长时间。

（朱鹏云）

思考与练习

1. 患儿,男,7 岁。眼睑、颜面部及双下肢水肿 4d,伴乏力、头痛、恶心,尿呈浓茶色。2 周前曾患扁桃体炎,用青霉素治疗好转。尿液检查:红细胞满视野,蛋白(++)。患儿入院后半天,突然出现明显头痛、呕吐、眼花,测血压为 150/100mmHg。

（1）患儿最可能的临床诊断是什么?

（2）如何依次列出该患儿的护理问题?

（3）对患儿的主要护理问题应采取哪些护理措施?

（4）如何对家长和患儿实施心理照护?

2. 患儿,男,4 岁。眼睑、面部水肿、少尿 3d,以肾病综合征入院。体格检查:双下肢水肿明显,呈凹陷性。尿液检查:尿蛋白定性(++++)。血液检查:血清清蛋白 20g/L,血胆固醇 7.8mmol/L。

（1）通过对患儿进行身体评估,列出其主要的护理诊断。

（2）对患儿应采取哪些护理措施?

（3）对患儿进行治疗时首选药物是什么? 应用时的注意事项有哪些?

扫一扫,
看总结

扫一扫,
测一测

第十一章 造血系统疾病患儿的护理

扫一扫，
自学汇

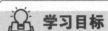 **学习目标**

1. 掌握儿童骨髓外造血、生理性贫血的特点，贫血的定义，营养性贫血、免疫性血小板减少症、急性白血病的身体状况、护理诊断及护理措施。

2. 熟悉儿童贫血的分度和分类方法以及上述疾病的病因、辅助检查和治疗原则。

3. 了解儿童造血和血液特点以及上述疾病的发病机制。

4. 学会按照护理程序对常见造血系统疾病患儿实施整体护理。

5. 具有关心、爱护患儿的情怀及与患儿及家长有效沟通的能力。

第一节 儿童造血和血液特点

儿童时期造血通常分为胚胎期造血和生后造血两个阶段。

（一）造血特点

1. 胚胎期造血 根据造血组织发育和造血部位发生先后的不同，分为三个阶段。

（1）中胚叶造血期：于胚胎第2~3周，卵黄囊上的血岛开始产生原始血细胞，主要是原始的有核红细胞。胚胎第6~8周后，中胚叶组织造血减退，至12~15周时消失。

（2）肝脾造血期：于胚胎第6~8周，肝脏开始造血，并成为胎儿中期的主要造血部位，胎儿第4~5个月肝脏造血达高峰，6个月后逐渐减退，约于出生时停止造血。主要产生有核红细胞、少量的粒细胞和巨核细胞。约于胚胎第8周，脾脏参与造血，主要生成红细胞、粒细胞、淋巴细胞和单核细胞，胎儿5个月后脾脏造血功能逐渐减退，仅生成淋巴细胞并维持终生。

胸腺是中枢淋巴器官，于胚胎第6~7周出现胸腺，并开始生成淋巴细胞，功能维持终生。淋巴结自胚胎第11周开始生成淋巴细胞，以后淋巴结成为终生造淋巴细胞及浆细胞的器官。

（3）骨髓造血期：胚胎第6周开始出现骨髓，至胎儿4个月时开始造血，并迅速成为主要的造血器官，直至出生2~5周后成为唯一的造血场所。

2. 生后造血

（1）骨髓造血：出生后主要是骨髓造血。婴幼儿所有骨髓均为红髓，全部参与造血，5~7岁开始,脂肪组织(黄髓)逐渐代替长骨干中的造血组织,至 18 岁时红髓仅分布于胸骨、椎骨、肩胛骨等扁平骨、不规则骨和长骨的近端,但黄髓有潜在的造血功能,当造血需要增加时,可转变为红髓重新造血。

(2)骨髓外造血:婴幼儿时期由于缺少黄髓,造血代偿潜力不足,当发生严重感染、溶血、贫血或骨髓异常细胞浸润等造血需求增加时,肝、脾和淋巴结可随时恢复到胎儿时期的造血状态,表现为肝、脾、淋巴结肿大,同时外周血中可出现有核红细胞和/或幼稚的中性粒细胞,儿童造血器官的这种特殊反应称为"骨髓外造血"。当病因去除后,即可恢复正常。

> 考点提示:骨髓外造血特点

骨髓外造血
(微课)

(二)血液特点

1. 红细胞数与血红蛋白量　胎儿期处于相对缺氧状态,故红细胞数及血红蛋白量较高,出生时红细胞数为$(5.0 \sim 7.0) \times 10^{12}/L$,血红蛋白量为 $150 \sim 220g/L$。出生后由于自主呼

> 考点提示:生理性贫血特点

生理性贫血
(微课)

吸的建立,血氧含量增加,红细胞生成素不足,骨髓造血功能暂时下降,加之新生儿生理性溶血、婴儿期生长发育迅速、循环血量迅速增加等因素,红细胞数和血红蛋白量逐渐下降,至 $2 \sim 3$ 个月时,红细胞数约为 $3.0 \times 10^{12}/L$,血红蛋白量约为 $100g/L$,呈轻度贫血,称为"生理性贫血"。3 个月后,红细胞数和血红蛋白量又逐渐上升,约 12 岁时达成人水平。

2. 白细胞数与分类　出生时白细胞总数为$(15 \sim 20) \times 10^{9}/L$,生后 $6 \sim 12h$ 可达到 $(21 \sim 28) \times 10^{9}/L$,之后逐渐下降,1 周时平均为 $12 \times 10^{9}/L$,婴儿期白细胞数维持在 $10 \times 10^{9}/L$ 左右,8 岁以后接近成人水平。

白细胞分类主要是中性粒细胞与淋巴细胞比例的变化。出生时中性粒细胞约占 0.65,淋巴细胞约占 0.30。随着白细胞总数的下降,中性粒细胞比例亦逐渐下降,生后 $4 \sim 6d$,两者比例约相等。之后淋巴细胞比例逐渐上升,至 $1 \sim 2$ 岁时淋巴细胞约占 0.60,中性粒细胞约占 0.35,至 $4 \sim 6$ 岁时两者比例又相等。此后白细胞分类与成人相似。

3. 血小板数　与成人接近,为$(100 \sim 300) \times 10^{9}/L$。

4. 血容量　相对较成人多,新生儿血容量约占体重的 10%,平均 300ml,儿童占体重的 8% $\sim$ 10%,成人占体重的 6% $\sim$ 8%。

第二节　儿童贫血概述

贫血(anemia)是指外周血中单位容积内红细胞数或血红蛋白量低于正常。儿童红细胞数或血红蛋白量因年龄而异,根据世界卫生组织(WHO)的资料,血红蛋白量(Hb)的低限

> 考点提示:WHO 贫血诊断标准

值:6 个月~6 岁为 110g/L,6~14 岁为 120g/L,海拔每升高 1 000m,血红蛋白量上升 4%,低于此值者为贫血。6 个月以下婴儿血红蛋白量变化较大,目前尚无统一标准,我国儿童血液会议(1989 年)建议:血红蛋白在新生儿期<145g/L、1~4 个月<90g/L、4~6 个月<100g/L 为贫血。

(一)贫血的程度

根据外周血血红蛋白量或红细胞数将贫血分为 4 度(表 11-1)。

表 11-1 儿童贫血的分度

	轻度	中度	重度	极重度
血红蛋白量(g·L^{-1})	~90	~60	~30	<30
红细胞数(×10^{12}/L)	~3	~2	~1	<1

注:新生儿 Hb 144~120g/L 为轻度,~90g/L 为中度,~60g/L 为重度,<60g/L 为极重度。

(二)贫血的分类

一般采用病因学分类和形态学分类,临床以病因学分类最为常用。

1. 病因学分类 根据引起贫血的原因及发病机制可分为3类。

(1)红细胞和血红蛋白生成不足:①造血物质缺乏,如铁缺乏(缺铁性贫血)、维生素 B$_{12}$ 和叶酸缺乏(巨幼细胞贫血)等。②骨髓造血功能障碍,如再生障碍性贫血等。③其他,如慢性感染及炎症性贫血、慢性肾病导致的贫血、铅中毒所致贫血、癌症性贫血等。

(2)溶血性贫血:可由红细胞内在异常或红细胞外在因素引起。①红细胞内在异常:红细胞膜结构缺陷(如遗传性球形红细胞增多症)、红细胞酶缺陷(如葡萄糖-6-磷酸脱氢酶缺乏)、血红蛋白合成或结构异常(如地中海贫血)等。②红细胞外在因素:包括免疫因素所致的新生儿溶血症、药物所致的免疫性溶血性贫血,以及非免疫因素如感染、物理化学因素、脾功能亢进、弥散性血管内凝血等。

(3)失血性贫血:包括急性失血和慢性失血导致的贫血。

2. 形态学分类 根据红细胞数、血红蛋白量、血细胞比容计算出红细胞平均容积(MCV)、平均红细胞血红蛋白量(MCH)、平均红细胞血红蛋白浓度(MCHC),将贫血分为4类(表11-2)。

表 11-2 贫血的细胞形态学分类

	MCV/fl	MCH/pg	MCHC/(g·L^{-1})
正常值	80~94	28~32	320~380
正细胞正色素性	80~94	28~32	320~380
单纯小细胞性	<80	<28	320~380
小细胞低色素性	<80	<28	<320
大细胞性	>94	>32	320~380

第三节 营养性贫血

一、营养性缺铁性贫血

📖 导入情景

1 岁的妮妮一直母乳喂养,每日只添加少量米粉或稀粥,近日妈妈发现妮妮不如以前活泼,面色不好,即到妇幼保健院咨询,初步诊断妮妮为营养性缺铁性贫血,需服用硫酸亚铁治疗。

工作任务:

1. 全面评估妮妮的身体状况。

2. 指导家长为患儿正确服用铁剂。

营养性缺铁性贫血(nutritional iron deficiency anemia,NIDA)是体内铁缺乏致血红蛋白合成减少,临床上以小细胞低色素性贫血、血清铁蛋白减少和铁剂治疗有效为特点的贫血症。是儿童贫血中最常见的类型,以婴幼儿发病率最高,是我国重点防治的儿童"四病"之一。

【概述】

1. 病因　本病的根本原因是体内铁缺乏。

考点提示:儿童最常见的贫血类型、形态分类

(1)先天储铁不足:胎儿最后 3 个月从母体获得的铁最多,故早产、双胎或多胎、胎儿失血或孕母严重缺铁等均可使胎儿储铁减少。

(2)铁摄入量不足:是缺铁性贫血的主要原因。母乳、牛乳、谷物中含铁量均低,如不及时添加含铁丰富的转换期食物,较易发生本病。

(3)生长发育因素:早产儿、婴儿及青春期儿童生长发育迅速,如不及时添加含铁丰富的食物,容易缺铁。

考点提示:铁缺乏的主要原因

(4)铁吸收障碍:食物搭配不当可影响铁吸收;肠道疾病如慢性腹泻可使铁吸收减少、排泄增加。

(5)铁丢失过多:长期慢性小量失血可致缺铁(每 1.0ml 血约含铁 0.5mg),如肠息肉、钩虫病、溃疡病等。用不经加热处理的鲜牛乳喂养婴儿,可能因对牛乳过敏而致少量肠出血(每日失血量约 0.7ml)。

2. 发病机制

(1)缺铁对血液系统的影响:铁是合成血红蛋白的原料,缺铁时血红素生成不足,进而血红蛋白合成减少,导致红细胞内血红蛋白含量不足,细胞质减少,细胞变小。而缺铁对细胞核的分裂、增殖影响较小,故红细胞数减少的程度不如血红蛋白量减少明显,从而形成小细胞低色素性贫血。

(2)缺铁对非造血系统的影响:①影响肌红蛋白的合成,并使某些与生物氧化、组织呼吸、神经介质的合成和分解有关的酶活性降低,如细胞色素 C、单胺氧化酶、琥珀酸脱氢酶等,出现一些非血液系统症状,如神经系统和消化系统功能改变等。②引起组织器官的异常,如口炎、胃酸缺乏、指甲改变等。③引起细胞免疫功能降低,易患感染性疾病。

1104

营养性缺铁性贫血的发病机制(图片)

📖 **知识链接**

不同时期铁缺乏的表现

正常人体内总铁量的 64%用于合成血红蛋白,32%以铁蛋白及含铁血黄素的形式存在于骨髓、肝和脾内,少量的铁用于合成肌红蛋白,另有极少量的铁存在于含铁酶内及以运转铁的形式存在于血浆中。从缺铁到引起贫血经过三个阶段。①铁减少期:体内储存铁已减少,但供红细胞合成血红蛋白的铁尚未减少。②红细胞生成缺铁期:储存铁进一步耗竭,红细胞生成所需的铁也不足,但循环中血红蛋白量尚未减少。③缺铁性贫血期:出现小细胞低色素性贫血和一些非造血系统的症状。

【护理评估】

1. 健康史　了解母亲孕期有无贫血;评估患儿是否早产、多胎儿,询问患儿的喂养方法及饮食习惯;患儿有无慢性腹泻、消化性溃疡等病史。

2. 身体状况　任何年龄均可发病,以 6 个月~2 岁儿童最多见。

（1）一般表现：起病缓慢，皮肤黏膜逐渐苍白，以口唇、口腔黏膜、甲床等处较为明显。易疲乏，不爱活动，年长儿可诉头晕、眼前发黑、耳鸣。

（2）骨髓外造血表现：肝、脾和淋巴结可轻度肿大，年龄越小，病程越久，贫血越重，则肝脾大越明显。

营养性缺铁性贫血患儿的身体状况（微课）

考点提示：缺铁性贫血的皮肤黏膜表现

（3）非造血系统表现

1）消化系统：食欲缺乏，少数有异食癖（即喜食泥土、墙皮、煤渣等）；可有呕吐、腹泻；可出现口腔炎、舌炎或舌乳头萎缩；重者可出现萎缩性胃炎或吸收不良综合征。

2）神经系统：常有烦躁不安或萎靡不振，精神不集中，记忆力减退，学习成绩下降，智力多数低于同龄儿。

考点提示：缺铁性贫血的消化系统表现

3）循环系统：明显贫血时心率增快，重者心脏扩大，甚至发生心衰。

4）其他：易发生感染，可因上皮组织异常而发生反甲。

知识链接

铅中毒性贫血

铅是可导致多系统、多器官损伤的重金属毒物，广泛存在于大气、土壤、某些食物及食具、油漆等化工用品、儿童玩具和学习用具中，肠道是铅吸收的主要途径，其次为呼吸道。铅对血液系统的影响主要通过抑制血红素合成致血红蛋白减少，并因抑制珠蛋白合成而使红细胞脆性增加、寿命缩短，从而发生贫血。铅中毒性贫血呈小细胞低色素性中度或重度贫血，尿铅定量是诊断最可靠的依据。防治环境污染、保持居住环境清洁、注意个人卫生和经常性非药物性驱铅是避免儿童铅损害的有效对策。

3. 心理-社会支持状况　评估家长对本病病因和预防知识的了解程度及家庭社会经济背景等。评估年长儿因病程缓慢以及学习等问题，是否有自卑、焦虑、厌学等心理。

4. 辅助检查

（1）外周血象：红细胞数及血红蛋白量均降低，血红蛋白量降低更明显。红细胞大小不一，以小细胞为主，中央淡染区扩大，呈小细胞低色素性贫血。网织红细胞数正常或略减少，白细胞及血小板一般无改变。

（2）骨髓象：骨髓增生活跃，以中、晚幼红细胞增生为主。各期红细胞胞质均较少，胞核染色偏蓝，显示胞质成熟程度落后于胞核。粒细胞系及巨核细胞系一般无异常。

（3）铁代谢的相关检查：①血清铁蛋白（SF），是反映体内储存铁情况的敏感指标，$<12\mu g/L$ 时提示缺铁。②红细胞游离原卟啉（FEP），$>0.9\mu mol/L$ 时提示红细胞内缺铁。③血清铁（SI）、总铁结合力（TIBC）、转铁蛋白饱和度（TS），这三项指标反映血浆中铁的含量，通常在缺铁性贫血期出现异常，即 $SI<10.7\mu mol/L$，$TIBC>62.7\mu mol/L$，$TS<15\%$。

5. 治疗原则及主要措施

（1）去除病因：饮食不当者应及时纠正不合理的饮食习惯和食物组成，有偏食者应给予矫正，积极治疗慢性失血性疾病。

（2）铁剂治疗：铁剂治疗有特效。首选口服给药，常用二价铁剂，有硫酸亚铁、富马酸亚铁、葡萄糖酸亚铁等。每日口服元素铁 4~6mg/kg,分 3 次口服。宜从小剂量开始,在 1~2d 内加至足量。注射铁剂因不良反应多,应慎用。一般在口服铁剂无效、无法进行或反应重时应用,常用的注射铁剂有右旋糖酐铁复合物、山梨醇枸橼酸铁复合物。

(3)输血治疗:一般患儿无需输血。重症贫血并发心力衰竭或明显感染者可输血或浓缩红细胞,速度宜慢,应少量分次输注。

【常见护理诊断/问题】

1. 活动无耐力 与贫血致组织器官缺氧有关。

2. 营养失调:低于机体需要量 与铁的供应不足、吸收不良、丢失过多或消耗增加有关。

3. 知识缺乏:家长及年长患儿缺乏营养知识和本病的预防知识。

【护理目标】

1. 患儿倦怠乏力减轻,活动耐力逐渐增强。

2. 家长能正确选择含铁丰富的食物,能遵医嘱协助患儿正确服用铁剂。

3. 家长及年长患儿能叙述其发病的原因,积极配合治疗,纠正不良饮食习惯。

【护理措施】

1. 合理安排休息与活动 生活要有规律,保证足够睡眠。轻、中度贫血患儿,不必严格限制日常活动量,但应避免剧烈运动,活动间歇应让患儿充分休息;重症贫血患儿应根据其活动耐力下降情况,安排活动计划,以不感到疲乏为度;对活动后有明显心悸、气短等表现者,应严格限制活动量,必要时卧床休息、吸氧。

2. 合理安排饮食

(1)指导合理搭配饮食:在营养师指导下制订饮食计划,提供患儿喜爱的含铁丰富且易于吸收的食物,如肉类、鱼类、动物血和肝脏、豆制品等。氨基酸、维生素 C、果糖等可促进铁的吸收,可与含铁食物搭配进食;茶、咖啡、牛乳、植物纤维可抑制铁的吸收,应避免与含铁的食品同食。鲜牛乳必须加热处理后才能喂养婴儿。

> **考点提示:**营养性缺铁性贫血的饮食护理要点

(2)提倡母乳喂养:母乳含铁虽少,但吸收率高达 50%,婴儿 6 个月时要及时添加富含铁的转换期食物。

(3)早产儿及低体重儿生后 2 个月左右遵医嘱给予铁剂预防。

3. 指导正确应用铁剂,观察疗效与药物副作用

(1)口服铁剂:首选口服二价铁剂,宜从小剂量开始,在 1~2d 内加至足量。于两餐之间服药,既减少对胃肠道的刺激,又利于吸收。可与维生素 C、果汁同服,利于吸收。铁剂可使牙变黑,应使用吸管服药。服药后大便变黑,停药后会恢复正常,应向家长说明。

> **考点提示:**铁剂的类型选择及最佳服药时间

(2)注射铁剂:应慎用。要深部肌内注射,每次更换注射部位。采取注射前更换新针头等方法以避免药液漏入皮下组织,造成注射部位皮肤着色、疼痛,产生硬结及炎症。

(3)观察药物副作用:口服铁剂可引起胃肠道反应,如恶心、呕吐、腹泻或便秘、胃部不适或疼痛等,可根据医嘱减量或停药几天,症状好转后再从小剂量开始重新补充。注射铁剂可引起荨麻疹、发热、关节痛等不良反应,甚至发生过敏性休克,应注意观察。

补充铁剂的
注意事项
（微课）

（4）观察疗效：铁剂有效者在用药 2~3d 网织红细胞数开始上升，5~7d 达高峰，2~3 周后下降至正常，血红蛋白量通常 3~4 周恢复正常。一般在血红蛋白达到正常水平后，仍继续服用 6~8 周，以增加铁的储存。如治疗 3~4 周仍无效，注意寻找原因。

4. 心理护理　对注意力不集中、学习成绩下降者，应加强教育与训练，不要歧视、责骂，以减轻患儿的自卑心理；对有异食癖的患儿不要采取粗暴的干预手段。

5. 健康指导　向家长及年长儿讲解本病的相关知识及护理要点。提倡母乳喂养，及时添加含铁丰富的转换期食物，合理搭配饮食，坚持正确用药。贫血纠正后要保持良好的饮食习惯。定期体检，发现贫血及时治疗。做好社会宣教，使全社会认识到缺铁对儿童健康的危害性，使之成为儿童保健工作的重要内容。

【护理评价】

评价患儿：①倦怠乏力症状是否减轻。②活动耐力是否增强。

评价患儿家长：①能否正确选择含铁丰富的食物，合理安排饮食。②能否正确喂服铁剂。

评价患儿家长及年长患儿：是否掌握本病的发病原因，并积极配合治疗与护理。

二、营养性巨幼细胞贫血

📖 导入情景

妞妞自出生即以家养羊乳为主食，4 个月会翻身，6 月时会坐，8 个月时能无意识叫"爸爸"。现在 1 周岁了，但其父母发现孩子最近似乎越来越"傻"了，不但坐不稳，更不会叫"爸爸"，经儿保门诊初诊，确定妞妞患了营养性巨幼细胞贫血。

工作任务：

1. 评估妞妞患本病的相关因素。

2. 指导家长制订正确的喂养方案并对家长进行心理疏导。

营养性巨幼细胞贫血（nutritional megaloblastic anemia，NMA）是由于缺乏维生素 B_{12} 和/或叶酸所引起的一种大细胞性贫血，其临床特点为贫血、神经精神症状、红细胞胞体增大、骨髓中出现巨幼红细胞、红细胞数目减少较血红蛋白量减少更为明显、维生素 B_{12} 和/或叶酸治疗有效。

【概述】

1. 病因　本病的根本原因是缺乏维生素 B_{12} 和/或叶酸。

（1）摄入量不足：单纯母乳喂养未及时添加转换期食物者，人工喂养不当及严重偏食的婴幼儿，其饮食中缺乏肉类、动物肝、肾及绿色蔬菜者，可致维生素 B_{12} 和叶酸缺乏。单纯羊乳喂养者，可致叶酸缺乏。

（2）需要量增加：婴儿生长发育迅速，对维生素 B_{12} 及叶酸的需求量较多；严重感染时维生素 B_{12} 的消耗量增加。

（3）吸收或代谢障碍：食物中的维生素 B_{12} 与胃底壁细胞分泌的糖蛋白结合成复合物，才能在回肠末端吸收,进入血液循环后需与转钴蛋白结合,运送到肝贮存。此过程任何环节异常均可致维生素 B_{12} 缺乏。慢性腹泻、肠切除可致叶酸吸收减少,某些参与叶酸代谢的酶缺陷可使叶酸代谢障碍。

(4)药物影响:长期或大量应用广谱抗生素可抑制肠道细菌合成叶酸;抗叶酸制剂(如甲氨蝶呤)及某些抗癫痫药(如苯妥英钠、苯巴比妥)可致叶酸缺乏。

2. 发病机制

(1)叶酸在叶酸还原酶和维生素 B_{12} 的催化作用后变成四氢叶酸,后者是合成 DNA 所必需的辅酶。维生素 B_{12} 和/或叶酸缺乏时,均引起 DNA 合成减少,使红细胞的分裂和增殖时间延长,而血红蛋白的合成不受影响,出现细胞核发育落后于细胞质,红细胞的胞体增大,形成巨幼红细胞,出现贫血。也会引起粒细胞和巨核细胞的核发育障碍。

(2)维生素 B_{12} 与神经髓鞘中脂蛋白的形成有关,它能保持中枢和外周髓鞘神经纤维的完整功能,当其缺乏时,可引起中枢和外周髓鞘受损,出现神经精神症状。叶酸缺乏主要引起情感改变,机制不详。

【护理评估】

1. 健康史　评估孕母及患儿的饮食习惯;评估患儿的生长发育状态;了解患儿既往疾病史、用药史等。

2. 身体状况　起病缓慢,以 6 个月~2 岁儿童多见。

(1)一般表现:多呈虚胖或颜面轻度水肿,毛发稀疏发黄,严重病例可有皮肤出血点或瘀斑。

(2)贫血表现:皮肤呈蜡黄色,睑结膜、口唇、指甲等处苍白,偶有轻度黄疸,疲乏无力,常伴有肝、脾大。

(3)神经精神症状:可出现烦躁不安、易怒等。维生素 B_{12} 缺乏者表现为表情呆滞、反应迟钝、嗜睡、少哭不笑、智力和动作发育落后甚至倒退等。重症者可出现肢体、躯干、头部和全身不规则的震颤,甚至抽搐、感觉异常、腱反射亢进、踝阵挛等。

考点提示:营养性巨幼细胞贫血的神经精神症状

营养性巨幼细胞性贫血患儿的身体状况(微课)

(4)消化系统症状:可有厌食、恶心、呕吐、腹泻和舌炎等。

3. 心理-社会支持状况　评估患儿家长对防治贫血知识的了解程度以及心理状态,评估患儿的家庭环境状况。

4. 辅助检查

(1)外周血象:红细胞数与血红蛋白量均降低,但以红细胞数目的减少更为明显,呈大细胞性贫血;血涂片可见红细胞大小不等,以大者为多,可见巨幼变的有核红细胞和中性粒细胞核分叶过多现象;网织红细胞、白细胞、血小板计数常减少。

考点提示:营养性巨幼细胞贫血外周红细胞形态

(2)骨髓象:增生明显活跃,以红细胞系增生为主;粒、红系统均出现巨幼样变,表现为胞体变大,核染色质粗松,细胞核的发育落后于胞质;中性粒细胞和巨核细胞核有分叶过多现象。

(3)血生化:血清维生素 B_{12} <100ng/L(正常 200~800ng/L),叶酸<3μg/L(正常 5~6μg/L)。

5. 治疗原则及主要措施　去除病因,加强营养,防治感染;补充维生素 B_{12} 和叶酸;有明显神经精神症状者以维生素 B_{12} 治疗为主,必要时可应用镇静剂;除极重病例外,一般不需输血。

【常见护理诊断/问题】

1. 活动无耐力　与贫血致组织器官缺氧有关。

2. 营养失调:低于机体需要量　与维生素 B_{12} 和/或叶酸缺乏有关。

3. 生长发展迟缓　与营养不足、贫血及维生素 B_{12} 缺乏影响生长发育有关。

【护理措施】

1. 合理安排休息与活动　参见"营养性缺铁性贫血"的护理措施。烦躁、震颤重者及抽搐者可遵医嘱给予镇静剂。

2. 合理指导营养　改善乳母的营养。婴幼儿及时添加富含维生素 B_{12} 的食物,注意饮食均衡,合理搭配。对年长儿要防止偏食、挑食,养成良好的饮食习惯。对震颤严重不能吞咽者可改用鼻饲。遵医嘱补充维生素 B_{12} 和叶酸。恢复期应加用铁剂,防止红细胞生成增加时铁剂不足。

3. 观察用药效果　应用维生素 B_{12} 和/或叶酸 2~4d 后,患儿精神症状好转,食欲增加,网织红细胞 2~4d 开始上升,6~7d 达高峰,2 周后降至正常。2~6 周红细胞数和血红蛋白量恢复正常,但神经精神症状恢复较慢。

4. 监测生长发育　评估患儿体格、智力、运动发育情况,耐心教养,逐渐训练坐、立、行等运动功能,促进动作和智力发育。

5. 健康指导　讲解本病的临床表现和预防措施,提供相关营养知识;及时治疗影响维生素 B_{12} 和叶酸吸收及代谢的疾病,合理用药。

第四节　免疫性血小板减少症

免疫性血小板减少症(immune thrombocytopenia,ITP)既往称为特发性血小板减少性紫癜,是儿童最常见的出血性疾病。其临床特点是皮肤、黏膜自发性出血,血小板减少,血小板抗体增高,束臂试验阳性,出血时间延长和血块收缩不良。

目前认为 ITP 是一种自身免疫性疾病。患儿发病前常有病毒感染史,但病毒感染不是血小板减少的直接原因,而是感染后机体产生了相应的血小板相关抗体(PAIgG、PAIgM、PAIgA),这类抗体与血小板结合或抗原-抗体复合物附着于血小板表面,导致单核-吞噬细胞系统对血小板的吞噬、破坏增加,从而引起血小板减少。血小板和巨核细胞有共同抗原性,血小板相关抗体同样作用于骨髓中巨核细胞,导致巨核细胞成熟障碍,使血小板进一步减少。

> 考点提示:儿童最常见的出血性疾病

【护理评估】

1. 健康史　详细询问患儿发病前 1~3 周是否有上呼吸道感染、流行性腮腺炎、风疹等病史,近期有无接种疫苗史;有无皮肤、黏膜自发性出血表现。

> 考点提示:ITP 的突出表现

2. 身体状况　ITP 各年龄期均可发病,以 1~5 岁多见,冬春季发病较多。常于发病前 1~3 周有病毒感染史。以自发性皮肤、黏膜出血为突出表现,多为针尖大小皮下或皮内出血点,或为瘀斑、紫癜,分布不均匀,尤以四肢及易碰撞部位多

> 考点提示: ITP 出血常见部位

见。常有鼻出血或牙龈出血,青春期女性可有月经量过多。少数有结膜下出血和视网膜出血、便血、呕血和血尿。颅内出血少见,一旦发生,预后不良,是 ITP 致死的主要原因。

3. 心理-社会支持状况　评估患儿及家长的心理状态及对本病的认知程度,了解家庭环境及经

ITP 的皮肤紫癜(图片)

济状况。

4. 辅助检查

（1）外周血象：血小板计数<100×10⁹/L。血小板<50×10⁹/L 时可见自发性出血，<20×10⁹/L 时出血明显；失血较多时可有贫血；白细胞计数正常。

（2）骨髓象：巨核细胞数正常或增多，幼稚巨核细胞比例增加，而产生血小板的成熟巨核细胞减少。

（3）血小板相关抗体测定：PAIgG 含量明显增高。

（4）其他：束臂试验阳性，出血时间延长，凝血时间正常，血块收缩不良。

5. 治疗原则及主要措施

（1）预防创伤性出血：避免外伤，避免使用抑制血小板功能的药物，如阿司匹林。

（2）糖皮质激素：早期、大量、短程应用，疗程一般不超过 4 周。

（3）大剂量静脉滴注丙种球蛋白。

（4）其他治疗：严重出血危及生命时可输注血小板；贫血者可输入浓缩红细胞；慢性病例可应用利妥昔单抗或行脾切除术。

【常见护理诊断/问题】

1. 皮肤黏膜完整性受损　与血小板减少致皮肤黏膜出血有关。

2. 潜在并发症：脏器出血。

3. 有感染的危险　与应用糖皮质激素和/或免疫抑制剂导致免疫功能下降有关。

4. 恐惧　与严重出血有关。

【护理措施】

1. 防治出血

（1）协助止血：口、鼻黏膜出血时，可用浸有 1% 麻黄碱或 0.1% 肾上腺素的纱条、棉球或明胶海绵局部压迫止血。无效者，请耳鼻喉科医生用油纱条填塞，2～3d 后更换。遵医嘱给止血药，必要时输同型血小板。

（2）避免外伤：①急性期要减少活动，尤其注意保护头部；有明显出血者要卧床休息。②尽量减少肌内注射及深静脉穿刺，如必须操作，要延长局部压迫时间，防止深部血肿。③禁食坚硬、多刺食物，使用软毛牙刷。④避免接触坚硬、锐利的用具，床头、床栏、家具的尖角要用软垫包好。⑤保持大便通畅，以免用力排便致腹压增高而诱发颅内出血。

2. 密切观察病情变化

（1）监测血小板计数，注意有无自发性出血症状。

（2）监测生命体征及病情变化：如患儿面色苍白，呼吸、脉搏增快，出冷汗，血压下降，提示出血性休克。出现烦躁、嗜睡、头痛、呕吐，甚至惊厥、昏迷等提示颅内出血。消化道出血常伴腹痛、便血。肾出血者可伴腰痛、血尿等。

3. 预防感染　注意个人卫生，保持出血部位清洁，严格无菌技术操作，避免接触感染者。

4. 心理护理　出血及止血等技术操作可使患儿产生恐惧心理，表现为不合作、哭闹等，因此，操作前应做好解释工作，以取得患儿的合作。

5. 健康指导　指导家长及年长儿学会预防损伤，如避免接触锐器、避免进行剧烈对抗性运动等。告知要自我保护，如避免与感染者接触，预防感冒，忌用阿司匹林等药物。教会家长及年长儿识别出血征象，学会压迫止血方法，发现出血立即就医。

第五节 急性白血病

白血病（leukemia）是造血组织中某一血细胞系统过度增生，浸润到各组织和器官，从而引起一系列临床表现的恶性血液病，是我国最常见的儿童恶性肿瘤。据调查，我国10岁以下儿童白血病的发生率为3/10万~4/10万，男性高于女性，急性白血病占90%~95%，慢性白血病仅占3%~5%。

【概述】

1. 病因 病因不明，可能与下列因素有关。

（1）病毒感染：已经证明，属于RNA病毒的反转录病毒（又称人类T细胞白血病病毒）可引起人类T淋巴细胞白血病。

（2）理化因素：接触电离辐射、放射线、核辐射者发生率明显高于正常者；苯及其衍生物、氯霉素和细胞毒药物均可诱发白血病。

（3）遗传素质：患有遗传性疾病或严重联合免疫缺陷的患儿，其白血病的发病率明显高于普通儿童；单卵孪生儿中一个患白血病，另一个患白血病的概率为20%，比双卵孪生儿的发病率高12倍。

2. 分类和分型 根据增生的白细胞种类不同，分为两大类，即急性淋巴细胞白血病（急淋，ALL）与急性非淋巴细胞白血病（急非淋，ANLL）。儿童ALL发病率最高，为70%~85%。目前主要采用形态学（M）、免疫学（I）、细胞遗传学（C）和分子生物学（M），即MICM综合分型，以指导治疗和判断预后。其中根据形态学将ALL分为L1、L2、L3三型，将ANLL分为M0~M7共8个亚型。

【护理评估】

1. 健康史 了解患儿有无病毒感染史，有无接触电离辐射、苯及其衍生物制品，有无使用细胞毒性药物、氯霉素等药物史，其母孕期有无接触放射物质，询问家族史和既往史。询问患儿的起病情况及发热、贫血、出血、白血病细胞浸润等症状的程度及发生时间等。

2. 身体状况 各型白血病的临床表现大致相同，主要有以下表现：

（1）起病：大多较急。早期症状有精神不振、食欲低下、乏力、面色苍白、牙龈出血、鼻出血等。少数患儿以发热和类似风湿热的骨、关节疼痛为首发症状。

（2）发热：多数患儿起病即发热，热型不定。白血病性发热多为低热，抗生素治疗无效。合并感染多为高热。

（3）贫血：出现较早，并随病情的发展而加重，表现为面色苍白、虚弱无力、活动后气促等。

（4）出血：出血以皮肤、黏膜多见，表现为紫癜、瘀斑、鼻出血、牙龈出血、消化道出血及血尿，偶有颅内出血，是引起死亡的重要原因之一。贫血和出血主要是由于白血病细胞浸润骨髓，使骨髓造血干细胞受抑制所致。

（5）白血病细胞浸润引起的症状和体征

1）肝、脾、淋巴结肿大：淋巴结肿大多局限颈部、颌下、腋下及腹股沟等处。

> 👉 考点提示：白血病细胞浸润表现

2）骨和关节浸润：多见骨、关节疼痛，部分呈游走性关节痛，常伴胸骨压痛。

3）中枢神经系统浸润：白血病细胞侵犯脑实质和/或脑膜时即造成中枢神经系统白血病（CNSL），常见症状为颅内压增高，出现头痛、呕吐、嗜睡、视盘水肿等；如侵犯脑膜出现脑膜刺激征；也可有惊厥，甚至昏迷；脑脊液中可发现白血病细胞。

> 👉 考点提示：白血病复发的主要原因

因多数化疗药不能透过血-脑屏障,CNSL 多见于化疗后缓解期,是导致白血病复发的主要原因。

4)睾丸白血病:白血病细胞侵犯睾丸时即引起睾丸白血病(TL),表现为局部肿大、触痛,阴囊皮肤可呈红黑色。因化疗药物不易进入睾丸,TL 也是导致白血病复发的重要原因。

5)绿色瘤:是急性粒细胞白血病的特殊表现,系白血病细胞浸润颅骨、眶骨、胸骨等,在局部隆起形成绿色瘤。

6)其他器官浸润:也可浸润皮肤、心脏、消化系统、肾脏等组织器官而出现相应的症状和体征。

3. 心理-社会支持状况　评估患儿家长及患儿的心理状况,了解其对病情的认识程度及对突发事件的应对能力。评估家庭环境对治疗的支持度,社区资源对治疗与护理的支持度。

4. 辅助检查

(1)外周血象:呈正细胞正色素性贫血,网织红细胞数较低。血小板减少。白细胞计数高低不一,增高者约占 50% 以上,分类以原始和幼稚细胞为主,成熟中性粒细胞减少。

(2)骨髓象:是确诊和判定疗效的重要依据。典型表现为该类型白血病的原始和幼稚细胞极度增生,幼红细胞及巨核细胞减少,少数患儿表现为骨髓增生低下。

(3)组织化学染色和溶菌酶检查:有助于鉴别白血病细胞类型。

5. 治疗原则及主要措施　采取以化疗为主的综合治疗。包括支持治疗、造血干细胞移植等。

化疗的目的是杀灭白血病细胞,解除白血病细胞浸润引起的症状,使病情缓解,并巩固治疗效果,减少耐药而治愈。通常按次序、分阶段进行。①诱导缓解:联合数种化疗药物,最大限度地杀灭白血病细胞,以尽快达到完全缓解。②巩固治疗:在缓解状态下最大限度杀灭微小残留白血病细胞,防止早期复发。③预防髓外白血病:防止发生 CNSL 和 TL,预防复发和治疗失败,使患儿获得长期生存。④维持治疗:巩固疗效,达到长期缓解或治愈。持续完全缓解 2.5 ~ 3.5 年者方可停止治疗,停药后尚需继续追踪数年。

1109

儿童白血病常用化疗药物简介(拓展阅读)

📖 **知识链接**

造血干细胞移植

　　造血干细胞移植(hematopoietic stem cell transplantation,HSCT)是指患者经化疗和/或放疗后,在造血或免疫功能极度低下的情况下,移植自体的或同种异体的造血干细胞,从而达到重建造血与免疫功能的一种新的治疗技术。造血干细胞的来源分为骨髓、外周血、胎肝血、脐血以及纯化的 CD34$^+$细胞移植。现今 HSCT 已被应用于越来越多的疑难疾病的治疗,如恶性肿瘤、再生障碍性贫血、原发性免疫缺陷病、先天性代谢异常等,但 HSCT 也是一种高风险(移植相关合并症及死亡)、高投入(经济承受力)的医疗手段,即使移植成功,仍存在着复发的可能性,因此,要严格掌握移植适应证及移植时机。

【常见护理诊断/问题】

1. 体温过高　与大量白血病细胞浸润、坏死和/或感染有关。

2. 活动无耐力　与贫血致组织、器官缺氧有关。

3. 营养失调:低于机体需要量　与消耗增加、药物不良反应有关。

4. 有感染的危险　与白细胞减少、免疫功能低下有关。

5. 疼痛 与白血病细胞浸润有关。

6. 潜在并发症:出血、药物副作用。

7. 恐惧 与病情重、侵入性治疗、预后不良有关。

【护理措施】

1. 维持体温正常 监测体温变化,遵医嘱给予退热药物,并观察降温效果。

2. 休息与营养 患儿需卧床休息,但一般不需绝对卧床,重病长期卧床者应常更换体位,预防压疮。加强营养,给予高热量、高蛋白、高维生素、清淡易消化的饮食,不能进食者要静脉补充。

3. 预防感染

(1)保护性隔离:与其他病种患儿分室居住,免疫功能明显低下者应住单间。房间每日消毒,有条件者住空气层流室或无菌单人层流床。限制探视人数,感染者严禁探视。接触患儿前认真洗手。

(2)注意个人卫生:教会家长及年长儿正确的洗手方法。保持口腔清洁,进食前后以温开水或漱口液漱口。勤换衣裤,每日沐浴,保持皮肤清洁。保持大便通畅,便后用温开水或盐水清洁肛周,以防肛周感染。

(3)严格按规程执行无菌技术操作。

(4)避免预防接种:免疫功能低下者,应避免接种水痘、麻疹等疫苗及口服脊髓灰质炎糖丸。

(5)注意观察早期感染征象:监测生命体征,检查有无牙龈、咽部、皮肤等处的红、肿、痛,注意肛周及会阴有无异常。发现感染先兆,及时遵医嘱应用敏感抗生素。

(6)中性粒细胞很低者,遵医嘱注射集落刺激因子,促进中性粒细胞合成增加,增强机体抵抗力。

4. 减轻疼痛 根据疗程选用适宜的静脉给药技术,如静脉留置针、PICC、植入式静脉输液港(PORT)等,以减少穿刺次数;运用适当的非药物性镇痛技术或遵医嘱用镇痛药,并评估镇痛效果。

5. 防止出血 参见本章第四节"ITP 的护理措施"。

6. 用药护理

(1)正确给药:熟悉各种化疗药物的药理作用和特性,了解化疗方案及给药途径。静脉给药前,应确认静脉通畅,方可输入,发现渗漏应立即停止注射,并作局部处理。某些药物(如左旋门冬酰胺酶 L-ASP)可致过敏反应,用药前应询问用药史及过敏史,用药过程中要观察有无过敏反应。光照可使某些药物(如依托泊苷 VP16,替尼泊苷 VM26)分解,静脉滴注时应避光。鞘内注射时浓度不宜过大,缓慢推入,术后应去枕平卧 4~6h。护士应用化疗药及护理操作时要注意自我保护。

(2)观察及处理药物不良反应:大多数化疗药物均可致骨髓抑制,应监测血象,密切观察有无感染、出血、贫血征象。监测药物不良反应,恶心、呕吐严重者,用药前半小时给止吐药。有口腔溃疡者,宜给清淡、易消化的流质或半流质温凉饮食,疼痛明显者进食前可给局麻药或敷以溃疡膜、溃疡糊剂。环磷酰胺可致出血性膀胱炎,应保证摄入足够液量。告知家长及年长儿,某些药物可致脱发、满月脸及情绪改变等。密切监测用药过程中的心脏、肾脏、皮肤等组织器官损害的表现,一旦发生立即采取适当的护理措施。

7. 心理护理

(1)向患儿及家长讲解本病的相关知识及国内外的治疗进展和预后情况,如 ALL 完全缓解率可达 95% 以上,5 年无病生存率可达 70%~85%;ANLL 的初治完全缓解率也已达 80% 左右,5 年无病生存率达 40%~60%,使其树立战胜疾病的信心。

(2)进行各项诊疗、护理操作前,要向家长及患儿充分告知其意义、操作步骤、配合要点及可能出现的不良反应,以减轻其恐惧心理。

(3)告知家长化疗方案、用药目的、药物副作用及相关必要检查,使其能理解、坚持化疗。某些药物会导致脱发,要提前告知家长及患儿,备好帽子、纱巾、假发。应用糖皮质激素会出现暂时性满月脸及情绪改变,要多关心爱护患儿。

(4)为新老患儿及家长提供相互交流的机会,交流成功的护理经验、采取的积极应对措施等,从而提高自护和应对能力。

(5)重视患儿的情感支持和心理疏导,化疗间歇期患儿可酌情参加学校学习,鼓励患儿体格锻炼,使患儿在治疗疾病的同时,心理及智力也得以正常发展。

8. 健康指导 讲解白血病相关知识,告知家长坚持按时化疗的重要性。教会家长及患儿预防出血和感染的措施,告知其出血及感染的征象,教会其止血方法。鼓励患儿进行适宜的体格锻炼,增加抵抗力。定期随访,监测治疗方案的执行情况。

（王敬华）

思考与练习

1. 患儿,男,1.5岁,因"发热、咳嗽3d"入院。患儿母乳喂养,未正规添加转换期食品。近2个月来少动,不活泼,经常患"感冒"。体格检查:贫血貌,颌下、双侧腋下、腹股沟可触及黄豆粒大淋巴结,双肺可闻及少量中小水泡音,肝脏右肋下2.5cm,脾脏左肋下1.5cm。入院诊断:支气管肺炎、营养性缺铁性贫血。

(1)指导家长正确喂养患儿及补充铁剂。

(2)解释患儿易患呼吸道感染及肝、脾、淋巴结肿大的原因。

(3)如何做好家长的健康指导?

2. 患儿,女,1岁半。因"面色苍黄2月余、四肢震颤1月余"入院。患儿人工喂养,喜素食。体格检查:贫血貌,四肢可见震颤,入院诊断:营养性巨幼细胞贫血。

(1)患儿的首优护理诊断是什么?

(2)患儿的外周血象可能发生哪些改变?

(3)做好家长和患儿的人文关怀护理。

扫一扫,
看总结

扫一扫,
测一测

第十二章　神经系统疾病患儿的护理

扫一扫，
自学汇

第一节　急性细菌性脑膜炎

📖 导入情景

赵女士的儿子,9个月大,母乳喂养。2d前开始发热、哭闹,赵女士以为是"感冒",在家口服感冒药治疗。昨天孩子哭闹加重并用手拍打头部,不吃奶,精神差,当晚出现呕吐。

今晨孩子突然出现四肢抽动、人事不省。赵女士立即拨打120,急诊来医院,经查体、做脑脊液检查,初步诊断为急性细菌性脑膜炎。

工作任务:

1. 正确做出首优的护理诊断。
2. 做好病情观察的护理。

急性细菌性脑膜炎(bacterial meningitis)也称化脓性脑膜炎(purulent meningitis,PM),临床简称化脑,是各种化脓性细菌引起的脑膜炎症。临床上以急性发热、惊厥、意识障碍、颅内压增高、脑膜刺激征和脑脊液脓性改变为特征。是婴幼儿时期常见的中枢神经系统感染性疾病。随着脑膜炎球菌、流感嗜血杆菌和肺炎链球菌疫苗的接种以及对本病诊治水平的不断提高,本病的发病率和病死率明显下降。

❓ 🔍 ✏️

【概述】

1. 致病菌　常见病原菌随年龄而异。新生儿主要致病菌为大肠埃希菌等革兰氏阴性杆菌和B族链球菌（GBS）等；<3个月的婴儿以革兰氏阴性杆菌（如大肠埃希菌和铜绿假单胞菌等）和金黄色葡萄球菌多见；3个月～3岁婴幼儿以流感嗜血杆菌、肺炎链球菌和脑膜炎双球菌多见；学龄前和学龄期儿童以脑膜炎双球菌、肺炎链球菌、流感嗜血杆菌和金黄色葡萄球菌多见。

> 考点提示：新生儿和年长儿化脑最常见的致病菌

2. 侵入途径

（1）通过血流是最常见的途径。致病菌大多由上呼吸道入侵血流，即菌血症。新生儿皮肤、脐部或胃肠道黏膜也常是致病菌入侵的门户。当机体防御功能降低时，细菌易通过血-脑屏障到达脑膜。

> 考点提示：化脑的最常见感染途径

（2）邻近组织器官感染，如中耳炎、乳突炎等扩散波及脑膜。

（3）与颅腔存在直接通道，如颅骨骨折、皮肤窦道或脑脊膜膨出等，细菌可直接进入蛛网膜下腔。

【护理评估】

1. 健康史　起病前有无呼吸道、消化道或皮肤感染的病史；新生儿应询问出生史、脐部感染史；婴幼儿有无中耳炎等。

2. 身体状况

（1）典型表现：①感染中毒及急性脑功能障碍症状，发热、烦躁不安和进行性加重的意识改变，逐渐从精神萎靡、嗜睡、昏睡、昏迷到深度昏迷，约30%患儿有反复的惊厥发作。脑膜炎双球菌感染常有皮肤瘀点、瘀斑和休克。②颅内压增高，包括头痛、呕吐，婴儿则有前囟饱满与张力增大等。合并脑疝时，表现突然意识障碍加重，呼吸不规则、瞳孔不等大等。③脑膜刺激征，以颈项强直最常见，Kernig征和Brudzinski征阳性。

> 考点提示：化脑的典型表现

（2）不典型表现：新生儿和3个月以内婴儿表现多不典型。①发热可有可无，甚至体温不升。②颅内压增高表现多不明显，幼婴不会诉头痛，可仅有吐奶、尖叫或颅缝分离等。③惊厥表现不典型，如仅见面部、肢体抽动，或呈发作性眨眼、呼吸不规则、屏气等。

（3）并发症和后遗症：可出现硬脑膜下积液、脑室管膜炎、抗利尿激素异常分泌综合征和脑积水等并发症。可遗留各种神经功能障碍，如神经性耳聋、智力障碍、脑性瘫痪、癫痫等后遗症。

📖 **知识链接**

硬脑膜下积液

30%～60%的化脓性脑膜炎可并发硬脑膜下积液，主要发生在1岁以内，以肺炎链球菌或流感嗜血杆菌脑膜炎为多见。凡经有效治疗48～72h后脑脊液好转，但体温不退或退而复升；或一般症状好转后又出现意识障碍、惊厥、前囟隆起等颅压增高症状，首先应考虑并发本症。头颅透光检查和CT扫描可协助诊断，硬膜下穿刺抽出液体有助于确诊。抽出的积液应做常规和细菌学检查。

颅骨透照试验
（组图）

3. 心理-社会支持状况 本病起病急、表现重,会给患儿及家长带来极大的焦虑、恐惧和不安。因此,应注意评估家长对本病相关知识的掌握程度、心理状况和经济承受能力。

> 考点提示:化脑的脑脊液变化特点

4. 辅助检查

(1)脑脊液检查:是确诊本病的重要依据。正常脑脊液外观清亮透明,压力 0.69~1.96kPa,白细胞计数不超过 $10×10^6/L$(婴儿<$20×10^6/L$),蛋白定量 0.2~0.4g/L,糖含量 2.8~4.5mmol/L,氯化物 117~127mmol/L。化脓性脑膜炎的典型病例表现为外观浑浊似米汤样,压力增高,白细胞计数多达 $1000×10^6/L$ 以上,分类以中性粒细胞为主,蛋白含量增多,糖和氯化物含量明显降低。脑脊液涂片检查和培养可进一步明确致病菌。

(2)血培养:在使用抗生素前做血培养,以帮助确定病原菌。

(3)皮肤瘀点、瘀斑涂片:是发现脑膜炎双球菌重要而简便的方法。

(4)血常规:白细胞计数及中性粒细胞大多明显增高。但严重感染者白细胞计数可能减少。

(5)影像学检查:可行头部 MRI 或 CT 检查,明确脑部病变,及时发现并发症。

5. 治疗原则及主要措施 原则是控制感染、对症处理和支持疗法。

(1)抗生素治疗

1)用药原则:应选用对病原菌敏感、易透过血-脑屏障的抗生素,早期、足量、足疗程静脉给药。

2)抗生素选择:病原菌未明确前,先选用覆盖最可能病原菌的经验性抗生素治疗。早期新生儿推荐氨苄西林加头孢噻肟;晚期新生儿推荐万古霉素加头孢噻肟或头孢他啶;>1 个月的患儿推荐万古霉素加一种第三代头孢菌素(头孢曲松或头孢噻肟)为初始治疗方案。病原菌明确后,应根据药敏试验结果选择抗生素。

3)疗程:流感嗜血杆菌和肺炎链球菌性脑膜炎疗程 10~14d;脑膜炎球菌者疗程 7d;金黄色葡萄球菌和革兰氏阴性杆菌者疗程应达到 21d 以上。

(2)糖皮质激素:一般选用地塞米松静脉注射,连用 2~3d。

(3)对症和支持治疗:降温,控制惊厥,降低颅内压,维持水、电解质平衡。

(4)并发症的治疗

1)硬脑膜下积液:量少无需处理,多时行穿刺抽液或外科手术引流。

2)脑室管膜炎:可行侧脑室穿刺引流,并注入抗生素。

3)脑积水:可行正中孔粘连松解、导水管扩张及分流术等。

【常见护理诊断/问题】

1. 体温过高 与细菌感染有关。

2. 潜在并发症:颅内压增高。

3. 有受伤的危险 与惊厥发作有关。

4. 营养失调:低于机体需要量 与摄入不足、机体消耗增多有关。

5. 焦虑 与家长对本病预后不良的担心有关。

【护理目标】

1. 患儿在住院期间体温逐渐恢复正常。

2. 患儿在住院期间无颅内高压发生或发生时能及时发现和处理。

3. 患儿在住院期间无受伤发生。

4. 患儿得到充足营养,满足机体需要。

5. 患儿家长了解疾病相关知识,能配合治疗和护理。

【护理措施】

1. 维持体温正常　保持病室安静、空气新鲜、温湿度适宜。绝对卧床休息,高热者每4h测体温1次,注意观察热型及伴随症状,遵医嘱采取适当降温措施并记录降温效果。鼓励患儿多饮水,热退出汗时应及时更换内衣,注意保暖,做好皮肤及口腔护理。遵医嘱给予抗生素治疗。

2. 密切观察病情

考点提示:化脑的病情观察及并发症的识别

(1)观察生命体征:密切监测体温、脉搏、呼吸、血压等生命体征,观察患儿的意识状态、面色、神志、瞳孔、囟门等变化,详细记录观察结果,早期预测病情变化。若患儿出现意识障碍,囟门隆起和紧张度增高,躁动不安,频繁呕吐,四肢肌张力增高等提示颅内压增高;若呼吸节律深而慢或不规则,瞳孔忽大忽小或两侧不等大,对光反应迟钝,血压升高,应警惕脑疝及呼吸衰竭的发生。应配合医生,给予急救处理。

(2)观察并发症的发生:患儿在治疗过程中高热不退或退而复升,病情不见好转或病情反复,应考虑并发硬脑膜下积液的可能;若患儿烦躁不安、呕吐、惊厥、前囟饱满、颅缝增宽、头围进行性增大,应考虑脑积水的发生。

如发生上述情况应立即报告医生,并做好急救准备工作。

3. 防止外伤　参见本章第三节。

4. 保证营养供应　根据患儿热量需要制订合理的饮食计划,给予高热量、高蛋白、富含维生素的清淡、易消化的流质或半流质饮食,少量多餐。频繁呕吐不能进食者,应静脉补充营养。

5. 心理护理　关心爱护患儿,做好家长基本知识宣教和心理上的支持,消除家长的紧张、焦虑情绪,使其能主动配合治疗和护理。

6. 健康指导　加强预防知识宣传,防治上呼吸道、消化道等感染,按时进行预防接种。根据接受程度对患儿及家长介绍病情,讲解疾病相关知识和护理方法。对恢复期和有神经系统后遗症的患儿,指导家长尽早进行功能训练。

📖 **知识链接**

静脉输注甘露醇出现外渗的处理

遵医嘱静脉输注甘露醇时,一旦发生外渗应立即处理,处理愈早,效果愈好,超过24h损伤多不能恢复。可采用以下方法:①烫伤膏外敷,可起到消肿、镇痛、收敛、促进组织修复的作用。②单纯甘露醇外渗用50%硫酸镁溶液或0.01%酚妥拉明局部湿敷,可改善微循环,消除水肿,减轻对局部组织的损伤。③伴局部淤血时,用0.25%普鲁卡因溶液局部封闭,可减轻或阻止液体的外渗及疼痛反应,减轻局部损伤。

急性细菌性脑膜炎患儿的身体状况及护理措施(微课)

【护理评价】

评价患儿:①是否体温恢复正常。②有无颅内高压发生或发生时能否及时发现和处理。③有无受伤发生。④是否得到充足营养。

评价患儿家长:是否了解疾病相关知识,能否配合治疗和护理。

第二节 病毒性脑炎

病毒性脑炎(viral encephalitis)是由多种病毒感染引起的颅内急性炎症。若病变主要累及脑膜，临床表现为病毒性脑膜炎；若病变主要影响大脑实质，即表现为病毒性脑炎，若脑膜和脑实质同时受累，可称为病毒性脑膜脑炎。

【概述】

1. 致病病毒 目前仅能在1/4～1/3的中枢神经系统病毒感染病例中确定其致病病毒。其中80%为肠道病毒，其次为虫媒病毒、腺病毒、单纯疱疹病毒、腮腺炎病毒和其他病毒等。

> 考点提示:病毒性脑炎的最常见致病病毒

2. 发病机制 病毒经呼吸道或消化道进入淋巴系统内繁殖，然后通过血液循环感染颅外某些脏器；若病毒在定居的脏器中进一步繁殖，可侵入脑或脑膜组织，出现中枢神经系统症状。其病理改变主要是大量病毒对脑组织的直接入侵和破坏，如宿主对病毒抗原发生强烈免疫反应，将进一步导致神经脱髓鞘病变、血管和血管周围脑组织的损伤。

【护理评估】

1. 健康史 询问患儿发病前1～2周有无呼吸道、消化道感染史；有无接触动物、被昆虫叮咬史。

> 考点提示:病毒性脑炎、脑膜炎的主要临床特点

2. 身体状况 病情轻重差异很大，大多数呈自限性。一般病毒性脑炎较脑膜炎严重，重症脑炎易发生急性期死亡或留有后遗症。

(1)病毒性脑炎:起病急，因病变部位和范围不同，可表现为不同类型。①大多患儿为弥漫性大脑病变，表现为发热、反复惊厥发作、不同程度的意识障碍和颅内压增高症状，患儿可有嗜睡、昏睡、昏迷甚至去大脑皮质状态等不同程度的意识改变。②有的患儿主要累及额叶皮质运动区，常以反复惊厥发作为主要表现。③如病变主要累及额叶底部和颞叶边缘系统，表现为精神情绪异常，如躁狂、幻觉、失语以及定向力、计算力和记忆力障碍等。其中以单纯疱疹病毒引起者最严重，常合并惊厥和昏迷，病死率高。④亦有以偏瘫、单瘫、四肢瘫或各种不自主运动为主要表现者。不少患儿可同时兼有上述多种类型的表现。

(2)病毒性脑膜炎:急性起病，或先有上呼吸道感染或前驱传染性疾病，主要表现为发热、呕吐、嗜睡，年长儿诉头痛，婴儿则烦躁不安、易激惹，可有颈项强直等脑膜刺激征。很少有严重意识障碍、惊厥以及局限性神经系统体征。病程大多1～2周。

(3)病毒性脑膜脑炎:同时兼有病毒性脑炎和脑膜炎的表现。

3. 心理-社会支持状况 评估家长对本病病因及预后的认识程度；评估家长的心理状况，尤其因担心后遗症而出现紧张、焦虑和恐惧等心理反应。

> 考点提示:病脑的脑脊液变化特点

4. 辅助检查

(1)脑脊液检查:外观清亮，压力正常或增高，白细胞数正常或轻度增多，一般少于$300×10^6$/L，早期以中性粒细胞为主，晚期以淋巴细胞为主，蛋白含量正常或轻度增高，糖和氯化物含量正常。涂片和培养无细菌发现。

(2)脑电图:以弥漫性或局限性异常慢波背景活动为特征。但脑电图变化是非特异性的，只能提示脑功能异常。

(3)病毒学检查:部分脑脊液病毒培养及特异性抗体检测阳性。

(4)影像学检查:头部 CT 和 MRI 检查可协助诊断。

5. 治疗原则及主要措施 无特异性治疗。急性期正确的支持和对症治疗是关键。

(1)对症治疗:卧床休息,降温、控制惊厥、防治脑水肿和降低颅内压等。

(2)支持疗法:维持水、电解质平衡与合理的营养供给,对营养状况不良者给予静脉营养。

(3)抗病毒治疗:阿昔洛韦是治疗疱疹病毒性脑炎的首选药物,更昔洛韦对治疗巨细胞病毒感染有效,利巴韦林对控制 RNA 病毒有效。疗程均为 10~14d。

【常见护理诊断/问题】

1. 体温过高 与病毒血症有关。

2. 有受伤的危险 与惊厥发作有关。

3. 急性意识障碍 与脑实质炎症有关。

4. 躯体活动障碍 与昏迷、瘫痪有关。

5. 潜在并发症:颅内压增高。

【护理措施】

1. 维持正常体温 参见本章第一节。

2. 防治外伤 参见本章第三节。

3. 促进脑功能恢复 卧床休息,保持安静,减少刺激,为患儿提供保护性看护和日常生活护理。遵医嘱给予吸氧、应用抗病毒药物、镇静剂、脱水剂等。

4. 促进肢体功能恢复

(1)急性期保持瘫痪肢体呈功能位,病情稳定后,及早督促或帮助患儿进行肢体的被动和主动功能锻炼,促进肢体功能的恢复,并采取保护措施,防止受伤。

(2)昏迷患儿做好日常生活护理及个人卫生,取平卧位时,一侧背部稍垫高,使头偏向一侧,以利于分泌物排出。每2h翻身拍背1次,促进排痰,预防坠积性肺炎。适当使用气垫或海绵垫等,预防压疮。尿潴留时可留置导尿管,并定时给予膀胱冲洗。

5. 密切观察病情 监测意识、呼吸和瞳孔变化,警惕脑水肿、脑疝和中枢性呼吸衰竭的发生(具体参见本章第一节)。

6. 心理护理 参见本章第一节。

7. 健康指导 参见本章第一节。

第三节 惊 厥

📖 导入情景

宝宝8个月,昨晚因洗澡时受凉,出现流鼻涕、发热,家长测体温39.5℃,随即给宝宝服退热药,但效果不明显。1h前突然出现全身抽动,口吐白沫,持续约2min。爸爸妈妈急带宝宝入院就诊。初步诊断为急性上呼吸道感染、热性惊厥。

工作任务:

1. 提出首要护理诊断并制订相应的护理措施。

2. 对家长进行相关预防知识的宣教。

惊厥(convulsions)是由于脑大量神经元一过性同步化放电导致所涉及的随意肌不可控制地抽搐和肌张力改变,可以是部分身体(局灶性),也可以是全身性(全面性)。惊厥是儿科最常见急症之一,发生率为4%~6%,较成人高10~15倍。以婴幼儿多见,年龄越小,发生率越高。

很多因素可引起惊厥,常见病因如下:

(1)感染性病因

考点提示:引起惊厥的常见原因

1)颅内感染:细菌、病毒、寄生虫、真菌等引起的脑炎或脑膜炎等。

2)颅外感染:热性惊厥、感染中毒性脑病、破伤风等。

(2)非感染性病因

1)颅内疾病:颅脑损伤与出血、先天脑发育畸形、颅内占位性病变、癫痫等。

2)颅外(全身性)疾病:缺氧缺血性脑病、代谢性疾病(如水电解质紊乱)、遗传代谢性疾病(如苯丙酮尿症)、中毒(如灭鼠药、农药、中枢神经兴奋药等)、心源性疾病(如急性心源性脑缺氧综合征、法洛四联症)、肾源性疾病(如尿毒症、肾性高血压脑病)等。

【护理评估】

1. 健康史　询问患儿的出生史,包括是否有窒息、产伤、缺氧缺血性脑病等;了解患儿有无发热及呼吸道、消化道等感染史,有无脑外伤、癫痫史等。

2. 身体状况　根据病因和神经系统受累部位不同,其发作形式和严重程度不同。

(1)惊厥发作:主要表现全身或局部肌群突然发生的强直性或阵挛性抽动,可伴有不同程度的意识障碍。全面性惊厥发作时,表现为突然意识丧失、双眼凝视、斜视或上翻,面部及四肢等全身骨骼肌呈强直性或阵挛性抽搐、面色发青,发作持续数秒钟至几分钟或更长,发作停止后多昏睡、疲乏。新生儿和小婴儿惊厥发作常不典型,多为微小发作,如呼吸暂停、双眼凝视、反复眨眼、咀嚼、面部或肢体局部抽动等。

(2)惊厥持续状态:1次惊厥发作持续30min以上,或反复多次发作持续>30min,且发作间期意识不能恢复至发作前的基线状态,称为惊厥持续状态。

(3)热性惊厥(febrile seizures,FS):发病年龄为3个月~5岁,发热初起或体温快速上升期突然出现惊厥,排除颅内感染以及其他导致惊厥的任何急性疾病,既往也没有无热惊厥的病史,即可诊断为热性惊厥。

FS是儿童最常见的惊厥性疾病,患病率为2%~5%。其发病机制与儿童大脑发育未成熟、遗传易感性以及感染等有关。70%以上发生于上呼吸道感染患儿。

临床上分为单纯型热性惊厥和复杂型热性惊厥两型,具体表现和鉴别要点见表12-1。

表12-1　单纯型热性惊厥与复杂型热性惊厥的临床特点

	单纯型热性惊厥	复杂型热性惊厥
占FS的比例	75%	25%
起病年龄	6个月~5岁	<6个月、>5岁儿童
发作形式	全身性发作	局灶性或全身性发作
持续时间	多短暂、<10min	时间长、>10min
发作次数	一次热程仅1次,偶有2次	24h内可多次发作
神经系统异常	阴性	可阳性
惊厥持续状态	少有	可常见

3. 心理-社会支持状况　评估年长患儿心理变化,有无恐惧再发作心理。评估家长在患儿发作时有无恐惧,病情缓解后有无焦虑、紧张等情绪。

4. 辅助检查　根据病情选做血常规、生化、脑脊液等检查,必要时做脑电图、头颅 CT、MRI 或脑血管造影等。

5. 治疗原则及主要措施

(1)控制惊厥发作:惊厥发作持续>5min 及时给予抗惊厥药物,首选地西泮静脉给药,也可用 10% 水合氯醛灌肠;惊厥持续状态选用苯妥英钠。

考点提示:抗惊厥首选药物

(2)支持疗法及对症处理:保持呼吸道通畅、吸氧、维持水电解质平衡等,发热者给予降温。

(3)病因治疗:尽快查明病因,针对病因治疗是控制惊厥的关键。

【常见护理诊断/问题】

1. 有窒息的危险　与意识障碍、呼吸道堵塞有关。

2. 有受伤的危险　与抽搐、意识障碍有关。

3. 体温过高　与感染或惊厥持续状态有关。

4. 潜在并发症:颅内压增高。

5. 焦虑/恐惧　与家长担心患儿病情、无法应对惊厥发作有关。

【护理措施】

1. 迅速控制惊厥,防止窒息　①患儿发作时就地抢救,勿搬动患儿。②迅速去枕仰卧,头偏向一侧,松解衣领和腰带,并及时清理呼吸道分泌物,将舌向外轻拉,保持呼吸道畅通。③遵医嘱及时给予抗惊厥药物。④保持病室安静,避免一切不必要的刺激。⑤暂禁食,避免因误吸而窒息。

考点提示:惊厥的护理措施

2. 防止外伤　①在患儿上、下臼齿间放置牙垫以防舌咬伤,但牙关紧闭时不宜强行撬开。②将纱布放在患儿手心、腋下,防皮肤摩擦损伤。③惊厥时移开一切可能伤害患儿的硬物,勿强力按压或牵拉患儿肢体,以免骨折或脱臼。④患儿应有专人守护,拉起床栏,并在床栏处放置棉垫,防止坠床或碰伤。

3. 维持体温正常　观察患儿体温变化,高热时及时给予适宜的降温措施。

4. 密切观察病情　观察患儿生命体征、瞳孔及神志改变。如惊厥发作持续时间长或频繁发作,要警惕发生脑水肿、颅内压增高,发现异常及时报告医生。

5. 心理护理　参见本章第一节。

6. 健康指导　指导家长掌握儿童惊厥的急救措施。惊厥发作时,不要用力摇动患儿或抱起患儿赶往医院,应就地抢救,立刻拨打"120"急救电话,发作缓解后迅速送往医院及时救治。惊厥持续时间长或反复发作者,告知家长病愈后要定期随访,并教会家长观察病情,以便发现异常和及时就医。

惊厥患儿的身体状况及护理措施(微课)

(谭奕华)

思考与练习

1. 患儿,男,9 个月。因发热 2d、嗜睡伴呕吐 1d 入院。患儿于 2d 前出现发热,体温在 39℃ 左右。今起发现患儿嗜睡,呕吐 3 次。体格检查:T 38.8℃,P 146 次/min,R 40 次/min,精神萎靡,少哭不动,前囟饱满、张力高,颈抵抗明显。白细胞计数 18.2×10^9/L,中性粒细胞 0.81。

(1)进一步明确诊断需配合医生进行哪些检查?

(2)患儿目前最主要的护理问题是什么?应采取哪些护理措施?

(3)如何为患儿及家长做好人文关怀护理?

2. 患儿,女,8 个月。昨晚因受凉后出现发热,T 38.5℃,伴流涕。半小时前突然出现两眼上翻,四肢抽动,持续约 2min,测 T 39.5℃。体格检查:神志清楚,精神稍差,颈无抵抗,神经系统体征阴性。急查血常规:白细胞 9.6×10^9/L,中性粒细胞 0.40,淋巴细胞 0.60。门诊拟"惊厥原因待查"收住院。

(1)引起该患儿惊厥最可能的原因是什么?

(2)应从哪些方面对患儿进行快速护理评估?

(3)如何针对患儿首要的护理诊断实施护理措施?

(4)如何做好患儿家长的心理护理?

扫一扫,
看总结

扫一扫,
测一测

第十三章 内分泌疾病患儿的护理

 学习目标

1. 掌握先天性甲状腺功能减退症和儿童糖尿病的身体状况、护理诊断及护理措施。
2. 熟悉上述疾病的病因及治疗原则。
3. 了解上述疾病的发病机制和辅助检查。
4. 学会按照护理程序对上述疾病患儿实施整体护理。
5. 具有对上述疾病患儿和家长健康教育的能力。

第一节 先天性甲状腺功能减退症

导入情景

陈女士带着 1 岁的女儿去儿童保健门诊咨询，她告诉医生，自己的孩子与其他同龄孩子不一样，宝宝总是爱睡觉，反应也慢，还经常便秘，只会站不会走，也不会说话。医生发现，该婴儿头发稀少、眼睑水肿、鼻背低平、唇厚舌大，皮肤干燥、有脐疝，体格和智力发育均落后于同龄儿，疑诊为先天性甲状腺功能减退症，建议转上级医院确诊。

工作任务：

1. 正确评估患儿的身体状况。
2. 向家长讲解该患儿的治疗和护理要点。

　　先天性甲状腺功能减退症(congenital hypothyroidism)简称先天性甲低，是由于甲状腺激素合成不足或其受体缺陷所致的一种疾病。根据病因不同可分为散发性和地方性两种。前者系因先天性甲状腺发育不良、异位或甲状腺激素合成途径中酶缺陷所致，发病率约为 1/2 050；后者系由于该地区水、土壤和食物中缺碘导致，多见于甲状腺肿流行的地区，随着我国广泛使用碘化食盐，其发病率已明显下降。

【概述】

1. 病因

（1）散发性先天性甲状腺功能减退症

1）甲状腺不发育、发育不全或异位：是造成先天性甲状腺功能减退症最主要的原因，约占90%，女：男为2：1，其中1/3病例为甲状腺完全缺如，可能与遗传因素和免疫介导机制有关。

2）甲状腺激素合成障碍：是导致先天性甲低的第二位常见原因。多见于甲状腺激素合成和分泌过程中酶的缺陷，造成甲状腺素不足，多为常染色体隐性遗传病。

3）促甲状腺激素（TSH）、促甲状腺激素释放激素（TRH）缺乏：亦称下丘脑-垂体性甲状腺功能减退症，是因垂体分泌TSH障碍而引起的，常见于特发性垂体功能低下或下丘脑、垂体发育缺陷。

4）甲状腺或靶器官反应低下：为罕见疾病。

5）母亲因素：母亲服用抗甲状腺药物或患自身免疫性疾病，存在抗TSH受体抗体，可通过胎盘影响胎儿，造成甲状腺功能减退症，亦称暂时性甲状腺功能减退症，通常3个月后好转。

（2）地方性先天性甲状腺功能减退症：多因孕妇饮食缺碘，导致胎儿在胚胎期碘缺乏，从而导致甲状腺功能低下。

2. 病理生理 甲状腺激素在甲状腺滤泡上皮细胞中合成，其主要原料为碘和酪氨酸，碘离子在一系列酶的作用下与酪氨酸结合，生成甲状腺素（T_4）和三碘甲状腺原氨酸（T_3）。

甲状腺激素的生理作用：加速体内细胞氧化反应速度，释放热量；促进新陈代谢，增高基础代谢率；促进生长发育和组织分化；促进钙、磷在骨质中的合成代谢；促进蛋白质合成、糖和脂肪的代谢；促进中枢神经系统的发育及功能调节等，特别在胎儿期和婴儿期，甲状腺激素不足会严重影响脑的发育、分化和成熟，且不可逆转。

当甲状腺功能不足时，可引起代谢障碍、生理功能低下、生长发育迟缓、智力落后等。

甲状腺素合成
（视频）

【护理评估】

1. 健康史 询问患儿母亲孕期饮食习惯及是否有抗甲状腺药物的用药史，居住地是否为流行地区、是否有家族史；患儿是否为过期产儿，体格和智力发育是否正常，精神、食欲、活动情况如何等。

2. 身体状况 患儿症状出现早晚和轻重程度与残留甲状腺多少及甲状腺功能低下的程度有关。先天性无甲状腺或酶缺陷患儿在婴儿早期即可出现症状，甲状腺发育不良者常在出生后3~6个月症状开始明显，偶可至数年后出现症状。

（1）新生儿期表现：常缺乏特异性表现，易被误诊。可表现为过期产、生理性黄疸时间延长。对外界反应迟钝，常处于睡眠状态，喂养困难，哭声低，体温低，皮肤出现斑纹或硬肿现象。肌张力低，胎便排出延迟，腹胀，便秘。

（2）婴幼儿期表现：多数患儿常在出生半年后出现典型症状。

1）特殊面容：头大，颈短，皮肤粗糙，面色苍黄，毛发稀疏、无光泽，面部黏液水肿，眼睑水肿，眼距宽，鼻背低平，唇厚舌大，舌常伸出口外。

2）特殊体态：患儿身材矮小，躯干长四肢短，上部量/下部量>1.5，囟门闭合延迟，骨发育落后，腹部膨隆，常有脐疝。

3）生理功能低下：精神差，嗜睡，安静少动，体温低；食欲差，吸吮和吞咽缓慢，肠蠕动慢，腹胀，便秘；脉搏、呼吸缓慢，心音低钝，肌张力低。

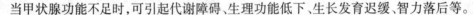

考点提示：先天性甲状腺功能减退症患儿的特殊面容和体态

4）神经系统发育障碍：运动发育迟缓，翻身、坐、立和行走均延迟；智力发育落后，表情呆板、淡漠,神经反射迟钝。

（3）地方性甲状腺功能减退症：由于胎儿期缺碘而不能合成足量的甲状腺激素,以致影响中枢神经系统的发育。临床表现为两种不同的类型,但可相互交叉重叠。

1）"黏液水肿性"综合征：生长发育和性发育落后、智力低下、黏液性水肿等,血清 T_4 降低、TSH 增高,约 25% 患儿有甲状腺肿大。

2）"神经性"综合征：共济失调、痉挛性瘫痪、智力低下、聋哑,但身材正常,甲状腺功能正常或轻度减低。

3. 心理-社会支持状况　评估家长是否了解疾病的相关知识,特别是服药方法和副作用的观察以及对患儿进行智力、体力训练的方法；家庭经济和环境状况；家长有无焦虑、悲观情绪。

4. 辅助检查

（1）新生儿筛查：目前多采用出生后 2~3d 的新生儿足跟血干血滴纸片检测 TSH 浓度作为初筛,结果>15mU/L 时,进一步检测血清 T_4、TSH 以确诊。

先天性甲状腺功能减退症患儿的身体状况（微课）

> ### 📖 知识链接
>
> #### 新生儿筛查
>
> 　　新生儿筛查是对出生 3d 的新生儿采脐血或足跟血,用快速、敏感的实验室方法对新生儿的遗传代谢病、先天性内分泌异常以及某些危害严重的遗传性疾病进行筛查的总称,其目的是对那些患病的新生儿在临床症状尚未表现之前或表现轻微时通过筛查,得以早期诊断、早期治疗,防止机体组织器官发生不可逆的损伤。目前一般医院筛查的疾病有苯丙酮尿症、先天性甲状腺功能减退症、先天性肾上腺皮质增生症、溶血性贫血等。1934 年,挪威生物化学家 Folling 发现高苯丙氨酸血症（PKU）,奠定了研究新生儿筛查的基础。我国新生儿筛查始于 1981 年,于 2009 年 6 月 1 日施行《新生儿疾病筛查管理办法》,使新生儿筛查的管理不断得到规范。

（2）血清 T_4、T_3、TSH 测定：如血清 T_4 降低,TSH 明显增高时可确诊。血清 T_3 可降低或正常。

（3）X 线检查：患儿骨龄明显低于实际年龄。

（4）其他：如放射性核素检查、TRH 刺激试验、基础代谢率测定等。

> ### 📖 知识链接
>
> #### 新生儿遗传代谢病筛查血片采集步骤
>
> 　　①血片采集人员清洗双手并佩戴无菌、无滑石粉的手套。②按摩或热敷新生儿足跟,并用 75% 酒精消毒皮肤。③待酒精完全挥发后,使用一次性采血针刺足跟内侧或外侧,深度小于 3mm,用干棉球拭去第 1 滴血,从第 2 滴血开始取样。④将滤纸片接触血滴,切勿触及足跟皮肤,使血液自然渗透至滤纸背面,避免重复滴血,至少采集 3 个血斑。⑤手持消毒干棉球轻压采血部位止血。⑥将血片悬空平置,自然晾干呈深褐色。避免阳光及紫外线照射、烘烤、挥发性化学物质等污染。⑦及时将检查合格的滤纸干血片置于密封袋内,密闭保存在 2~8℃ 冰箱中,有条件者可 0℃ 以下保存。⑧所有血片应当按照血源性传染病标本对待,对特殊传染病标本,如艾滋病等应当做标识并单独包装。

5. 治疗原则及主要措施　由于本病对神经系统功能损害严重,因此,一旦确诊,应立即给予甲状腺激素终生替代治疗,愈早诊断、早治疗,预后愈好。目前临床上常用药物为 L-甲状腺素钠(优甲乐),用药量应根据甲状腺功能及临床表现进行调整。

⊕ 考点提示：先天性甲低终生替代的药物

【常见护理诊断/问题】

1. 体温过低　与新陈代谢低下有关。

2. 营养失调:低于机体需要量　与喂养困难、食欲差有关。

3. 便秘　与活动量少、肠蠕动减慢有关。

4. 生长发育迟缓　与甲状腺功能低下有关。

5. 知识缺乏:患儿家长缺乏本病相关知识。

【护理措施】

1. 保暖与预防感染　注意室内温度,适时增减衣服,避免受凉。避免与感染性疾病患儿接触,注意个人卫生,加强皮肤护理。

2. 保证营养供给　指导家长正确喂养方法。对吸吮困难、吞咽缓慢者要耐心喂养,不能吸吮者用滴管喂养或鼻饲。供给高蛋白、高维生素、富含钙质及铁剂的易消化食物,保证生长发育需要。

3. 保持大便通畅　便秘是患儿常见症状,甚至是首发症状。应采取正确的防治措施,主要有:保证充足的液体摄入;多给予含粗纤维的食物;每日顺肠蠕动方向按摩腹部数次;适当增加活动量;养成定时排便习惯;必要时使用大便软化剂、缓泻剂或灌肠。

4. 加强训练、提高自理能力　根据患儿具体情况,通过各种康复训练方法,加强其智力、行为训练,以促进生长发育,帮助其掌握基本生活技能。

5. 用药护理　让家长了解终生用药的必要性,并掌握药物的服用方法和疗效的观察。服药后要密切观察患儿的生长曲线及血 T_3、T_4 和 TSH 的变化等情况,随时调整剂量。药量过大时,可出现烦躁、多汗、消瘦、腹泻等症状;药量过小时,影响智力及体格发育。因此,治疗过程中应定期随访复查,治疗开始时每 2 周随访 1 次;血清 TSH 和 T_4 正常后,每 3 个月 1 次;服药 1~2 年后,每 6 个月 1 次。

6. 健康指导　强调终生用药的重要性,与家长共同制订患儿合理饮食、行为及智力训练方案,以取得合作,并增强战胜疾病的信心;宣传新生儿筛查的重要性,做到早期诊断,早期治疗。

第二节　儿童糖尿病

糖尿病(diabetes mellitus,DM)是由于胰岛素分泌绝对缺乏或相对不足所致的糖、脂肪、蛋白质代谢紊乱症,分为原发性和继发性两类。原发性糖尿病又可分为:①1 型糖尿病(胰岛素依赖性糖尿病),由于胰岛 B 细胞破坏,胰岛素分泌绝对不足所致,必须使用胰岛素治疗。②2 型糖尿病(非胰岛素依赖性糖尿病),由于胰岛 B 细胞分泌胰岛素不足或靶细胞对胰岛素不敏感(胰岛素抵抗)所致。③青年成熟期发病型糖尿病,是一种罕见的遗传性 B 细胞功能缺陷症,属常染色体显性遗传。④新生儿糖尿病,指出生后 6 个月之内发生的糖尿病,通常需胰岛素治疗,多为单基因疾病,由于基因突变导致胰岛 B 细胞功能和成熟缺陷所致。继发性糖尿病大多由一些遗传综合征和内分泌疾病所引起。98%的儿童糖尿病为 1 型糖尿病。本节重点介绍 1 型糖尿病。

【概述】

1. 病因与发病机制　确切发病机制尚未完全阐明。目前认为是在遗传易感基因的基础上由外界环境因素的作用而引起自身免疫反应,导致胰岛 B 细胞的损伤和破坏,当90%以上的胰岛 B 细胞被破坏后,其残存的胰岛分泌功能不足以维持机体的生理需要时,出现临床症状。

2. 病理生理　胰岛 B 细胞大都被破坏,分泌胰岛素明显减少,使葡萄糖的利用减少,而反调节激素(胰高糖素、肾上腺素、皮质醇、去甲肾上腺素和生长激素等)分泌则相对增多,引起代谢紊乱。

(1)糖代谢紊乱:胰岛素分泌减少,反调节激素作用相对增强,导致血糖升高。当血糖浓度超过肾糖阈值时即产生糖尿,引起渗透性利尿,临床上表现为多尿、脱水和电解质失衡,患儿会出现口渴、多饮。由于组织不能利用葡萄糖,使能量不足而常感饥饿,引起多食。

(2)脂肪代谢紊乱:胰岛素不足和反调节激素增高,促进脂肪分解,脂肪酸增多,当超过了三羧酸循环的氧化代谢能力,致使酮体在体液中累积,形成酮症酸中毒。

(3)蛋白质代谢紊乱:胰岛素不足和反调节激素增高,蛋白质合成减少,分解增加,出现负氮平衡。患儿消瘦、乏力、体重下降、生长发育延迟和免疫力降低。

【护理评估】

1. 健康史　询问患儿有无糖尿病家族史,既往健康状况、饮食情况,每日液体摄入量、排泄、休息状况。询问起病前有无急性感染史,是否经常发生皮肤疮疖、遗尿及夜尿增多现象。既往是否诊断过此病。

2. 身体状况　起病急,常由于感染、情绪激动或饮食不当而诱发。

(1)典型症状:多数患儿有多尿、多饮、多食和体重下降(三多一少)症状。但婴儿不易被发觉,可很快出现脱水和酮症酸中毒。儿童可因夜尿增多而发生遗尿。

(2)糖尿病酮症酸中毒:约40%糖尿病患儿以酮症酸中毒为首发症状就诊,是儿童糖尿病死亡的主要原因。患儿常因急性感染、诊断延误、进食过多、突然中断胰岛素治疗等诱发,且年龄越小越容易发生。多起病急骤,患儿表现为精神萎靡、恶心、呕吐,腹痛或关节肌肉痛,皮肤黏膜干燥,呼吸深长、呼气中有酮味,脱水严重可出现休克,甚至嗜睡或昏迷。

考点提示:糖尿病的典型症状

糖尿病患儿酮症酸中毒(视频)

糖尿病患儿的身体状况(微课)

(3)其他表现:病程长或治疗不当者,生长发育落后、智力发育迟缓、肝大。晚期可出现蛋白尿、高血压等糖尿病肾病表现,还可出现白内障、视网膜病变甚至失明。

3. 心理-社会支持状况　评估患儿及家长对糖尿病知识的了解程度以及态度、心理及经济承受能力,观察是否产生焦虑、恐惧心理。

4. 辅助检查

(1)尿液检查:尿糖阳性,有酮症酸中毒时尿酮体呈阳性,肾脏受累时可出现尿蛋白阳性。

(2)血液检查

1)血糖测定:符合下列任一标准即可诊断为糖尿病:①有典型糖尿病症状并且餐后任意时刻血糖水平≥11.1mmol/L。②空腹血糖(FPG)≥7.0mmol/L。③2h口服葡萄糖耐量试验(OGTT)血糖水平≥11.1mmol/L。

考点提示:诊断糖尿病的血糖标准

2)血脂:血清胆固醇、甘油三酯和游离脂肪酸明显增高。

3)血气分析:酮症酸中毒时可出现代谢性酸中毒。

4)糖化血红蛋白:血红蛋白在红细胞内与血中葡萄糖或磷酸化葡萄糖呈非酶化结合,形成糖化血红蛋白(HbA1c),其量与血糖浓度呈正相关。HbA1c可作为患儿在以往2~3个月期间血糖是否得到有效控制的指标,正常HbA1c<7%,糖尿病患儿HbA1c>9%,则表示血糖控制不理想。

(3)葡萄糖耐量试验:本试验用于空腹血糖正常或正常高限,餐后血糖高于正常而尿糖偶尔阳性的患儿。

胰岛素的种类
和作用时间
(图片)

> 考点提示:1型糖尿病终生替代治疗药物

5. 治疗原则及主要措施　采取综合性治疗,包括合理应用胰岛素、饮食管理、运动锻炼、自我血糖监测、糖尿病知识教育及心理支持。

(1)胰岛素治疗:胰岛素是治疗糖尿病能否成功的关键,但胰岛素治疗需要个体化,方案的选择依据年龄、病程、生活方式和既往健康状况等决定。目前胰岛素制剂有速效胰岛素类似物、短效胰岛素(RI)、中效珠蛋白胰岛素(NPH)、长效鱼精蛋白锌胰岛素(PZI)、长效胰岛素类似物及预混胰岛素等。常用的胰岛素治疗方案有基础-餐时大剂量方案、持续皮下胰岛素输注(CSII)、每日3次注射方案和每日2次注射方案等。胰岛素的剂量一般新诊断的患儿或轻症患儿为每日0.5~1.0U/kg。

(2)糖尿病酮症酸中毒的治疗

1)液体治疗:主要纠正脱水、酸中毒和电解质紊乱。酮症酸中毒时一般均为等渗性脱水,脱水量大约为100ml/kg。输液开始第1h按20ml/kg(最大量1 000ml)快速输入0.85%氯化钠溶液,以补充循环血容量、改善血液循环和肾功能。第2~3h,按10ml/kg静滴0.45%氯化钠溶液。当血糖<17mmol/L后,改用0.2%氯化钠与5%葡萄糖混合溶液静滴。传统补液疗法建议,在开始的12h内至少应补足累积损失量的一半,在此后的24h内,可视病情按60~80ml/kg静滴同样液体,以供给生理需要量和继续损失量。目前国际上推荐采用48h均衡补入累积损失量和维持液,总液体张力为1/2~2/3张。

补液过程中,见尿补钾。在血pH<7.1时用碱性溶液(1.4%碳酸氢钠溶液)纠正酸中毒,当pH≥7.2时即可停用。

2)胰岛素治疗:采用小剂量胰岛素持续静脉滴注,胰岛素用量为每小时0.1U/kg,加入生理盐水中缓慢匀速输入。

3)控制感染:酮症酸中毒常合并感染,应在急救同时使用有效抗生素治疗。

【常见护理诊断/问题】

1. 营养失调:低于机体需要量　与胰岛素缺乏致代谢紊乱有关。

2. 潜在并发症:酮症酸中毒、低血糖或低血糖昏迷。

3. 有感染的危险　与蛋白质代谢紊乱所致抵抗力低下有关。

4. 知识缺乏:患儿及家长缺乏控制糖尿病的知识和技能。

【护理措施】

1. 饮食护理　饮食管理是糖尿病护理工作的重要环节。饮食以既能满足正常生长发育又能维持正常血糖为原则,每周测体重一次。

（1）每日总热能与分配：每日所需总热能（kcal）=1 000+年龄×（80～100），年幼儿稍偏高。早、中、晚餐的热能分配分别为1/5、2/5、2/5，每餐中留出少量（5%）做餐间点心。

考点提示：糖尿病的饮食管理

（2）食物成分与比例：糖类占50%～55%，以含纤维素高的粗粮为主，避免使用蔗糖等精制糖；脂肪占30%，以含多价不饱和脂肪酸的植物油为主；蛋白质占15%～20%，动物蛋白应占1/2以上。

每日进食应定时定量，勿吃额外食品。当患儿活动量增加时可给少量加餐或适当减少胰岛素的用量。

2. 指导胰岛素的使用

（1）胰岛素注射：近年来，胰岛素注射方式有很大改进，如注射针、注射笔、无针喷射装置和胰岛素泵等，目前推荐患儿采用胰岛素注射泵。如采用胰岛素针注射治疗时，每次尽量使用同一型号的胰岛素注射器，以保证剂量绝对准确；应有计划地按顺序在股前部、腹壁、上臂外侧、臀部注射；每次注射需轮换部位，要离开上次注射点至少2cm；注射部位要间隔4周以上方可重复，以免局部皮下脂肪萎缩硬化。

（2）监测：指导家长或患儿独立进行末梢血糖或尿糖的监测，根据血糖或尿糖结果，每2～3d调整剂量1次，直至尿糖不超过"++"。

（3）注意事项：①胰岛素过量，可导致Somogyi现象。因胰岛素过量，在午夜至凌晨时发生低血糖，在反调节激素作用下使血糖又升高，以致患儿清晨时出现血糖、尿糖异常增高，只需减少胰岛素用量即可消除。②胰岛素不足，可导致清晨现象。是指因夜间胰岛素不足，导致在清晨5～9时出现血糖和尿糖增高，可加大晚间胰岛素注射剂量或将注射时间稍往后移。③低血糖反应。胰岛素用量过大或注射后作用最强的时间内没有按时和定量进餐，或增加活动量后可引起低血糖。

3. 酮症酸中毒护理

（1）密切观察病情变化：密切观察并详细记录生命体征，监测血气、电解质、血糖、尿糖及酮体的变化。

（2）立即建立两条静脉通路：一条为纠正脱水、酸中毒快速输液用，另一条静脉通路输入小剂量胰岛素降低血糖，最好采用微量输液泵缓慢输入。

（3）遵医嘱使用有效抗生素控制感染。

4. 运动治疗的护理　应根据年龄和体力安排运动的种类和强度。建议每日进餐1h后、2～3h内适当运动，不宜空腹时运动，应预防运动后低血糖的发生。患儿根据运动量调节胰岛素用量和饮食。

5. 预防感染　保持良好的卫生习惯，避免皮肤的破损。定期监测血糖，维持良好的血糖水平。

6. 健康指导　向家长和患儿讲解糖尿病是终生性疾病，易出现酮症酸中毒、低血糖等并发症，应积极配合治疗和护理。指导家长进行血糖、尿糖的监测、胰岛素的注射方法以及计划饮食的调配，鼓励患儿与正常儿童接触，提供长期的心理支持，了解其顾虑并加以疏导。

（程　进）

扫一扫，
看总结

扫一扫，
测一测

思考与练习

　　婴儿，女，21d。生后进行新生儿筛查发现 TSH 浓度为 25mU/L。前往医院进一步检查，确诊为先天性甲状腺功能减退症。

　　（1）评估患儿身体状况，列出主要护理诊断和依据。

　　（2）如何做好该家庭的心理支持？

第十四章 风湿性疾病患儿的护理

 学习目标

1. 掌握风湿热、过敏性紫癜和川崎病的身体状况、护理诊断及护理措施。
2. 熟悉上述疾病的辅助检查和治疗原则。
3. 了解上述疾病的病因及发病机制。
4. 学会按照护理程序对常见风湿性疾病患儿实施整体护理。
5. 具有爱护患儿的情怀,具备与患儿及家长有效沟通的能力。

第一节 风 湿 热

导入情景

9 岁男孩小华,因天气突然降温着凉,当天夜里发热并感觉咽喉疼痛,妈妈给他吃了退热药和抗生素后好转。2 周后小明感觉明显关节疼痛、咽痛和胸闷,躯干和四肢出现环形红斑。妈妈焦急地带着他到医院就诊。初步诊断为风湿热。

工作任务:

1. 请列出该患儿首优的护理诊断并评估存在的其他护理问题。
2. 正确为患儿制订相应的护理措施。

风湿热(rheumatic fever)是一种由咽部感染 A 组乙型溶血性链球菌后发生的急性或慢性的风湿性疾病,可反复发作,主要累及关节、心脏、皮肤和皮下组织,偶可累及中枢神经系统、血管、浆膜及肺、肾等内脏器官。临床表现以心脏炎和关节炎为主,可伴有发热、皮疹、皮下结节和舞蹈病等。本病发作呈自限性,急性发作时多以关节炎较为明显,急性发作后常遗留轻重不等的心脏损害,尤其以瓣膜病变最显著,形成慢性风湿性心脏病或风湿性瓣膜病。好发年龄为 5~15 岁儿童,一年四季均可发病,以冬春季多见。无性别差异。目前,风湿热的发病率已明显下降,病情亦明显减轻,但近年来有回升趋势,应引起重视。

【概述】

1. 病因　风湿热是 A 组乙型溶血性链球菌咽峡炎后的晚期并发症,0.3%~3%患儿因该菌引起的咽峡炎 1~4 周后发生风湿热。

考点提示:与风湿热发病有关的细菌

2. 发病机制　风湿热的发病机制尚不十分明确,目前认为可能和下面 3 个因素相关:①链球菌抗原的分子模拟。A 组乙型溶血性链球菌的多种抗原分子结构与人体器官抗原存在同源性,机体的抗链球菌免疫反应可与人体组织产生免疫交叉反应,导致器官损害,这是发病的主要机制。②自身免疫反应。人体组织与链球菌的分子模拟导致的自身免疫反应,如免疫复合物病、细胞免疫反应异常等。③遗传易感性在发病机制中起一定作用。

【护理评估】

1. 健康史　评估患儿发病前有无咽峡炎史,有无发热、关节痛及皮肤异常表现;既往有无关节炎及心脏病病史。

2. 身体状况　急性风湿热发病前 1~4 周常有链球菌感染后咽峡炎病史。风湿热有 5 个主要表现:游走性多发性关节炎、心脏炎、皮下结节、环形红斑、舞蹈病,这些表现可以单独存在或合并出现。发热和关节炎是最常见的主诉,皮肤改变不常见。

(1)一般表现:常呈急性起病,患儿有发热,热型不规则,有面色苍白、多汗、疲倦、食欲差及腹痛等症状,个别患儿有风湿性胸膜炎和肺炎表现。

(2)心脏炎:是本病最严重的表现,40%~50%风湿热患儿累及心脏,以心肌炎和心内膜炎多见,也可发生全心炎。轻者可无症状,重者可出现不同程度的心力衰竭。

考点提示:风湿热最严重的表现

1)心肌炎:轻者可无症状,重者可出现不同程度的心力衰竭。安静时心率增快,与体温升高不成比例;心脏扩大,心尖冲动弥散;心音低钝,可出现奔马律;心尖部能闻及轻度收缩期杂音,主动脉瓣区可闻及舒张中期杂音。心电图显示 P-R 间期延长,T 波低平及 ST 段异常或有心律失常。

2)心内膜炎:主要为二尖瓣受累,其次为主动脉瓣。二尖瓣关闭不全可在心尖部闻及全收缩期杂音。主动脉瓣关闭不全可在胸骨左缘第 3 肋间闻及叹气样舒张期杂音。多次复发可使心瓣膜形成永久性瘢痕,导致风湿性心瓣膜病。

考点提示:风湿热引起心脏瓣膜受损最主要的瓣膜

3)心包炎:表现为心前区疼痛、心动过速和呼吸困难,积液量少时可在心底部闻及心包摩擦音,积液量多时心前区搏动消失、心音遥远,有颈静脉怒张、肝脏肿大等心脏压塞表现。

(3)关节炎:占急性风湿热总数的 50%~60%,以游走性和多发性为特点,常以膝、踝、肘、腕等大关节为主,表现为红、肿、热、痛,活动受限。经治疗后关节可不留畸形。

(4)舞蹈病:占风湿热患儿 3%~10%,也称 Sydenham 舞蹈病。多在链球菌感染后 1~6 月起病,多见于女童,表现为全身和部分肌肉不自主、无目的的快速运动,如伸舌歪嘴、皱眉弄

考点提示:风湿热关节损害特点

眼、耸肩缩颈、语言障碍、书写困难、细微动作不协调等,在兴奋和注意力集中时加剧,入睡后即消失,可单独存在或与其他症状并存。

(5)皮肤症状

1)皮下小结:见于 2%~16% 的风湿热患儿,常伴有严重心脏炎,好发于肘、腕、膝、踝等关节伸

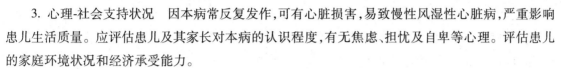

侧,质硬,无压痛,2~4周消失,为风湿热活动的显著标志。

2)环形红斑:出现率为6%~25%,常见于躯干及四肢近端,呈环形或半环形边界清楚的淡色红斑,大小不等,中心苍白,呈一过性,或时隐时现,可持续数周。

> 考点提示:风湿热环形红斑特点

3. 心理-社会支持状况 因本病常反复发作,可有心脏损害,易致慢性风湿性心脏病,严重影响患儿生活质量。应评估患儿及其家长对本病的认识程度,有无焦虑、担忧及自卑等心理。评估患儿的家庭环境状况和经济承受能力。

4. 辅助检查

(1)链球菌感染指标:20%~25%患儿咽拭子培养可发现A组乙型溶血性链球菌;50%~80%的患儿血清抗链球菌溶血素O(ASO)升高,同时测定抗脱氧核糖核酸酶B(anti-DNase B)、抗链激酶(ASK)和抗透明质酸酶(AH)阳性率可提高到95%,证明患儿在近期内有链球菌感染。

(2)风湿热活动指标:包括白细胞计数和中性粒细胞增高、血沉(ESR)增快、C-反应蛋白阳性和黏蛋白增高等为风湿热活动的重要标志,但仅能反映疾病的活动情况,对诊断本病无特异性。

5. 治疗原则及主要措施

(1)一般治疗:包括卧床休息及营养支持等。

(2)清除链球菌感染:应用青霉素80万U肌注,每日2次,持续2周。青霉素过敏者可改用红霉素。

(3)抗风湿治疗:心脏炎时应早期使用糖皮质激素,总疗程为8~12周,无心脏炎者口服阿司匹林,总疗程为4~8周。

> 考点提示:抗风湿治疗的首选药物

(4)对症治疗:有充血性心力衰竭者及时静脉给予大剂量糖皮质激素、低盐饮食,必要时给予氧气吸入、利尿剂和血管扩张剂等,慎用或不用洋地黄制剂;舞蹈病可用苯巴比妥、地西泮等镇静剂;关节肿痛时应予以制动。

【常见护理诊断/问题】

1. 心输出量减少 与心脏损害有关。

2. 疼痛 与关节受累有关。

3. 体温过高 与感染有关。

4. 潜在并发症:药物副作用。

5. 焦虑 与疾病严重程度及预后有关。

【护理目标】

1. 患儿保持充足的心输出量,生命体征在正常范围。

2. 患儿疼痛减轻并能自由活动。

3. 患儿体温恢复正常。

4. 患儿住院期间无并发症发生,或发生时能被及时发现和处理。

5. 患儿表现出放松和舒适,积极配合治疗和护理。

【护理措施】

1. 防止发生严重的心功能损害

> 考点提示:风湿热限制活动时间

(1)限制活动:卧床休息的时间取决于心脏受累的程度和心功能状态。急性期无心脏炎患儿建议卧床休息2周,随后逐渐恢复活动,于2周后达正常活动水平;有心脏炎无心力衰竭患儿建议卧床休息4周,随后于4周内逐渐恢复活动;心脏炎伴心力衰竭患儿需卧床休息至少8周,在以后2~3个月内逐渐增加活动量。一般恢复至正常活动量所需时间为:无心脏炎者约1个月,合并心脏炎者2~3个月,严重心脏炎伴心力衰竭者6个月。

(2)监测病情:注意观察患儿面色、呼吸、心率、心律及心音的变化,当有烦躁不安、面色苍白、多汗、气急等心力衰竭表现,应及时处理。

(3)加强饮食管理:给予营养丰富、易消化的食物,少量多餐,心力衰竭患儿应适当限制盐和水分,保持大便通畅,并详细记录出入量。

(4)遵医嘱给予抗风湿药物治疗。

2. 缓解关节疼痛　疼痛关节要保持功能位,移动肢体时动作要轻柔,避免患肢受压,可热敷局部关节以镇痛。注意患肢保暖,并作好皮肤护理。

3. 维持体温正常　监测体温,注意热型变化。高热时应及时降温。

4. 用药护理　注意观察药物的副作用。阿司匹林应在饭后服药,以减少对胃肠道的刺激,并遵医嘱加用维生素K以防止出血。应用泼尼松要注意补充钙剂、维生素D,防止出现骨质疏松。心脏炎患儿对洋地黄敏感且易中毒,在用药过程中,应注意观察药物效果和中毒症状,一旦出现恶心、呕吐、心律不齐、心动过缓等洋地黄中毒反应,立即停药,通知医生并配合处理。

5. 心理护理　向患儿及其家长耐心解释各项检查、治疗和护理的意义,以取得他们的配合。主动关心爱护患儿,及时缓解其各种不适,帮助其树立战胜疾病的信心。

6. 健康指导　增强患儿体质,少去公共场所,避免寒冷潮湿,预防上呼吸道感染;发生链球菌感染时,应及时彻底治疗;指导家长合理安排患儿的日常生活,避免剧烈的活动;向家长

> **考点提示**:风湿热的预防

讲解疾病的相关知识及护理要点,指导定期门诊复查;强调预防复发的重要性,预防药物首选长效青霉素120万U深部肌内注射,每月1次,至少持续5年,最好持续至25岁,有风湿性心脏病患儿,宜终生预防性用药。青霉素过敏者可改用红霉素。

【护理评价】

评价患儿:①生命体征是否恢复正常。②疼痛是否减轻,能否自由活动。③体温是否恢复正常。④有无发生药物的副作用,或发生时能否得到及时处理。⑤心情是否放松并积极配合治疗和护理。

评价家长:①是否了解疾病的治疗、预防。②是否了解持续用药的重要性并督促患儿正确配合用药。

第二节　过敏性紫癜

过敏性紫癜(anaphylactoid purpura)也称亨-舒综合征(Henoch-Schonlein syndrome,Henoch-Schonlein purpura HSP)是以全身小血管炎为主要病变的系统性血管炎。临床特点为血小板不减少性紫癜,常伴关节肿痛、腹痛、便血、血尿及蛋白尿等。多见于2~8岁的儿童,男孩多于女孩,一年四季均可发病,以春秋季多见。

【概述】

1. 病因　尚未明确。虽然食物过敏(鱼虾类、蛋类、奶类等)、微生物感染(细菌、病毒、寄生虫等)、药物过敏(抗生素、解热镇痛药等)、花粉过敏、麻醉及疫苗接种等与过敏性紫癜发病有关,但均无确切证据。近年来,有数据表明,A组溶血性链球菌感染是诱发过敏性紫癜的重

要原因。

2. 发病机制 本病有一定的遗传倾向。其发病机制可能为各种感染原和变应原作用于具有遗传背景的个体,激发 B 细胞克隆扩增,导致 IgA 介导的系统性血管炎。

【护理评估】

1. 健康史 评估患儿是否有上呼吸道感染病史;发病前是否有变应原如各种食物、药物及其他致敏物质的接触史;患儿家庭中是否有过敏性紫癜的家族史。

2. 身体状况 常呈急性起病,在起病前 1~3 周常有上呼吸道感染史,多伴有低热、食欲缺乏、乏力等全身症状。

(1)皮肤紫癜:一般为首发症状,反复出现是本病的特征。多见于四肢和臀部,对称分布,伸侧较多,分批出现,面部及躯干较少出现。初起为紫红色斑丘疹,高出皮面,压之不褪色,数日后加深呈暗紫色,最终呈棕褐色而消退。皮肤紫癜一般 4~6 周后消退,部分患儿间隔数周或数月后可复发。

(2)消化道症状:约2/3 患儿可出现。一般以脐周或下腹部阵发性剧烈疼痛为主,伴恶心、呕吐,部分患儿可有黑便或血便,偶可并发肠套叠、肠梗阻或肠穿孔等。

(3)关节症状:约1/3 患儿可出现膝、踝、肘、腕等大关节肿痛,活动受限,关节腔内有浆液性积液,但无出血,可在数日内消失,不遗留关节畸形。

(4)肾脏症状:30%~60%患儿出现肾脏受损的表现,多在发病后 1 月内出现症状。多数患儿出现血尿、蛋白尿及管型,伴血压增高和水肿,称为紫癜性肾炎。少数患儿呈肾病综合征表现。大多数患儿能完全恢复,少数可进展为慢性肾炎,死于慢性肾衰竭。

考点提示:过敏性紫癜肾脏损害表现

过敏性紫癜疾病患儿的身体状况(微课)

(5)其他:偶可发生颅内出血、鼻出血、牙龈出血、咯血等,若出现失语、瘫痪、昏迷及惊厥情况,应警惕颅内出血发生。

3. 心理-社会支持状况 评估患儿及其家长对本病相关知识的认识程度,以及有无因此带来的焦虑、担忧及恐惧等心理。评估患儿家庭环境和经济状况等。

4. 辅助检查

(1)血象:白细胞计数正常或增高,中性粒细胞和嗜酸性粒细胞计数可增高。血小板计数正常甚至升高,出血、凝血时间及血块退缩试验正常,部分患儿毛细血管脆性试验阳性。

(2)尿常规:尿中可出现红细胞、蛋白质、管型,重症有肉眼血尿。

(3)大便潜血试验阳性。

(4)血沉轻度增快。

📖 **知识链接**

过敏性紫癜的诊断标准

(儿童风湿病国际实验组织 2010 年制订)

1. 皮肤紫癜 分批出现的可触及性皮肤紫癜或下肢明显瘀点,无血小板减少。

2. 腹痛 急性弥漫性腹痛,可出现肠套叠或胃肠道出血。

3. 组织学检查 以 IgA 免疫复合物沉积为主的白细胞碎裂性血管炎,或 IgA 沉积为主的增殖性肾小球肾炎。

4. 关节炎或关节痛 ①关节炎:急性关节肿胀疼痛,伴有活动受限。②关节痛:急性关节疼痛不伴有关节肿胀或活动受限。

5. 肾脏受累 ①蛋白尿>0.3g/24h,或晨尿样本白蛋白肌酐比>30mmol/mg。②血尿、红细胞管型:每高倍视野红细胞>5个,或尿潜血≥++,或尿沉渣见红细胞管型。

注:其中第一条为必要条件,加上2~5中的至少一条即可诊断为HSP;非典型病例,尤其在皮疹出现之前已出现其他系统症状时易误诊,须注意鉴别诊断。

5. 治疗原则及主要措施

(1)一般治疗:卧床休息,查明及去除致病因素。

(2)糖皮质激素和免疫抑制剂:急性期腹痛和关节痛时可应用糖皮质激素,如泼尼松或地塞米松,泼尼松分次口服,每日1~2mg/kg,症状缓解后停药。重症过敏性紫癜肾炎可加用免疫抑制剂,如环磷酰胺等。

(3)抗凝治疗:可用阿司匹林、双嘧达莫(潘生丁)、肝素等。

(4)其他:钙拮抗剂、非甾体抗炎药、中医中药等。

【常见护理诊断/问题】

1. 皮肤完整性受损 与血管炎有关。

2. 疼痛 与关节肿痛及肠道炎症有关。

3. 潜在并发症:消化道出血、紫癜性肾炎。

【护理措施】

1. 恢复皮肤的正常形态和功能 观察皮疹的形态、颜色、数量、分布以及是否反复出现,并详细记录每日皮疹的变化情况;保持皮肤清洁,避免患儿擦伤、抓伤,如有破溃应及时处理,防止出血和感染;患儿应着宽松、柔软纯棉衣服,并保持清洁、干燥;避免接触可能的各种致敏原,并遵医嘱给予用药治疗。

2. 缓解关节疼痛 观察患儿关节的疼痛肿胀情况,保持关节功能位,根据病情给予热敷,指导患儿利用放松、娱乐等方法减轻疼痛。患儿腹痛时应卧床休息,做好日常生活护理。遵医嘱应用糖皮质激素,以减轻患儿关节疼痛及解除痉挛性腹痛。

3. 监测病情

(1)观察有无腹痛、便血等情况,同时应注意腹部体征,出现异常应及时报告和处理。当出现消化道出血时,应卧床休息,予以无渣流食,出血量多时应遵医嘱禁食,由静脉补充营养。

(2)观察尿液的颜色和量,定时做尿常规检查,若有血尿、蛋白尿及管型,提示紫癜性肾炎,应按肾炎护理。

4. 健康指导 护士帮助家长和患儿树立战胜疾病的信心;教会其观察病情,合理调配饮食,避免接触各种可能的变应原,并遵医嘱服药,定期复查;强调预防感染的重要性,告诉患儿及家长应避免去人群集中的公共场所,避免受凉。

第三节 川 崎 病

📖 导入情景

周末,3岁的强强一家到郊区游玩,回家后当天夜里开始发热达39℃以上,妈妈给予退热药和抗生素。5d后强强仍高热不退,并出现嘴唇发红干裂、手脚肿胀、眼睛发红、身上起红疹,妈妈急带强强来医院就诊。医生初步诊断为川崎病。

工作任务:

1. 简述该患儿目前存在的主要护理问题。
2. 正确维持患儿体温正常。
3. 正确对患儿及家长进行健康教育。

川崎病(kawasaki disease,KD)于1967年由日本川崎富作首先报道,又称为皮肤黏膜淋巴结综合征(mucocutaneous lymphnode syndrome,MCLS),是一种以全身中、小动脉炎为主要病变的急性发热出疹性疾病。表现为急性发热、皮肤黏膜病损和淋巴结肿大,15%~20%未经治疗的患儿发生冠状动脉损害。本病呈散发或小流行,四季均可发病。以婴幼儿多见,发病年龄5岁以下者占87.4%,男孩多于女孩。因近年来发病率逐年增高,已取代风湿热成为儿科最常见的后天性心脏病。

病因不明,可能与感染有关,但未能证实。发病机制尚不清楚,可能为免疫介导的全身血管炎症。

【护理评估】

1. 健康史 评估患儿起病前有无感染史;口腔黏膜有无病损;皮肤是否出现皮疹,皮疹出现的时间、部位和特点;评估发热以及发热的持续时间;有无患川崎病的家族史。

2. 身体状况

(1)主要表现

1)发热:体温39~40℃,持续7~14d或更长,呈稽留热或弛张热,抗生素治疗无效。

> 🚩 **考点提示:** 川崎病的主要表现

2)球结膜充血:起病的3~4d出现,无脓性分泌物,热退后消散。

3)唇及口腔表现:口唇充血皲裂,口腔黏膜弥漫充血,舌乳头突起、充血,呈草莓舌。

4)手足症状:为本病特征,急性期手足硬性水肿和掌跖红斑,恢复期指、趾端甲下与皮肤交界处出现膜状脱皮,指、趾甲有横沟,重者指、趾甲也可脱落。

5)皮肤表现:常在第1周内出现,呈多形性红斑和猩红热样皮疹,肛周皮肤发红、脱皮。

6)颈部淋巴结肿大:单侧或双侧,坚硬有触痛,但表面不红,无化脓。病初出现,热退时消散。

(2)心脏表现:是本病最严重的表现,在病程的1~6周可出现心肌炎、心包炎、心内膜炎或心律

川崎病患儿的
身体状况及护
理措施(微课)

失常。冠状动脉损害常在疾病的第2～4周发生,也可发生在疾病恢复期,如冠状动脉扩张、冠状动脉瘤。冠状动脉瘤破裂和心肌梗死可致心源性休克甚至猝死。

(3)其他:可有间质性肺炎、无菌性脑膜炎、消化道症状(呕吐、腹泻、腹痛、肝大、黄疸等)、关节疼痛和关节炎。

3. 心理-社会支持状况　评估家长对疾病的认识程度;家长是否由于患儿的病情加重出现焦虑、恐惧的心理;患儿的家庭经济状况等。

4. 辅助检查

(1)血液检查:白细胞计数增高,以中性粒细胞增加为主,伴核左移;轻度贫血;血小板早期正常,第2～3周显著增高;血沉增快,C反应蛋白阳性,血清转氨酶升高。

(2)免疫学检查:血清IgG、IgA、IgM、IgE和血液循环免疫复合物升高。

(3)心电图和超声心动图检查:心脏受损者心电图可有改变。超声心动图可发现冠状动脉的异常,是最重要的辅助检查手段。

(4)冠状动脉造影:心电图检查有心肌缺血或超声心动图检查有多发性冠状动脉瘤者,应进行冠状动脉造影,可观察冠状动脉病变程度,确定其类型和部位,指导治疗。

📖 **知识链接**

典型川崎病的诊断

典型川崎病,发热≥5d,具有以下5项中的4项者,排除其他疾病后可确诊:①双结合膜非化脓性充血。②口唇充血皲裂,口腔黏膜弥漫充血,舌乳头突起、充血草莓舌。③四肢变化,急性期掌跖红斑、手足硬性水肿;恢复期指、趾端膜状脱皮。④多形性皮疹。⑤颈淋巴结肿大。如5项中不足4项,但超声心动图有冠状动脉损害,亦可确诊。

---

5. 治疗原则及主要措施　主要采取减轻血管炎症和抗血小板凝集治疗。

(1)阿司匹林:为首选药物,剂量每日30～50mg/kg,分2～3次口服,热退后3d逐渐减量,2周左右减至3～5mg/kg,维持6～8周。如有冠状动脉病变时,用药时间可延长至冠状动脉病变恢复正常。

(2)静脉注射丙种球蛋白(IVIG):发病早期(10d以内)使用,推荐剂量为2g/kg,于10～12h静脉缓慢输入,同时联合应用阿司匹林,可迅速退热,有效预防冠状动脉病变发生。用过IVIG的患儿在11个月内不宜进行麻疹、风疹、腮腺炎等疫苗的预防接种。

(3)糖皮质激素:不宜单独使用,IVIG无效时可考虑使用,也可与阿司匹林和双嘧达莫合并使用。用药2～4周。

(4)其他治疗:①抗血小板聚集,除阿司匹林外,可加用双嘧达莫。②对症治疗,根据病情给予对症及支持疗法,如补充液体、保护肝脏、控制心力衰竭、纠正心律失常等,有心肌梗死时应及时进行溶栓治疗。③心脏手术,严重的冠状动脉病变需要进行冠状动脉搭桥术。

【常见护理诊断/问题】

1. 体温过高　与感染、免疫反应等因素有关。

2. 皮肤完整性受损　与小血管炎有关。

3. 口腔黏膜受损　与小血管炎有关。

4. 潜在并发症:心脏受损。

【护理措施】

1. 维持体温正常

(1)急性期患儿应绝对卧床休息。保持病室内合适的温、湿度。密切观察体温的变化、热型及伴随症状,及时降温,警惕热性惊厥的发生。

(2)患儿饮食为清淡的高热量、高维生素、高蛋白的流质或半流质,鼓励多饮水,必要时静脉补液。

(3)遵医嘱用药,并注意观察药物的副作用,使用阿司匹林时应注意出血倾向及胃肠道反应;应用 IVIG 时应注意观察有无变态反应,一旦发生及时处理。

2. 皮肤护理　保持患儿皮肤清洁;衣被应柔软、清洁,减少对皮肤的刺激;勤剪指甲,避免抓伤和擦伤;半脱的痂皮应用消毒剪刀剪除,切忌强行撕脱,防止出血和继发感染;肛周红肿有脱皮者,每次大小便后用温水清洗。

3. 黏膜护理　保持口腔的清洁,进食前后立即漱口,当出现口腔黏膜充血、干燥、溃疡时,用3%过氧化氢溶液每日清洗口腔两次;嘴唇干裂者可涂护唇油;保持眼睛的清洁,每日用生理盐水洗眼1~2次或涂药膏,以预防眼部感染。

4. 监测病情　密切观察患儿有无心血管损害的表现,如面色、精神状态、心率、心律、心音、心电图异常等,根据心脏损害程度采取相应的护理措施。

5. 心理护理　家长因患儿心脏受损及可能发生猝死而产生焦虑的情绪,应及时向家长解释病情进展情况,给予心理支持,以便在进行治疗和护理时能取得家长的配合;协助患儿制订合理的休息与活动计划,多给其精神安慰,减少不良刺激。

6. 健康指导　指导家长观察病情变化,定期带患儿复查。无冠状动脉病变的患儿,应在出院后1个月、3个月、6个月及1年全面检查1次;有冠状动脉损害者应密切随访。

(孙小红)

思考与练习

1. 患儿,女,8岁,因低热4周,游走性关节肿痛3周入院。家长诉患儿半个月前曾患化脓性扁桃体炎。体格检查:神清,面色苍白,T 37.9℃,躯干、四肢可见环形红色斑疹,咽充血,两肺无异常,心率140次/min,心尖部可闻及Ⅱ级收缩期杂音,主动脉瓣区闻及Ⅱ级舒张期杂音,肝脾肋下未触及。辅助检查:WBC $12×10^9$/L,ASO 800U,血沉 29mm/h,CRP(+),心电图 P-R 间期延长,初步诊断为风湿热。

(1)请列出该患儿的护理诊断。

(2)请制订该患儿的关节护理措施。

(3)限制患儿活动的具体措施有哪些?

2. 患儿,男,3岁,因发热4d,皮疹2d收住入院。体格检查:T 39℃,P 126次/min,R 26次/min,患儿精神差,神清,躯干和四肢见猩红热样斑丘疹,颈部可触及数枚淋巴结肿大,嘴唇充血,双眼结膜

扫一扫,
看总结

扫一扫,
测一测

充血,四肢末端红肿,肛周皮肤红。

(1)请列出该患儿的护理诊断。

(2)如何做好该患儿的皮肤黏膜护理?

(3)如何做好家长和患儿的心理护理?

第十五章 遗传代谢性疾病患儿的护理

扫一扫,
自学汇

第一节 唐氏综合征

导入情景

李女士发现8个月大的儿子亮亮与同龄孩子不太一样,反应迟钝,不会坐,未出牙,面容较特殊,吊眼梢,塌鼻背,舌头大,口水多,李女士很难接受,今日带亮亮来儿科门诊咨询。

工作任务:

1. 告知家长为明确诊断患儿应进一步做的检查。
2. 告知家长如何正确照顾患儿。

唐氏综合征(Down syndrome,DS)又称21-三体综合征(trisomy 21 syndrome),是人类最早发现的常染色体病。临床特征为特殊面容、智力落后、生长发育迟缓,并可伴多发畸形。在活产婴儿中的发生率为1/1 000~1/600。

【概述】

1. 病因

(1)孕母高龄:孕母年龄越大,风险率越高,超过35岁以上者,发病率明显上升。

（2）致畸变物质及疾病的影响：孕早期病毒感染（如 EB 病毒、流行性腮腺炎病毒、风疹病毒、肝炎病毒、巨细胞病毒及麻疹病毒等）、接受放射线照射、应用致畸药物（抗代谢药物、抗癫痫药物）、接触毒物（苯、甲苯、农药等）均可导致染色体发生畸变。

2. 遗传学基础　细胞遗传学特征为第 21 对染色体呈三体型，主要由于亲代之一的生殖细胞在减数分裂形成配子时或受精卵在有丝分裂时，21 号染色体不发生分离，致使胚胎体细胞内存在一条额外的 21 号染色体。

【护理评估】

1. 健康史　评估孕母年龄、孕早期是否有病毒感染、接受放射线照射、应用致畸药物、接触毒物等情况。评估患儿父母亲是否存在染色体异常。

2. 身体状况

（1）特殊面容：出生时即有明显的特殊面容（图 15-1），表情呆滞，眼距宽、眼裂小，双眼外眦上斜，可有内眦赘皮；鼻背低平，耳小异形，张口伸舌，流涎多；头小而圆，前囟大且闭合延迟；颈短而宽；常呈嗜睡状，有喂养困难。

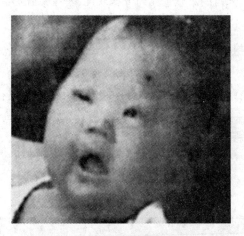

图 15-1　唐氏综合征患儿面容

（2）智力落后：是本病最突出、最严重的表现，随年龄增长其智力落后表现逐渐明显。

（3）生长发育迟缓：体格发育和运动发育均迟缓，身材矮小，头围小于正常，骨龄落后；出牙延迟，且常错位；肌张力低下，腹膨隆，可伴有脐疝；四肢短，韧带松弛，关节可过度弯曲；手指粗短，小指向内弯曲。

（4）皮纹特点：手掌出现猿线（俗称通贯手），atd 角>45°（我国正常人为 40°），第 4、5 指桡箕纹增多，第 5 指只有一条指褶纹等（图 15-2）。

（5）伴发畸形：约 50%患儿伴有先天性心脏病，其次是消化道畸形。部分男孩有隐睾，成年后多无生育能力。女孩多无月经，仅少数可有生育能力。免疫功能低下，易患各种感染性疾病。先天性甲状腺功能减退症和急性淋巴细胞性白血病的发病率明显高于正常人群。存活到成人期，常在 30 岁以后出现老年痴呆症状。

3. 心理-社会支持状况　本病是终生致残性疾病，患儿家长常表现出焦虑、忧伤、自责等复杂心理反应。应注意评估家长对本病的认识程度，是否了解有关遗传病知识，父母角色是否称职，家庭经济承受能力及社会支持系统。

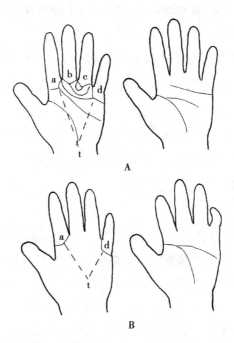

图 15-2　正常人和唐氏综合征患儿的皮纹比较

4. 辅助检查

（1）细胞遗传学检查：染色体核型分析分三型。①标准型:47XY(XX),+21,约占患儿总数的 95%,体细胞染色体总

数为 47 条。②易位型:46XY(XX)-14 或+t(14q21q),占 2.5%~5%,染色体总数为 46 条,其中一条是易位染色体。③嵌合型:46XY(XX)/47XY(XX),+21,占 2%~4%,患儿体内存在两种细胞系,一种正常细胞,另一种为 21-三体细胞。

（2）分子细胞遗传学检查：用荧光素标记的 21 号染色体相应片段序列为探针,与外周血中的淋巴细胞或羊水细胞进行原位杂交(即 FISH 技术),患儿细胞中可呈现 3 个 21 号染色体的荧光信号。

5. 治疗原则及主要措施　尚无有效的治疗方法,应采取综合措施,提供医疗和社会服务,注意预防和治疗感染,如伴有其他畸形,可考虑手术矫治。对患儿进行长期耐心教育训练以提高生活自理能力,以及掌握一定的工作技能。

【常见护理诊断/问题】

1. 自理缺陷　与智力低下有关。

2. 有感染的危险　与免疫功能低下有关。

3. 焦虑(家长)　与孩子患终生致残性疾病有关。

4. 知识缺乏:家长缺乏对疾病的认识。

【护理措施】

1. 加强生活照顾,培养自理能力　①细心照顾患儿,协助穿衣、吃饭,耐心喂养,防止意外事故。②保持皮肤干燥清洁,患儿流涎后应及时擦干,保持下颌及颈部清洁。③帮助家长制订教育、训练方案,进行示范,使患儿通过训练能逐步生活自理,从事简单劳动,提高生活质量。

2. 预防感染 保持空气清新,避免接触感染者;呼吸道感染者接触患儿需戴口罩;注意个人卫生,保持口腔、鼻腔清洁,勤洗手。

3. 心理护理 家长常难以接受孩子患有此病,应利用社会资源及时给予情感和信息支持,耐心开导,提供有关孩子养育、家庭照顾的知识,协助家庭建立个性化的孩子养育和培养计划,使他们尽快适应疾病带来的影响。

4. 健康指导 35岁以上妇女,妊娠后应做羊水细胞检查;注意发现易位染色体携带者、子代有唐氏综合征者或姨表姐妹中有此患者的,应及早检查子亲代的染色体核型;孕期应预防病毒感染,避免接受X线照射,勿滥用药物。

📖 知识链接

唐氏综合征的遗传咨询与产前筛查

标准型21-三体综合征的再发风险为1%,少数有生育能力的女性患者,其子代发病概率为50%;易位型的再发风险为4%~10%,若母亲为21q22q平行易位携带者,子代发病风险率为100%。对高危孕妇可作羊水细胞或绒毛膜细胞染色体检查进行产前诊断。孕母外周血血清学筛查是目前被普遍接受的孕期筛查方法,通过测定孕妇血清绒毛膜促性腺激素(HCG)、甲胎蛋白(AFP)及游离雌三醇(FE_3)浓度,结合孕母年龄,计算出本病发生的危险度,该方法可以检出60%~80%的唐氏综合征胎儿。此外,通过B超测量胎儿颈项皮肤厚度也是诊断21-三体综合征的重要指标。

第二节 苯丙酮尿症

📖 导入情景

妈妈发现1岁的女儿体格发育落后于同龄孩子,表情呆滞,最近经常抽搐。故今日带女儿来儿科就诊,体检见患儿智力明显落后,毛发棕黄色,肤色浅,尿有霉臭味。

工作任务:

1. 告知家长该患儿可能患的疾病以及进一步需要做的检查。

2. 指导家长做好患儿的饮食护理。

苯丙酮尿症(phenylketonuria,PKU)是一种常染色体隐性遗传疾病,由于苯丙氨酸羟化酶基因突变导致酶活性降低,苯丙氨酸及其代谢产物在体内蓄积而引起的疾病。临床以智力发育落后,皮肤、毛发色素浅淡和鼠尿臭味为特征。PKU是先天性氨基酸代谢障碍中最为常见的一种,其发病率有种族和地域差异,我国发病率约为1/11 000。

📖 **知识链接**

常染色体隐性遗传病

常染色体隐性遗传病的致病基因位于常染色体上,其性质是隐性的,在杂合状态时不表现相应性状,只有当隐性基因纯合子(aa)时方得以表现。本病患者一对等位基因一定是隐性致病基因纯合子(aa)。当个体为杂合状态(Aa)时,本人不发病,但为致病基因的携带者。如果两个杂合子(Aa)婚配,后代子女中是患者(aa)的概率为1/4,表型正常者的概率为3/4。该病的主要特点是:①其父母不一定发病,但都是致病基因的携带者(杂合体),患者是致病基因的纯合体。②患者的兄弟姐妹中,约有1/4的人患病,1/4为正常人,1/2的人为携带者,男女发病的机会均等。③家族中不出现连续遗传,患者的双亲、远祖及旁系亲属中一般无相同患者。④近亲结婚时,子代患病率明显升高。

苯丙氨酸是人体必需氨基酸,体内的苯丙氨酸一部分用于蛋白质的合成,一部分通过苯丙氨酸羟化酶作用转变为酪氨酸,仅有少部分经过次要代谢途径,在转氨酶的作用下转变成苯丙酮酸。由于患儿苯丙氨酸羟化酶活性降低,不能将苯丙氨酸转化为酪氨酸,导致苯丙氨酸在血液、脑脊液及组织中的浓度极度增高,并通过旁路代谢产生大量苯丙酮酸、苯乙酸、苯乳酸等,高浓度的苯丙氨酸及其代谢产物在脑中大量蓄积,导致脑损伤。

【护理评估】

1. 健康史　询问家族中有无类似疾病、父母是否近亲结婚;评估患儿有无智力低下及体格发育落后等状况;了解患儿喂养情况、饮食结构及体味等。

2. 身体状况　患儿出生时正常,3~6个月时出现症状,1岁时症状明显。

(1)神经系统表现:以智力发育落后最为突出,智商低于正常。有行为异常,如兴奋不安、忧郁、多动、孤僻等。可有癫痫小发作,少数呈肌张力增高和腱反射亢进。

(2)外貌:患儿出生数月后,因黑色素合成不足,毛发由黑变黄,皮肤和虹膜色泽变浅,常伴有湿疹。

(3)体味:由于尿液及汗液中排出较多苯乙酸,有明显的鼠尿样臭味。

3. 心理-社会支持状况　评估家长是否掌握本病的有关知识,特别是饮食治疗的方法;了解父母的角色是否称职、家庭经济以及环境状况。

4. 辅助检查

(1)新生儿筛查:新生儿喂乳3~7d后,针刺足跟采集外周血,吸在专用采血滤纸上,晾干后送至筛查实验室,进行苯丙氨酸测定。当苯丙氨酸浓度大于切割值,应进一步检查和确诊

(2)血苯丙氨酸浓度测定:正常人血苯丙氨酸浓度为<0.12mmol/L(2mg/dl),经典型PKU患儿血苯丙氨酸浓度>1.2mmol/L(20mg/dl),中度PKU为0.36~1.2mmol/L,轻度PKU为0.12~0.36mmol/L。

(3)DNA分析:进行基因突变检测和诊断,可进行基因诊断和产前诊断。

5. 治疗原则及主要措施　一旦确诊,应立即给予低苯丙氨酸饮食治疗。开始治疗的年龄越小,预后越好。沙丙蝶呤(sapropterin)在部分欧美国家,已经做为治疗苯丙酮尿症的药物。

【常见护理诊断/问题】

1. 生长发育迟缓　与高浓度的苯丙氨酸导致细胞受损有关。

2. 有皮肤完整性受损的危险　与皮肤异常分泌物的刺激有关。

3. 知识缺乏:家长缺乏饮食控制的知识。

【护理措施】

苯丙酮尿症的
筛查与治疗
（微课）

考点提示:苯丙酮尿症的饮食

1. 控制饮食,促进生长　给予低苯丙氨酸饮食,使苯丙氨酸的摄入量既能保证生长发育和代谢的最低需要又能使血中苯丙氨酸维持在理想浓度。主要采用无(低)苯丙氨酸配方奶,待血中苯丙氨酸浓度降至理想状态时(表 15-1),可逐渐添加少量天然食物,其中首选母乳,母乳的苯丙氨酸含量仅为牛奶的 1/3。较大婴儿和儿童可添加牛奶、粥、面、蛋等。添加食品以低蛋白、低苯丙氨酸为原则(常用食物的苯丙氨酸含量见表 15-2),其量和次数随血苯丙氨酸浓度而定。治疗期间应定期监测患儿血中苯丙氨酸浓度、生长发育状况等。饮食控制应至少持续到青春期以后,终生治疗对患儿更有益。

2. 皮肤护理　勤更换尿布,保持皮肤干燥、清洁,尤其是腋下、腹股沟等皮肤皱褶处,有湿疹应及时处理。

3. 家庭支持及健康指导　及时给予家长情感支持,提供有关孩子养育、家庭照顾的知识;强调饮食控制的重要性,协助制订饮食治疗方案,督促定期复查;提供遗传咨询,避免近亲结婚,所有新生儿出生数日后做常规筛查;有阳性家族史的新生儿生后应做详细检查;对患儿家族做苯丙氨酸耐量试验,检出杂合子。

表 15-1　不同年龄血苯丙氨酸浓度理想控制范围

年龄	血苯丙氨酸浓度	年龄	血苯丙氨酸浓度
0~3 岁	120~240μmol/L	12~16 岁	180~600μmol/L
3~9 岁	180~360μmol/L	>16 岁	180~900μmol/L
9~12 岁	180~480μmol/L		

表 15-2　常用食物的苯丙氨酸含量(每 100g 食物)

食物	蛋白质/g	苯丙氨酸/mg	食物	蛋白质/g	苯丙氨酸/mg
母乳	1.3	36	藕粉或麦淀粉	0.8	4
牛乳	2.9	113	北豆腐	10.2	507
籼米	7.0	352	南豆腐	5.5	266
小麦粉	10.9	514	豆腐干	15.8	691
小米	9.3	510	瘦猪肉	17.3	805
白薯	1.0	51	瘦牛肉	19.0	700
土豆	2.1	70	鸡蛋	14.7	715
胡萝卜	0.9	17	水果	1.0	—

(于海红)

思考与练习

1. 患儿,男,2 岁。身高 65cm,体重 10kg,外貌特殊,眼距宽,鼻背低平,舌伸出口外,通贯手,肌张力低,心脏超声检查示:室间隔缺损。

(1)该患儿除患有室间隔缺损外可能还患有哪种疾病?

(2)为明确诊断应做何种检查?

(3)护理时应注意哪些内容?如何为家长提供人文关怀支持?

2. 患儿,女,10个月。近2个月来出现反复抽搐,每日2~3次。体格检查:表情呆滞,反应差,毛发浅褐色,皮肤白,尿有鼠尿味。

(1)该患儿可能患有哪种疾病?

(2)为明确诊断应做哪些检查?

(3)应为该患儿提供何种饮食?

扫一扫,
看总结

扫一扫,
测一测

第十六章 结核病患儿的护理

扫一扫,
自学汇

> ## 学习目标
>
> 1. 掌握儿童结核病的流行病学特征,原发型肺结核和结核性脑膜炎的身体状况、护理诊断及护理措施。
> 2. 熟悉儿童结核病的辅助检查、治疗原则和预防措施。
> 3. 了解儿童结核病的发病机制。
> 4. 学会对结核病患儿实施整体护理。
> 5. 具有对患儿和家长实施心理护理、指导患儿及家长预防结核病发生的能力。

第一节 概 述

结核病(tuberculosis)是由结核分枝杆菌引起的慢性感染性疾病。全身各个脏器均可受累,但以肺结核最常见。近年来,结核病的发病率呈上升趋势,耐多药结核分枝杆菌菌株(MDR-TB)的产生已经成为防治结核病的严重问题。

(一)病因

结核分枝杆菌属于分枝杆菌属,为需氧菌,抗酸染色呈红色,革兰氏染色阳性。结核分枝杆菌可分为4型:人型、牛型、鸟型和鼠型,对人类致病的主要为人型和牛型,其中人型是人类结核病的主要病原体。

(二)流行病学

1. **传染源** 开放性肺结核患者是主要传染源,正规化疗2~4周后,随着痰菌排量的减少而传染性降低。

> 考点提示:结核病最主要的传染源

2. **传播途径** 呼吸道为主要传染途径,儿童吸入带结核分枝杆菌的飞沫或尘埃后即可引起感染,形成肺部原发病灶。少数经消化道传染,经皮肤或胎盘传染者少见。

3. **易感人群** 生活贫困、居住拥挤、营养不良、社会经济落后及人类免疫缺陷病毒(HIV)感染等是人群结核病高发的因素。新生儿对结核分枝杆菌非常易感。儿童发病与否主要取决于:①结核分枝杆菌的毒力及数量。②机体抵抗力的强弱。患麻疹、百日咳及白血病、淋巴瘤或艾滋病等免疫功能受抑制的儿童和接受免疫抑制剂治疗者尤其好发结核病。③遗传因素。单卵双胎儿结核病的一致性明显高于双卵双胎儿;亚洲人种发病率最高,白种人最低。

（三）发病机制

儿童初次接触结核分枝杆菌是否发生结核病,主要与机体的免疫力、细菌的毒力和数量有关。机体感染结核分枝杆菌后,在产生免疫力的同时,也发生迟发型变态反应,是同一细胞免疫过程的两种不同表现。

1. 细胞介导的免疫反应　主要表现为淋巴细胞致敏和巨噬细胞的功能增强。巨噬细胞吞噬和消化结核分枝杆菌,并将特异性抗原传递给T淋巴细胞,致敏的淋巴细胞就释放一系列细胞因子,激活巨噬细胞,吞噬和杀灭结核分枝杆菌。上述细胞免疫反应可最终消灭结核分枝杆菌,但亦可导致宿主细胞和组织破坏。

2. 迟发型变态反应　结核分枝杆菌侵入人体4~8周后产生细胞免疫,是宿主对结核分枝杆菌及其产物的超常免疫反应,亦由T细胞介导,以巨噬细胞为效应细胞。由于迟发型变态反应的直接和间接作用,引起细胞坏死及干酪样改变,甚至形成空洞。

机体感染结核后,约90%人群可终生不发病;5%因免疫力低下当即发病,则为原发性肺结核;另5%仅于日后机体免疫力降低时才发病,称为继发性肺结核。继发性肺结核是成人肺结核的主要类型。

（四）辅助检查

1. 结核菌素试验　结核菌素试验属于迟发型变态反应。儿童受结核分枝杆菌感染4~8周后结核菌素试验即呈阳性反应。

（1）试验方法:常用结核分枝杆菌纯蛋白衍生物（PPD）制品,左前臂掌侧中下1/3交界处皮内注射0.1ml（含5个结核菌素单位）,使之形成直径6~10mm的皮丘。

> 🔖 **考点提示**:结核菌素试验的制品和注射部位

（2）结果判断:48~72h观察反应结果,测定局部硬结的直径,取纵径和横径的平均值来判断其反应强度。结核菌素试验结果判断见表16-1。

表16-1　结核菌素试验结果判断

局部反应	表示符号	判断结果
无硬结或硬结直径<5mm	−	阴性
硬结直径5~9mm（≥5mm,<10mm）	+	一般阳性
硬结直径10~19mm（≥10mm,<20mm）	++	中度阳性
硬结直径≥20mm	+++	强阳性
除硬结外,还有水疱、破溃、淋巴管炎及双圈反应等	++++	极强阳性

（3）临床意义

1）阳性反应见于:①接种卡介苗后。②年长儿无明显临床症状仅呈一般阳性反应,表示曾感染过结核分枝杆菌。③婴幼儿,尤其是未接种过卡介苗者,中度阳性反应多表示体内有新的结核病灶。年龄愈小,活动性结核可能性愈大。④强阳性和极强阳性反应者,表示体内有活动性结核病。⑤由阴性反应转为阳性反应,或反应强度由原来小于10mm增至大于10mm,且增幅超过6mm时,表示新近有感染。

结核菌素实验
（微课）

2）阴性反应见于：①未感染过结核分枝杆菌。②结核迟发型变态反应前期（初次感染后4~8周内）。③假阴性反应，由于机体免疫功能低下或受抑制所致，如部分危重结核病；急性传染病如麻疹、水痘、风疹、百日咳等；体质极度衰弱者如重度营养不良、重度脱水、重度水肿等；应用糖皮质激素或其他免疫抑制剂治疗时；原发或继发免疫缺陷病。④技术误差或试剂失效。

2. 实验室检查

（1）结核分枝杆菌检查：从痰、胃液（婴幼儿可抽取空腹胃液）、脑脊液及病变组织中找到结核分枝杆菌是重要的确诊手段。

（2）免疫学诊断及分子生物学诊断：用核酸杂交、聚合酶链反应（PCR）来检测结核分枝杆菌核酸物质。用酶联免疫吸附试验（ELISA）来检测结核分枝杆菌特异性抗体。

（3）血沉：多增快，反映结核病的活动性。

3. 影像学检查　胸部X线检查是筛查儿童结核病的重要手段。能确定病变范围、性质、类型及进展情况，定期复查可观察治疗效果。胸部CT对肺结核的诊断和鉴别诊断很有意义，有利于发现隐蔽区病灶。

4. 其他辅助检查　纤维支气管镜检查有助于支气管内膜结核和支气管淋巴结结核的诊断；周围淋巴结穿刺液涂片检查可发现特异性结核改变，如结核结节或干酪样坏死等；肺穿刺或胸腔镜取肺活体组织检查可进行病理和病原学诊断，对特殊疑难病例确诊有帮助。

（五）治疗

1. 一般治疗　注意营养，食用富含蛋白质和维生素的食物。有明显结核中毒症状及高度衰弱者应卧床休息。居住环境应阳光充足，空气流通。避免传染麻疹、百日咳等疾病。

2. 抗结核治疗　治疗目的：①杀灭病灶中的结核分枝杆菌。②防止血行播散。

治疗原则：①早期治疗。②适宜剂量。③联合用药。④规律用药。⑤坚持全程。⑥分段治疗。

> 🔖 **考点提示：** 抗结核治疗原则

（1）目前常用的抗结核药物

1）杀菌药物：①全杀菌药，如异烟肼（INH）和利福平（RFP）。②半杀菌药，如链霉素（SM）和吡嗪酰胺（PZA）。

2）抑菌药物：常用的有乙胺丁醇（EMB）及乙硫异烟胺（ETH）。

（2）针对耐药菌株的几种新型抗结核药物：①老药的复合剂型，如利福平和异烟肼合剂、利福平+吡嗪酰胺+异烟肼合剂（卫非特，rifater）等。②老药衍生物，如利福喷丁等。③新化学制剂，如帕司烟肼等。

（3）抗结核药的使用：见表16-2。

表16-2　儿童常用抗结核药物

药物	剂量[mg/(kg·d)]	给药途径	主要副作用
异烟肼（INH 或 H）	10mg（≤300mg/d）	口服（可肌注、静滴）	肝毒性、末梢神经炎、过敏、皮疹和发热
利福平（RFP 或 R）	10mg（≤450mg/d）	口服	肝毒性、恶心、呕吐和流感综合征
链霉素（SM 或 S）	20~30mg（≤0.75g/d）	肌注	Ⅷ对脑神经损害、肾毒性、过敏、皮疹和发热
吡嗪酰胺（PZA 或 Z）	20~30mg（≤0.75g/d）	口服	肝毒性、高尿酸血症、关节痛、过敏和发热

药物	剂量[mg/(kg·d)]	给药途径	主要副作用
乙胺丁醇(EMB或E)	15~25mg	口服	视神经炎、皮疹
乙硫异烟胺(ETH)、丙硫异烟胺	10~15mg	口服	胃肠道反应、肝毒性、末梢神经炎、过敏、皮疹和发热
卡那霉素	15~20mg	肌注	肾毒性、Ⅷ对脑神经损害
对氨柳酸	150~200mg	口服	胃肠道反应、肝毒性、过敏、皮疹和发热

（4）抗结核治疗方案

1）标准疗法：一般用于无明显自觉症状的原发型肺结核。每日服用INH、RFP和/或EMB，疗程9~12个月。

2）两阶段疗法：用于活动性原发型肺结核、急性粟粒型结核病及结核性脑膜炎。①强化治疗阶段：联用3~4种杀菌药物，在长程化疗时，一般需要用药3~4个月，短程疗法时一般为2个月。②巩固治疗阶段：联用2种抗结核药物，在长程化疗时，此阶段可长达12~18个月，短程疗法时一般为4个月。

3）短程疗法：为结核病现代疗法的重大进展，可选用以下几种6~9个月短程化疗方案：①2HRZ/4HR（数字为月数，下同）。②2SHRZ/4HR。③2EHRZ/4HR。若无PZA则将疗程延长至9个月。

> **📖 知识链接**
>
> ### DOTS策略
>
> 自20世纪80年代，许多国家的结核病发病率有所回升，1993年WHO发布了《全球结核病紧急状态宣言》，告诫结核病仍是全球感染与传染病的第一"杀手"，1997年将每年3月24日定为世界结核病防治日。为预防结核病的传染和流行，1995年WHO首次提出"WHO全球结核病控制策略"，英文全称Directly Observed Treatment Short-course，缩写为DOTS。所以，现代结核病的控制策略又简称为DOTS策略。即"控制传染源"和"直接监督治疗+短程化疗"策略。直接监督治疗是指一个专业保健机构人员或受训的第三方(非亲属或朋友)介入患者治疗，直接提供药物给患者，并观察和记录，以确保患者服下每一剂药物，从而保证患者规律用药，提高治愈率。

（六）预防

1. 控制传染源 结核分枝杆菌涂片阳性患者是儿童结核病的主要传染源，早期发现和合理治疗结核分枝杆菌涂片阳性的患者是预防儿童结核病的根本措施。

2. 普及卡介苗接种 卡介苗接种是预防儿童结核病的有效措施，我国计划免疫中要求全国城乡新生儿普及卡介苗接种。接种卡介苗禁忌证：①结核菌素试验阳性。②注射局部有湿疹或患全身性皮肤病。③急性传染病恢复期。④先天性胸腺发育不全或严重联合免疫缺陷病患儿。

> **考点提示**：预防儿童结核病的最有效措施

3. 预防性抗结核治疗

（1）适应证：①<3 岁婴幼儿未接种卡介苗而结核菌素试验阳性者。②与开放性肺结核患者密切接触者。③结核菌素试验新近由阴性转为阳性者。④结核菌素试验阳性伴结核中毒症状者。⑤结核菌素试验阳性，新患麻疹或百日咳患儿。⑥结核菌素试验阳性需较长期使用糖皮质激素或其他免疫抑制剂的患儿。

（2）方法：异烟肼（INH）每日 10mg/kg（≤300mg/d），疗程 6~9 个月；或异烟肼每日 10mg/kg（≤300mg/d）联合利福平（RFP）每日 10mg/kg（≤300mg/d），疗程 3 个月。

第二节　原发型肺结核

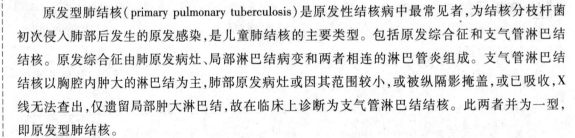

📖 **导入情景**

形形是 7 岁女孩，上小学二年级，父母外出务工，由奶奶照顾。近一周奶奶发现她晚上有低热（未测体温），爱出汗，时有干咳，精神倦怠，食欲不好。奶奶带她去医院就诊，经医生仔细询问，奶奶曾患有肺结核。

工作任务：

1. 列出为明确诊断需要进一步做的检查。

2. 正确对患儿及家长进行健康指导。

原发综合征
（组图）

支气管淋
巴结结核
（组图）

原发型肺结核（primary pulmonary tuberculosis）是原发性结核病中最常见者，为结核分枝杆菌初次侵入肺部后发生的原发感染，是儿童肺结核的主要类型。包括原发综合征和支气管淋巴结结核。原发综合征由肺原发病灶、局部淋巴结病变和两者相连的淋巴管炎组成。支气管淋巴结结核以胸腔内肿大的淋巴结为主，肺部原发病灶或因其范围较小，或被纵隔影掩盖，或已吸收，X线无法查出，仅遗留局部肿大淋巴结，故在临床上诊断为支气管淋巴结结核。此两者并为一型，即原发型肺结核。

肺部原发病灶多位于右侧，肺上叶底部和下叶的上部，近胸膜处。肺结核的基本病变为渗出、增生和坏死。典型的原发综合征呈"双极"病变，即一端为原发病灶，一端为肿大的肺门淋巴结、纵隔淋巴结。原发型肺结核的病理转归可为吸收好转、进展或恶化，其中以吸收好转最常见。

【护理评估】

1. 健康史　详细询问家庭中有无结核病患者；有无与开放性结核患者的密切接触史；儿童出生后是否接种过卡介苗；近期有无患过急性传染病，特别是麻疹、百日咳等。

📌 **考点提示**：结核病患儿的健康史特点

2. 身体状况

（1）症状：轻重不一，轻者可无症状。年龄较大儿童一般起病缓慢，可有低热、食欲缺乏、疲乏、盗汗等结核中毒症状。婴幼儿及症状较重者可急性起病，高热可达 39~40℃，但一般情况尚好，与发热不相称，持续 2~3 周后转为低热，并伴结核中毒症状，干咳和轻度呼吸困难是最常见的症状。当胸内淋巴结高度肿大时，可出现一系列压迫症状，如类百日咳样痉挛性咳嗽、喘鸣、声音嘶哑、胸部静脉怒张等。

（2）体征：肺部体征可不明显，与肺内病变不一致。可见周围淋巴结不同程度肿大。

3. 辅助检查

（1）胸部 X 线检查：同时做正、侧位胸片检查，可发现肿大淋巴结或靠近肺门部位的原发病灶。原发综合征的典型哑铃状双极影者已少见。

（2）CT 扫描：有助于诊断疑诊原发型肺结核但胸部平片正常的病例。

（3）纤维支气管镜检查：可发现结核病变蔓延至支气管造成的支气管内结核。

4. 心理-社会支持状况　原发型肺结核一般预后良好，但由于治疗时间长，依从性较差。因此，应注意评估患儿及其家长对病情、隔离方法、服药等知识的了解程度，家长对患儿关心程度以及家庭的经济状况等。

5. 治疗原则及主要措施　参见本章第一节。

【常见护理诊断/问题】

1. 营养失调：低于机体需要量　与疾病的消耗及食欲下降有关。

2. 活动无耐力　与结核分枝杆菌感染和机体消耗有关。

3. 体温过高　与结核分枝杆菌感染有关。

4. 知识缺乏：家长及患儿缺乏结核病防治的相关知识。

5. 潜在并发症：抗结核药物的副作用。

【护理措施】

1. 保证营养摄入　供给高热量、高蛋白、高维生素、富含钙质的食物，如牛奶、鸡蛋、瘦肉、鱼、新鲜水果、蔬菜等。指导家长为患儿制订合理的营养膳食计划，尽量提供患儿喜爱、营养丰富、种类多样的食品。

2. 建立合理的生活制度　注意休息，保证足够的睡眠时间；保持室内空气流通、阳光充足；可根据病情安排适量活动，可适当进行户外活动。

3. 维持体温正常　定时测量体温，并准确记录。如有高热，遵医嘱给予降温，嘱患儿适当饮水。

4. 消毒隔离　结核病活动期应进行呼吸道隔离，对患儿呼吸道分泌物、痰杯、餐具等应进行消毒处理。避免接触其他急性传染病和开放性结核患者，以免加重病情。

> 考点提示：结核病活动期的隔离方法

5. 指导合理用药　向患儿和家长讲解抗结核药物的作用和使用方法，注意观察药物副作用，部分抗结核药物有肝、肾毒性，指导患儿定期检查尿常规、肝功能等。使用链霉素的患儿，需注意有无听神经损害的表现，发现异常及时与医生联系。

6. 心理护理　本病需要服药时间较长，同时，患儿及家长担心预后。因此，护士应给予耐心解释和心理上的支持，使其配合治疗和护理。

7. 健康指导　向家长和患儿介绍肺结核的流行病学特点，指导家长采取相应的隔离措施，教会对患儿的分泌物及其用具的消毒处理；告诉家长及患儿坚持化疗是治愈肺结核的关键，治疗期间需坚持全程规律用药，指导观察药物疗效及副作用，发现不良反应及时就诊；叮嘱定期复查，了解疗效和药物使用情况，根据病情调整治疗方案。指导家长学会日常生活护理和饮食护理，加强患儿体格锻炼。

第三节　结核性脑膜炎

结核性脑膜炎(tuberculous meningitis)是儿童结核病中最严重的类型。常在结核原发感染后一年以内发生,尤其在初染结核3~6个月最易发生。多见于3岁以内婴幼儿,是儿童结核病致死的主要原因。自普及卡介苗接种和有效抗结核药物应用以来,本病的发病率明显降低,预后有很大改善。

考点提示:儿童结核病致死的主要原因

本病常为全身性粟粒性结核病的一部分,通过血行播散而来。婴幼儿中枢神经系统发育不成熟、血-脑屏障功能不完善、免疫功能低下与本病的发生密切相关。

病理改变主要有软脑膜弥漫充血、水肿、炎性渗出,并形成许多结核结节;可引起面神经、舌下神经、动眼神经及展神经等脑神经损害;炎症可蔓延至脑实质,可引起脑部血管病变,严重者可并发脑积水及脑室管膜炎。

【护理评估】

1. 健康史　应详细询问患儿的卡介苗接种史、结核病接触史、既往结核病史(尤其是一年内发现结核病又未经治疗者),近期有无急性传染病史,如麻疹、百日咳等,常为结核病恶化的诱因。

2. 身体状况　起病多较缓慢。根据临床表现,病程大致可分为3期。

考点提示:结核性脑膜炎早期的临床特点

(1)早期(前驱期):1~2周,主要症状为儿童性格改变,如少言、懒动、易倦、烦躁、易怒等。可有发热、食欲缺乏、盗汗、消瘦、呕吐、便秘(婴儿可为腹泻)等。年长儿可自诉头痛,婴儿则表现为蹙眉皱额等。

(2)中期(脑膜刺激期):1~2周,因颅内压增高致剧烈头痛、喷射性呕吐、嗜睡或烦躁不安、惊厥等,出现明显脑膜刺激征。幼婴儿则表现为前囟膨隆、颅缝裂开。此期可出现脑神经障碍,最常见者为面神经,其次为动眼神经和展神经。眼底检查可见视盘水肿、视神经炎或脉络膜粟粒状结核结节。

考点提示:结核性脑膜炎中期的典型表现

(3)晚期(昏迷期):1~3周,以上症状逐渐加重,由意识模糊至完全昏迷。惊厥频繁发作,患儿极度消瘦,呈舟状腹。常出现水、电解质代谢紊乱。最终因颅内压急剧增高导致脑疝而死亡。晚期发生后遗症者约占2/3,可遗留有脑积水、肢体瘫痪、智力低下及脑神经障碍等。

3. 辅助检查

(1)脑脊液检查:对本病的诊断极为重要。脑脊液压力增高,外观无色透明或呈毛玻璃样,静置12~24h后,可有蜘蛛网状薄膜形成,取之涂片可查到抗酸杆菌。白细胞数增多,一般为$(50\sim500)\times10^6/L$,分类以淋巴细胞为主。蛋白量增高,糖和氯化物均降低是结核性脑膜炎脑脊液的典型改变。脑脊液结核分枝杆菌培养阳性是确诊的可靠依据。

考点提示:结核性脑膜炎的脑脊液检查特点

(2)胸部X线检查:约85%结核性脑膜炎患儿的胸片有结核病改变,其中90%为活动性病变。胸片证明有血行播散性结核病对确诊结核性脑膜炎很有意义。

(3)结核菌素试验:阳性对诊断有帮助,但高达50%的患儿可呈阴性反应。

4. 心理-社会支持状况　该病患儿病死率较高,给家庭带来很大的精神及经济压力,因此,应评估家长对该病的认知程度、焦虑和压力以及应对的方式;对留有后遗症患儿,还应评估家长帮助患儿康复的能力。

5. 治疗原则及主要措施 抓住抗结核治疗和降低颅内高压两个重点环节。

(1)抗结核治疗:联合应用易透过血-脑屏障的抗结核杀菌药物,分阶段治疗。①强化治疗阶段:联合使用 INH、RFP、PZA 及 SM,疗程 3~4 个月。②巩固治疗阶段:继用 INH、RFP 或 EMB,RFP 或 EMB 9~12 个月,抗结核药物总疗程不少于 12 个月,或待脑脊液恢复正常后继续治疗 6 个月。

(2)降低颅内高压:常用 20% 甘露醇静脉输注,一般于停用甘露醇前 1~2d 给予乙酰唑胺,服用 1~3 个月或更长。根据病情行侧脑室穿刺引流、腰椎穿刺减压及鞘内注药、脑脊液分流手术等。

(3)糖皮质激素:是抗结核药物有效的辅助疗法,一般使用泼尼松,疗程 8~12 周。

(4)对症治疗:止惊及纠正水、电解质紊乱等。

(5)随访观察:停药后随访观察至少 3~5 年,凡临床症状消失,脑脊液正常,疗程结束后 2 年无复发者,方可认为治愈。

【常见护理诊断/问题】

1. 潜在并发症:颅内压增高、水电解质紊乱等。

2. 营养失调:低于机体需要量 与摄入不足、消耗增多有关。

3. 有皮肤完整性受损的危险 与长期卧床、排泄物刺激有关。

4. 焦虑 与家长对患儿病情危重和预后差的担忧有关。

【护理措施】

1. 密切观察病情变化,维持正常生命体征

(1)监测体温、脉搏、呼吸、血压、神志、双瞳孔大小及对光反射、尿量等,早期发现颅内高压和脑疝,及时采取抢救措施。

(2)患儿应卧床休息,保持室内安静,尽量集中护理操作,避免一切不必要的刺激。

(3)惊厥发作时,应在上、下臼齿间放置牙垫,以防止舌咬伤;保持呼吸道通畅,取侧卧位,以免仰卧舌根后坠堵塞喉头;给予吸氧,必要时吸痰或行人工辅助呼吸;放置床栏,移开患儿周围易致受伤的物品,避免受伤或坠床。

(4)遵医嘱使用抗结核药物、糖皮质激素、脱水剂和利尿剂,并观察药物副作用。

2. 改善营养状况 为患儿提供足够热量、含高蛋白质和高维生素的食物,宜少量多餐,耐心喂养。对昏迷不能吞咽者,可鼻饲或静脉输液,维持水、电解质平衡。鼻饲时压力不宜过大,以免引起呕吐。

3. 维护皮肤和黏膜的完整性 保持皮肤清洁干燥,大小便后及时更换尿布和清洗会阴。呕吐后及时清洗颈部和耳部残留的物质。昏迷和瘫痪患儿,每 2h 翻身和拍背 1 次,骨隆突处置气圈或软垫。昏迷不能闭眼患儿,可涂眼膏并用纱布覆盖以保护角膜。每日清洁口腔 2~3 次。

4. 心理护理 由于本病病情重,治疗时间长,患儿及家长焦虑明显。因此,护士要对患儿态度和蔼可亲,关怀体贴,治疗操作时动作轻柔,及时为患儿提供生活照顾、解除不适。理解家长对患儿的预后担忧,应给予耐心解释和心理上的支持,使其配合治疗和护理。

5. 健康指导 患儿病情好转出院后,应给予家庭健康指导:①强调出院后坚持服药、定期复查的重要性,指导家长严格坚持全程、合理用药,并做好病情和药物毒副作用的观察。②帮助家长为患

结核性脑膜炎
患儿的护理
措施(微课)

儿制订良好的生活制度,保证足够休息时间,适当进行户外活动。③告知加强营养的重要性。④指导避免与开放性结核患者接触,积极预防和治疗各种急性传染病。⑤部分留有后遗症的患儿,应鼓励家长坚持对患儿进行康复治疗。

📖 知识链接

结核性脑膜炎预后

结核性脑膜炎预后与下列因素有关:

1. 治疗时间　治疗越晚病死率越高,早期病例无死亡,中期病死率为 3.3%,晚期病死率高达 24.9%。

2. 年龄　年龄越小,脑膜炎症状发展越快,越严重,病死率越高。

3. 病期和病型　早期、浆液型预后好,晚期、脑膜脑炎型预后差。

4. 结核分枝杆菌耐药性　原发耐药菌株已成为影响结脑预后的重要因素。

5. 治疗方法　剂量不足或方法不当时可使病程迁延,易出现并发症。

（李　娜）

💡 思考与练习

1. 患儿,女,3 岁。发热、干咳、盗汗 2 周。患儿 2 周前无明显诱因出现发热,为持续性低热,伴干咳、盗汗、食欲缺乏、易疲乏等症状。体格检查:T 38.2℃,神清,精神较差。母亲患有"结核性胸膜炎",服药治疗中。患儿曾接种过卡介苗。结核菌素试验强阳性,硬结直径 20mm,胸部 X 线发现肺门部向外扩展的密度增高阴影,边缘模糊。诊断为"原发型肺结核"。

(1)列出该患儿主要的护理诊断。

(2)针对该患儿的主要治疗原则和护理措施有哪些?

2. 患儿,男,4 岁。咳嗽、低热 20d,头痛、呕吐 5d。体格检查:T 38.5℃,神清,左侧鼻唇沟变浅,口角向右歪斜,颈项强直,Kernig 氏征阳性。脑脊液检查:外观毛玻璃样,白细胞数增高,分类以淋巴细胞为主,糖及氯化物降低。

(1)该患儿可能的临床诊断和首优护理问题是什么?

(2)针对首优护理问题应采取哪些护理措施?

(3)如何对家长和患儿实施心理护理和健康教育?

扫一扫,
看总结

扫一扫,
测一测

实 训 指 导

扫一扫，
自学汇

 学习目标

1. 掌握体格测量、人工喂养、更换尿布、婴儿沐浴、婴儿抚触、约束保护、婴幼儿灌肠、股静脉穿刺、头皮静脉输液、静脉留置针、温箱使用、蓝光照射、换血疗法及儿童心肺复苏术的操作步骤。

2. 熟悉上述常用儿科护理技术的操作准备及注意事项。

3. 了解上述常用儿科护理技术的操作目的。

4. 学会上述常用儿科护理操作技术，操作规范，动作娴熟。

5. 具有高度社会责任感和同情心，关心爱护儿童。

实训一 体 格 测 量

一、体重测量法

【目的】

评估儿童体格发育的情况，判断儿童的营养状况，并为临床输液量、给药量和乳量计算提供依据。

【实训准备】

1. 护士准备　着装整齐，修剪指甲，洗手。

2. 用物准备　根据儿童年龄备好体重秤，如电子婴儿体重秤、儿童体重秤或成人体重秤，一次性垫巾、手消毒液、护理记录单。

3. 环境准备　室内安静、清洁、温暖、光线充足。

【操作步骤】

1. 婴儿体重测量法

(1)将电子婴儿体重秤接通电源，打开开关，确认功能正常，校正磅秤。

(2)将一次性垫巾斜对角铺在体重秤上，去除婴儿身上被褥、衣服及尿布，将婴儿轻轻放于秤盘上,待体重秤的数值稳定后准确读数,并记录。

(3)如室温较低,可先称出衣服、尿布及包被的重量,然后给婴儿穿衣,包好包被后再测。后者重量减去前者重量,即为婴儿体重。

2. 儿童体重测量法

(1)调节儿童体重秤指针至零点。

(2)称重前确定空腹并排空膀胱,协助儿童脱下外套及鞋子,穿单衣进行测量。

(3)儿童稳站于体重秤的站板上(实训图 1-1),两手自然下垂,不可接触其他物体,待体重秤指针稳定后,准确读数并记录。

(4)如儿童不能合作或因疾病不能站立,可用成人体重秤由测量者(或家属)抱儿童一起称重,称后减去成人的体重,即为儿童体重。

【注意事项】

1. 每次测量前对体重秤进行校对,测量时先调至零点,平衡后方可使用。

2. 电子婴儿体重秤适用于 3 个月以内婴儿。除新生儿记录体重以 g 为单位外,其余均以 kg 记录。

3. 测量中注意安全及保暖,如为婴儿测体重时,操作者两手应守护在婴儿两侧,以确保安全。

4. 如需每日测量体重者,应用同一体重秤在每日的同一时间空腹进行。

5. 若测得的数值与前次差异较大,应重新测量。体重降低较多者应报告医生,查找原因。

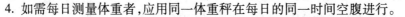

实训图 1-1　儿童体重测量法

体重的测量(视频)

二、身高(身长)、坐高(顶臀长)测量法

【目的】

用于评估儿童体格发育的状况,为相关疾病的判断提供依据。

【实训准备】

1. 护士准备　着装整齐,修剪指甲,洗手。

2. 用物准备　身高(坐高)测量器、身长(顶臀长)测量板或带有身高量杆的体重秤、清洁软布、手消毒液、护理记录单。

3. 环境准备　室内安静、清洁、温暖、光线明亮。

【操作步骤】

1. 婴幼儿身长(顶臀长)测量法

(1)将清洁软布铺在测量板上,脱去帽子和鞋袜,使婴幼儿仰卧于量板的中线上。

(2)将婴幼儿头顶部轻触测量板顶端,头部扶正,双手自然伸平。

(3)测量者左手按住婴幼儿双膝,使两腿伸直。右手推动滑板贴至两足底且两侧标尺刻度读数相同,读出身长厘米数(实训图 1-2)。

(4)将婴幼儿双腿抬起与底板垂直,推滑板至紧贴臀部,读出顶臀长厘米数(实训图 1-3)。

2. 儿童身高(坐高)测量法

(1)脱去鞋、帽、袜,让儿童站立在立位测量器上或带有身高量杆的体重秤上。

身长及身高的测量(视频)

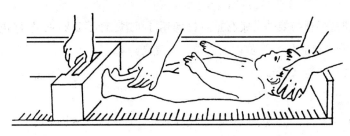

实训图 1-2　婴儿身长测量法

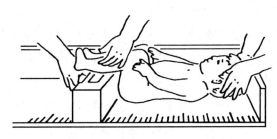

实训图 1-3　婴儿顶臀长测量法

（2）使儿童足跟、臀部、肩胛骨及枕部同时靠在量杆上，两眼正视前方，抬头挺胸收腹，两臂自然下垂，两足跟并拢，足尖分开60°。

（3）测量者移动测量器头顶板，与儿童头顶接触，头顶板与量杆成90°，读出身高厘米数（实训图1-4）。

（4）儿童坐于坐高测量器上，两大腿伸直与躯干成直角并与地面平行。头与肩部的位置与测量身高的要求相同。将头顶板与儿童头顶接触，头顶板与量杆成90°，读出坐高厘米数（实训图1-5）。

坐高的测量
（视频）

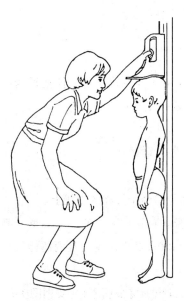

实训图 1-4　儿童身高测量法

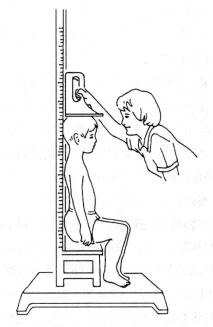

实训图 1-5　儿童坐高测量法

【注意事项】

1. 婴幼儿测量时,量板与婴幼儿足底垂直,推动滑板时动作应轻快。

2. 3 岁以下仰卧位测量身长,3 岁以上立位测量身高。

3. 读数要准确,精确至 0.1cm。

三、头围测量法

【目的】

评估儿童颅骨和大脑发育的情况,协助疾病诊断。

【实训准备】

1. 护士准备　着装整齐,修剪指甲,洗手。

2. 用物准备　软尺、手消毒液、护理记录单。

3. 环境准备　室内安静、清洁、舒适、光线明亮。

【操作步骤】

1. 测量者站于儿童的前方或右侧,协助儿童取坐位或立位。

头围的测量
（视频）

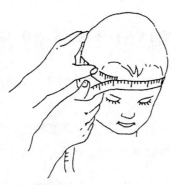

实训图 1-6　头围测量法

2. 测量者用左手拇指将软尺零点固定于儿童头部一侧眉弓上缘,左手中、示指固定软尺于枕骨粗隆,手掌固定儿童头部。右手持软尺紧贴头皮绕枕骨结节最高点至另一侧眉弓上缘,回至零点。

3. 准确读出头围厘米数,记录(实训图 1-6)。

【注意事项】

1. 测量用的软尺不能过于柔软,否则会增加测量误差。

2. 脑积水、急性脑水肿患儿,应每日测量头围。

3. 头发过多或有辫发者,应将其拨开。

4. 测量结果要精确至 0.1cm。

四、胸围测量法

【目的】

评估儿童胸廓、胸背肌肉及肺发育情况,协助疾病诊断。

【实训准备】

1. 护士准备　着装整齐,修剪指甲,洗手。

2. 用物准备　软尺、手消毒液、护理记录单。

3. 环境准备　室内安静、清洁、舒适、光线明亮。必要时屏风遮挡。

【操作步骤】

1. 协助儿童取卧位或立位,两臂自然平放或下垂。

胸围的测量
（视频）

2. 用软尺沿乳头下缘水平绕胸一周为胸围。测量者用左手将软尺零点固定于儿童一侧乳头下缘。右手将软尺紧贴皮肤,经背部两侧肩胛骨下缘绕胸一周回至零点。

3. 取平静呼吸时的中间厘米数,或吸、呼气时的平均数。

【注意事项】

1. 3 岁以上儿童取立位测量。

2. 乳腺已发育的女孩测量胸围时,软尺应固定于胸骨中线第 4 肋间。

3. 测量准确,读数精确至 0.1cm。

实训二 人工喂养

一、鼻饲喂养

【目的】

经口不能摄取食物的患儿,可通过鼻饲管供给流质食物、水分和药物,以维持患儿营养的摄入和治疗的需要。

【实训准备】

1. 护士准备 评估患儿病情、鼻饲史、饮食过敏史、鼻腔情况,着装整齐,洗手,戴口罩。

2. 用物准备 胃管、20ml 注射器、一次性手套、无菌棉签、弯盘、纱布 2 块;液状石蜡、治疗巾、听诊器、记号笔、手电筒、医用胶布、别针;生理盐水、适量温开水(38~40℃)、牛奶或药物;护理记录单。

3. 环境准备 室内清洁,光线充足,空气清新。

【操作步骤】

1. 备齐用物,携至床旁,核对床号、解释。

2. 患儿半卧位或平卧位,无法坐起者取右侧卧位,头偏向一侧。昏迷患儿头稍后仰,抬高床头 30°~45°。

3. 检查鼻腔是否有畸形、破损、息肉等,用棉签蘸生理盐水清洁鼻腔。

4. 颌下铺治疗巾,将弯盘置于口角旁。

5. 戴手套,检查注射器,连接胃管,检查胃管是否通畅。

6. 测量胃管长度并做好标记,插入深度为前额发际—剑突或鼻尖—耳垂—剑突的长度。

7. 用生理盐水溶液润滑胃管前端,沿一侧鼻孔轻轻插入胃管,到达咽喉部(约 1/3 长度)时,嘱患儿吞咽(昏迷患儿将下颌靠近胸骨柄),使胃管沿咽后壁徐徐送入。

8. 用注射器抽吸胃管,观察有胃液抽出,检查胃管在胃内后固定胃管,并做好标记。在胃管末端贴上标示贴,注明插管日期、时间并签名。

9. 开口端接注射器,先回抽,见有胃液抽出,再缓慢注入少量温开水,然后灌注鼻饲液或药液,注入完毕,再注入少量温开水,以冲净胃管。鼻饲完毕,将胃管开口端扣好。反折胃管末端,用纱布包好,用别针固定于枕旁或患儿衣领处。

10. 整理床单位,清理用物。告知患儿或家属维持原卧位 20~30min,有不适及时告知医护人员。记录鼻饲液或药物名称、量及鼻饲时间。

11. 拔管法,用于患儿停止鼻饲或鼻饲期间需要更换胃管时。

(1)备齐用物携至床旁,核对床号、姓名、住院号。

(2)协助患儿取坐位或右侧卧位,置弯盘于颌下,轻轻揭去固定的胶布。

(3)用纱布包裹近鼻孔处的胃管,边拔边用纱布擦拭胃管,到咽喉处时,用手捏紧胃管并快速拔出,以免胃管内液体反流入气管,胃管拔出后放于弯盘内。

(4)清洁患儿口鼻部,协助年长儿漱口,取舒适体位,整理床单位及用物。

【注意事项】

1. 每次鼻饲前均需证实胃管在胃内,验证胃管在胃内的方法如下:

（1）抽吸胃液。

（2）将胃管末端放入水中,无气体逸出。

（3）用注射器向胃管内注入少许空气,于胃部听诊有气过水音。

2. 插管过程中,若出现恶心,应暂停片刻;如发现咳嗽、呼吸困难、发绀等情况,表示误入气管,应立即拔出,休息片刻后重插;插入不畅时,应检查胃管是否卷曲在口中。

3. 鼻饲温度38~40℃,食物与药物必须分开注入,避免空气入胃,引起胀气。

4. 每次鼻饲前,用生理盐水溶液润滑胃管前端,勿使用液状石蜡,以免误入气管造成坠入性肺炎的危险。

5. 每次鼻饲前,均需确定胃管在胃内,方可注入;鼻饲前检查胃内有无潴留,并记录潴留量,根据具体情况选择补足余量;如潴留量大时,应通知医生,是否暂停鼻饲。

6. 长期鼻饲者,应每日做口腔护理2次;普通胃管每周更换1次,硅胶胃管每月更换1次,双侧鼻孔交替插入。

二、奶瓶喂乳

【目的】

因某些原因不能母乳喂养,且有吸吮能力的婴儿,保证营养和水分的摄入,以满足婴儿生长发育的需要。

【实训准备】

1. 护士准备　评估患儿一般情况,衣帽整洁,洗手,戴口罩。

2. 用物准备　适宜温度和量的乳液、奶瓶、孔径适宜的奶嘴、小毛巾、记录单。

3. 环境准备　室内空气清新、温湿度适宜。

【操作步骤】

1. 核对床号、姓名、住院号;奶液的种类、量及时间。

2. 选择合适的乳头套于奶瓶口。

3. 为婴儿更换尿布,洗手。斜抱婴儿,使其头部枕在喂哺者左臂上成半卧位,将小毛巾围于婴儿颌下,再次检查奶嘴孔的大小是否合适。

4. 右手将乳瓶倒转,先滴1~2滴于喂哺者手腕内侧测试温度,以温热(40℃左右)不烫为宜。倾斜乳瓶,使奶嘴充满乳液,婴儿充分含住奶嘴吸吮。

5. 喂乳完毕,将婴儿抱起伏于肩上,轻拍婴儿后背,以利排出咽下的空气。

6. 将婴儿放回床上,取右侧卧位,抬高床头30°。

7. 整理用物,用清水冲洗乳瓶及奶嘴后煮沸消毒5~10min。洗手,记录进乳量及哺乳情况。

【注意事项】

1. 检查奶嘴开口的大小是否合适,避免过大或过小。3~4个月婴儿用的奶嘴以乳瓶倒置时两奶滴之间稍有间隔为宜;4~6个月的婴儿宜用奶液能连续滴出的奶嘴;6个月以上的婴儿可用奶液能线型较快滴出的奶嘴。

2. 为了防止吸入空气引起腹胀或呕吐,喂哺时乳液要始终充满奶嘴。乳瓶颈不要压在婴儿唇上,以免妨碍吸吮和吞咽。

3. 喂乳期间随时观察婴儿的面色、呼吸、吞咽情况及有无呛咳。如婴儿吸吮过急发生呛咳时,应暂停喂哺,轻拍后背,休息片刻再进行喂乳。

4. 防止喂奶时奶液污染患儿衣服和颈部,避免引起皮肤炎症。

5. 喂奶后观察有无溢奶、呕吐、腹胀等情况,防止误吸。

实训三　更换尿布法

【目的】

保持婴儿臀部皮肤清洁、干燥,促进舒适,预防尿布性皮炎的发生。

【实训准备】

1. 护士准备　了解婴儿情况,评估臀部皮肤、尿布的污湿情况;着装整洁,修剪指甲,洗手,戴口罩。

2. 用物准备　清洁尿布、尿布桶、软毛巾、盆及温水、护臀霜(根据需要备鞣酸软膏或其他治疗药物)。

3. 环境准备　室内温湿度适宜,室温调至 26~28℃,避免空气对流。

【操作步骤】

1. 携用物至床旁,将尿布折成合适的长条形放在床边备用。

2. 松解被污湿的尿布,一手握住婴儿的双脚轻轻提起,暴露臀部;如有大便,观察大便性质(必要时留取标本送检),另一手用尿布前半部分较洁净处从前向后擦拭婴儿会阴部和臀部,并将此部分遮盖住尿布的污湿部分后垫于婴儿臀下。

3. 用蘸温水的小毛巾从前向后擦净会阴部、臀部及皮肤的皱褶部位,如果臀部皮肤发红,用软毛巾和温水清洁。

4. 提起婴儿双腿,取出污湿的尿布。

5. 将预防或治疗尿布皮炎的软膏或治疗药物涂于臀部。

6. 将清洁尿布的一端垫于婴儿腰骶部,由两腿之间拉出尿布另一端覆盖至下腹部,系好尿布带,松紧适宜。新生儿脐带未脱落时,将尿布前部的上端返折,保持脐带残端处于暴露状态。

7. 拉平衣服,包好包被,整理床单位。

8. 清理用物,根据需要称重尿布,洗手,并记录观察内容。

更换尿布法
(视频)

【注意事项】

1. 用物携带齐全,避免操作中离开婴儿。

2. 操作过程中,仔细观察婴儿大小便的颜色、性状及臀部皮肤的完整性。

3. 尿布应选择质地柔软、透气性好、吸水性强的棉质尿布或一次性尿布,并应做到勤更换,以增进婴儿舒适。

4. 注意保暖,动作要轻快,操作中减少暴露。

5. 尿布包扎应松紧适宜,不可过紧或过松,大腿和腰部不能留有明显的缝隙,造成排泄物外溢。

6. 男婴要确保阴茎指向下方,避免尿液从尿片上方漏出。

实训四　婴儿沐浴法

【目的】

保持婴儿皮肤清洁、舒适,协助皮肤排泄和散热。便于观察婴儿全身情况。

【实训准备】

1. 护士准备　评估婴儿病情,测量体温,检查全身皮肤完整性;着装整洁,修剪指甲,洗手。

2. 用物准备　无菌缸(内置纱布数块)、碘伏、无菌棉签、液状石蜡;婴儿洗发液、婴儿沐浴液、爽身粉、护臀霜(或鞣酸软膏)、体温计、水温计、弯盘、指甲剪;浴巾、大小毛巾、小毛毯、清洁衣裤、清洁尿布、围裙,必要时备体重秤、床单、枕套等。

3. 环境准备　浴室内安静,关闭门窗,屏风遮挡,室温调至26~28℃。

【操作步骤】

1. 携用物至沐浴室,系上围裙,按使用顺序摆好浴巾、衣服、尿布、包被等。摆放一条大毛巾于浴托上,以免洗浴时婴儿滑入洗浴盆内。调节水温至37~39℃。

2. 与家长核对婴儿腕带信息,包括姓名、性别、住院号。抱婴儿至沐浴处,松解衣服,检查全身情况。脱去衣服,保留尿布(若污湿时更换尿布,依需要测体重),用大毛巾包裹婴儿全身。

3. 面部擦洗　用小毛巾的不同部位依次擦洗双眼(内眦→外眦)→前额→面颊→下颏→耳部。注意擦洗耳后皮肤,用棉签清洁鼻孔。

4. 头部洗浴　抱起婴儿,左手托住枕部,左手拇指和中指分别将双耳郭向前反折,遮盖外耳道口,以防止水流入耳内。左臂及腋下夹住婴儿躯干及下肢(实训图4-1),右手将沐浴液涂于头部进行洗浴,洗浴完毕用清水冲净,用大毛巾吸干头发。

5. 身体洗浴　①入盆:去除包被、尿布。测试水温,温热浴托。操作者左手握住婴儿左臂靠近肩处,使其颈枕于操作者左前臂,再以右前臂托住婴儿左腿,右手握住婴儿左腿靠近腹股沟处,轻轻将婴儿放于浴托上(实训图4-2)。②洗浴:依次洗浴颈部、胸部、腹部、腋下、上肢及手、会阴、下肢,边洗边冲净。在洗浴过程中,操作者的左手应始终握牢婴儿左肩处。洗背部及臀部时,左、右手交接婴儿,使婴儿俯于操作者的右前臂上,依次洗浴后颈部、背部、臀部。女婴自上而下轻轻清洗阴唇;男婴洗净包皮处污垢。注意观察皮肤情况,洗净皮肤皱褶处,如颈部、腋下、腹股沟、手(足)指(趾)缝等。

实训09
婴儿沐浴法
(视频)

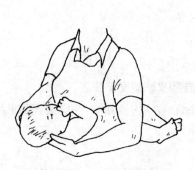

实训图4-1　婴儿洗头法

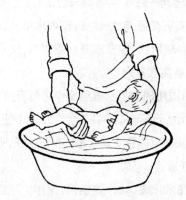

实训图4-2　婴儿出入浴盆法

6. 沐浴后护理　①洗浴完毕将婴儿抱回浴巾上,迅速用浴巾包裹并吸干全身的水渍。②脐部护理:脐带未脱落时用碘伏消毒脐带残端和脐周。③皮肤和臀部护理:在皮肤皱褶处扑少许爽身粉,必要时臀部涂抹护臀霜,兜好尿布,穿上清洁衣裤。检查指甲及腕带,视情况修剪指甲,裹好小毛毯。④鼻、耳护理:用消毒棉签吸净外鼻孔及外耳道可能残存的水渍。

7. 再次与家长核对手腕带信息,体位安置妥当,送回婴儿。告知家属喂奶后将婴儿头偏向一侧,以防呛奶。

8. 整理用物,洗手并记录。

【注意事项】

1. 沐浴应在婴儿进食后 1h 进行,以免发生呕吐或溢奶。

2. 动作轻稳,不可将婴儿单独留在操作台上,防止坠落;注意保暖,减少暴露时间;注意水温,防止烫伤。

3. 沐浴过程中,注意观察婴儿面色、呼吸,如有异常,立即停止操作。

4. 注意洗净皮肤皱褶处,并轻轻吸干水分。头皮有皮脂结痂时,可涂液状石蜡浸润,去除结痂后再清洗干净,切不可用力擦拭,以免出血。

5. 脐带残端未脱落时,应使用脐带贴保护,避免脐部被水浸湿。

6. 清洗会阴部及臀部时,将女婴阴唇分开,用棉签蘸清水由前至后轻轻擦拭。如为男婴,则向上提拉包皮,暴露尿道外口,用棉签蘸清水环形擦洗干净后将包皮恢复原状。有臀红时可用鱼肝油(或氧化锌软膏)涂擦局部。

实训五 婴儿抚触

【目的】

增进母婴情感交流;促进神经系统的发育;促进婴儿血液循环,提高免疫力;加快食物的消化和吸收;减少婴儿哭闹,促进睡眠。

【实训准备】

1. 操作者准备 评估婴儿身体情况,包括出生情况、体温、沐浴后情况、皮肤完整性等。修剪指甲,取下首饰,洗手。

2. 物品准备 干毛巾、润肤油、清洁衣服、尿布。

3. 环境准备 室内安静,关闭门窗,调节室温在 26~28℃ 以上;播放舒缓的音乐。

【操作步骤】

1. 解开婴儿包被和衣物,去除尿布。取适量润肤油倒在手中涂抹均匀,并揉搓双手预热。按头面部、胸部、腹部、四肢、手足、背部顺序依次进行抚触。

2. 头面部抚触(实训图 5-1) 头面部抚触可舒缓皮肤,促进牙发育。

(1)双手拇指指腹从前额中心处向太阳穴推压,到达太阳穴时,轻轻按压。

(2)双手拇指指腹从下颌中央向耳前方推压,划出微笑状。

(3)一手轻托起婴儿头部,另一手从一侧前额发际抚向脑后,至耳后乳突处轻轻按压。换手同法抚触另一侧。注意避开囟门。

3. 胸部抚触(实训图 5-2) 可以顺畅呼吸和循环。

双手放在婴儿两侧肋下缘,向对侧肩部交叉推进,在胸部划出一个大的交叉,两手交替进行。注意避开乳头。

4. 腹部抚触(实训图 5-3) 有助于胃肠活动。

按顺时针方向按摩腹部,可做出"I LOVE YOU"的亲情体验,并在操作过程中向婴儿传递爱与关怀。

(1)用右手由婴儿右下腹推向右上腹,呈英文字母"I"字形。

(2)再由婴儿右上腹推动至左上腹再至左下腹,呈倒"L"字形。

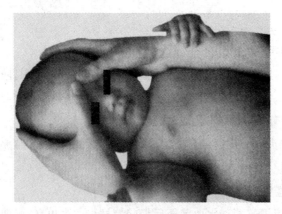

实训图 5-1　头面部抚触

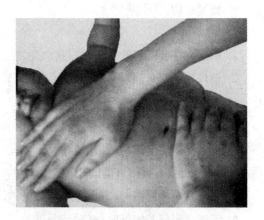

实训图 5-2　胸部抚触

（3）最后由婴儿右下腹→右上腹→左上腹→左下腹推动，呈倒"U"字形。腹部抚触注意避开脐部。

5. 四肢抚触　有助于促进肢体灵活反应。

两手交替握住婴儿上臂向腕部推动，分段搓、揉、捏肌肉群及关节（实训图 5-4）。用双拇指从婴儿手掌根按摩至指端，并轻轻提拉婴儿手指（实训图 5-5）。同法按摩下肢和足部（实训图 5-6、实训图 5-7）。

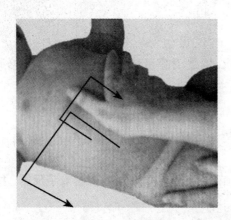

实训图 5-3　腹部抚触

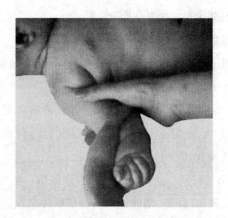

实训图 5-4　上肢抚触

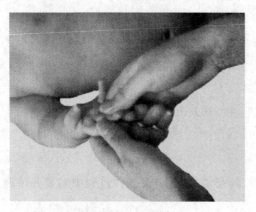

实训图 5-5　手部抚触

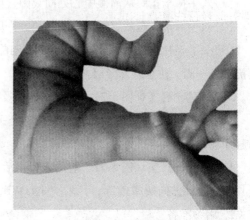

实训图 5-6　下肢抚触

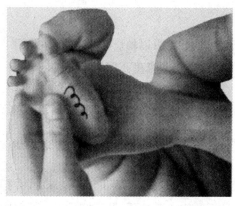
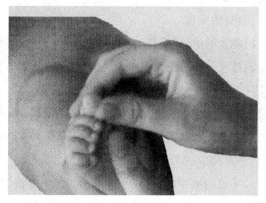

实训图 5-7　足部抚触

6. 背部抚触（实训图 5-8）　背部抚触有助于舒缓背部肌肉,促进血液循环。

婴儿呈俯卧位,头偏向一侧。操作者双手与脊柱成直角,分别于婴儿脊柱两侧由中央向两侧推动,再由后颈部推向臀部,最后由头顶沿脊椎抚触至骶部。一边按摩一边与婴儿说话,进行感情交流,避免受外界打扰。

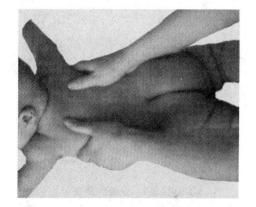

在做完全身抚触后,肌肉已完全放松,帮助婴儿活动各关节,伸展四肢。主要动作为上、下肢的伸展。

7. 为婴儿包好尿布,穿衣,整理用物,洗手。

婴儿抚触
（视频）

实训图 5-8　背部抚触

【注意事项】

1. 抚触应选择在婴儿沐浴后、游泳后、晚上临睡前或换衣服时进行,每日可进行 2~3 次,每个抚触动作可重复 4~6 次,每次抚触 10~15min 为宜。

2. 腹部按摩应顺时针方向进行,在脐带残端未脱落前应避开脐部。

3. 抚触动作要到位,用力适当。开始抚触时动作要轻柔,然后逐渐加力,让婴儿慢慢适应。

4. 抚触过程中应通过语言、目光等与婴儿进行交流,同时注意观察婴儿的反应,若有哭闹、肌张力增加、兴奋性增加、肤色改变、呕吐等则应停止抚触。

实训六　约束保护法

【目的】

限制患儿活动,以利诊疗;保护躁动不安或神志不清的患儿,避免发生意外。

【实训准备】

1. 护士准备　评估患儿病情、意识状态、合作程度;着装整洁,修剪指甲,洗手,戴口罩。

2. 用物准备　根据患儿的约束部位,选择合适的约束器具。①全身约束法:大毛巾或毛毯、宽布绑带。②手足约束法:手足约束带、棉垫与绷带。

3. 环境准备　室内整洁、安静,温湿度适宜,光线充足。

【操作步骤】

1. 全身约束法

(1)将大毛巾(或毛毯)折叠,宽度相当于患儿肩部至踝,长度可以稍长能包裹患儿两圈半左右。

(2)放患儿平卧于大毛巾中间,将靠近操作者一侧的大毛巾紧裹患儿同侧上肢、躯干和双下肢,至对侧腋窝处,将大毛巾整齐地压于患儿后背。

(3)再用同法将另一侧包裹好,将大毛巾剩余部分塞于近侧肩身下。

(4)如患儿躁动明显,可用绑带系于毯子外(实训图6-1)。

2. 手足约束法

(1)手足约束带法:先在手腕或足踝处垫棉垫,然后将约束带一端系于手腕或足踝处,并打结在棉垫外侧,松紧度以能插入一指为宜,肢体不能脱出,又不影响血液循环;另一端系于床的主体结构处(实训图6-2)。

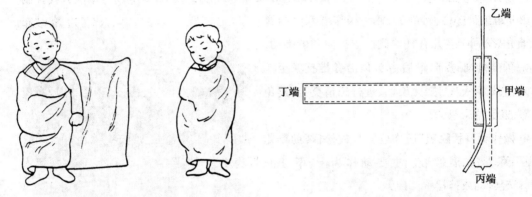

实训图6-1　全身约束法　　　　　　实训图6-2　手足约束带

约束法(视频)

(2)双套结约束法:用于限制手臂和下肢活动。先将棉垫衬于手腕或足踝部,再用绷带挽成双套结(实训图6-3)套在棉垫外拉紧,松紧度以肢体不易脱出且不影响血液循环为宜,将绷带系于床的主体结构处。

【注意事项】

1. 向患儿和家长解释约束的必要性,以取得理解和配合,并签署约束具使用知情同意书。

2. 约束带应松紧适宜,过松失去约束意义,过紧则影响局部血液循环。

实训图6-3　双套结

3. 每小时巡视1次,观察约束局部皮肤有无破损,皮肤颜色、温度、约束肢体的末梢循环状况;每2h松解、放松1次,必要时进行局部按摩,以促进血液循环,完整记录约束具使用观察表,做好交班。

实训七　婴幼儿灌肠术

【目的】

解除便秘,减轻腹胀;清洁肠道,为手术或检查做好准备;清除肠道有害物质,减轻中毒;治疗用药。

【实训准备】

1. 护士准备　了解患儿病情、意识状态、合作程度,测量生命体征,评估肛周皮肤情况;着装整洁,修剪指甲,洗手,戴口罩。

2. 患儿准备　患儿灌肠前排尿。

3. 用物准备　治疗盘内放一次性肠道灌洗器(包括挂环、贮液袋、引流导管、流量控制器、肛管)、水温计、弯盘、液状石蜡、棉签、卫生纸,另备大橡胶单或一次性护垫、治疗巾、便盆、手套,必要时备毛毯。根据医嘱备灌肠液,温度一般为39~41℃。

4. 环境准备　关闭门窗,调节室温26~28℃,拉床边隔帘。

【操作步骤】

1. 携用物至患儿床旁,核对解释。

2. 打开灌洗器包装,将灌肠液倒入贮液袋(新生儿及婴幼儿可使用空针抽取灌肠液),然后将灌洗器挂于输液架上,贮液袋内液面距离肛门40~60cm,婴幼儿30~40cm。排气,关闭流量控制器。

3. 协助患儿取左侧卧位,双膝屈曲,脱裤至膝部或解开尿裤,臀部移至床沿。不能自我控制排便的患儿可取仰卧位,臀下垫宽边便盆。将橡胶单与治疗巾垫于臀下,弯盘置于臀部旁边,备纱布或卫生纸于弯盘旁。

4. 再次核对,戴手套,排净空气,以液状石蜡润滑肛管前端。操作者左手垫纱布分开臀部,暴露肛门,嘱患儿深吸气,右手将肛管轻轻插入直肠(婴儿2.5~4cm,幼儿5~7.5cm)后固定,用尿布覆盖会阴部,以保持床单的清洁。

5. 操作者一手固定肛管,另一手松开流量控制器,使灌肠液缓缓流入。观察患儿的状况及贮液袋液面下降情况,若患儿有便意,嘱患儿深呼吸,或减慢流速,或减低贮液袋的高度;若溶液流入受阻,可轻轻转动或挤捏引流导管。

6. 待贮液袋内溶液将要流尽时,夹闭流量控制器,用卫生纸包裹肛管并使其折曲,轻轻拔出,擦净肛门;若需保留灌肠液,可轻轻夹紧两侧臀部。

7. 协助排便后,擦净肛门及臀部,取出便盆。脱去手套,协助患儿取舒适卧位,打开门窗,整理用物和床单位。

8. 核对,清理用物,洗手,记录。

【注意事项】

1. 插管动作要轻柔,避免损伤肠黏膜。

2. 婴幼儿需使用等渗液灌肠,灌肠液量遵医嘱而定,一般小于6个月约为50ml;6个月~1岁约为100ml;1~2岁约为200ml;2~3岁约为300ml。灌肠速度宜慢,并注意观察患儿情况,若患儿突然出现面色苍白、异常哭闹、腹痛或腹胀加剧应立即停止灌肠,并通知医生进行处理。

3. 灌肠过程中注意保暖,避免着凉。

4. 准确测量灌入量和排出量,达到出入量基本相等。

5. 急性心力衰竭或水钠潴留患儿禁用生理盐水灌肠;急腹症、消化道出血患儿禁忌做大量不保留灌肠。

实训八　股静脉穿刺技术

【目的】

采集血标本,以协助诊断。

【实训准备】

1. 护士准备　了解患儿病情、年龄、意识状态、心理状态,评估检查项目及穿刺部位皮肤;根据患儿年龄做好解释工作;着装整洁,修剪指甲,洗手,戴口罩。

2. 患儿准备　更换尿布,清洗患儿会阴部及腹股沟区的皮肤。

3. 用物准备　治疗盘内放皮肤消毒液、无菌棉签、弯盘、注射器、真空采血管、检验医嘱单、检验单和标签、无菌干棉球、锐器盒、手消毒液。

4. 环境准备　关闭门窗,室内环境清洁、宽敞、光线充足。

【操作步骤】

1. 携用物至床旁,解释并核对。脱去患儿一侧裤腿,用软枕垫高穿刺侧的臀部,暴露腹股沟区,用尿布包裹好会阴部,防止排尿时污染穿刺点。

2. 助手站在患儿头侧,用双肘及前臂约束患儿躯干及上肢,两手固定患儿两腿,使穿刺侧大腿外展成蛙状,髋部外展45°,并屈膝约90°,以便充分暴露腹股沟区(实训图8-1)。

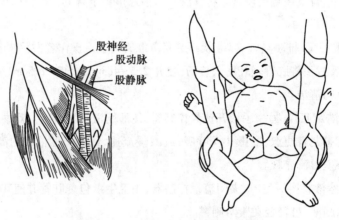

实训图 8-1　股静脉穿刺部位和固定法

3. 在患儿腹股沟中、内 1/3 交界处,用左手示指触摸股动脉搏动点,选择股动脉搏动点内侧 0.3~0.5cm 为穿刺点。以穿刺点为中心消毒穿刺部位皮肤,直径 5~6cm,待干。取出一次性注射器,消毒操作者左手示指(或戴无菌手套),在穿刺部位触摸股动脉搏动点后手指固定不动。右手持注射器,腕部靠在患儿大腿上作为支点,在选好的穿刺点处垂直刺入(或腹股沟内侧 1~3cm 处与皮肤成 45°角斜刺);然后边向上提针边抽回血,见回血后固定针头,抽取所需血量。

4. 快速拔针,将血液注入真空采血针内,血标本置于试管架,及时送检。

5. 助手用无菌干棉球压迫穿刺部位 5min,检查局部无出血,用敷贴固定。

6. 协助患儿取舒适体位,整理用物,洗手,记录。

【注意事项】

1. 严格无菌操作,防止感染。穿刺时密切观察患儿的意识、面色、生命体征变化,如有异常立即停止操作。拔针后按压力度要适宜,切忌一压一松,否则会出现血肿或青紫。

2. 如穿刺失败,不宜在同侧反复穿刺,防止形成血肿。若抽出鲜红色血液,表示误入股动脉,应立即拔出针头,按压局部 10~15min 至不出血为止,放松后仍应注意观察有无出血现象,必要时加压包扎。

3. 有出血倾向或凝血功能障碍者禁止股静脉穿刺。

股静脉穿刺术
(视频)

实训九　头皮静脉输液术

【目的】

使药物快速进入体内;补充营养和液体,维持体内水、电解质及酸碱平衡。

【实训准备】

1. 护士准备　评估患儿病情、年龄、意识状态、合作程度、药物过敏史;评估穿刺部位的皮肤及血管状况;着装整洁,修剪指甲,洗手,戴口罩。

2. 患儿准备　协助患儿排尿或更换尿布。

3. 用物准备　输液器、头皮针、注射器、输注药物、安尔碘、无菌棉签、无菌敷贴、弯盘、输液卡、备皮刀、砂轮、肥皂、纱布、便盆、输液架,必要时备小夹板及绷带。

4. 环境准备　室内清洁、宽敞,光线充足,保持适合的温度(26~28℃)。

【操作步骤】

1. 检查并核对药液及输液器,消毒输液瓶口,按医嘱加入药物,连接输液器。

2. 携用物至床旁,再次核对患儿,查对药液,无误后挂输液袋于输液架上,排尽空气,备好胶布。

3. 头部静脉穿刺　①患儿取仰卧位,助手固定患儿肢体和头部,操作者立于或坐于患儿头端,选择静脉,常选用额上静脉、颞浅静脉及耳后静脉(实训图9-1)。根据情况剃去穿刺部位头发,擦净备皮区皮肤,清晰暴露血管,常规消毒,再次核对。②操作者左手拇指、示指分别绷紧血管两端皮肤,右手持针柄,在距离静脉最清晰点后移约0.3cm处,将针头与皮肤成15°~20°角刺入皮肤,沿血管徐徐进针,见回血固定针头,打开调节器,点滴通畅后用无菌敷贴固定。

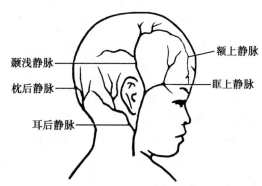

实训图9-1　头皮静脉示意图

4. 调节输液速度。再次核对,签字并告知家长输液过程中的注意事项。

5. 协助患儿取舒适体位,整理用物,整理床单位,洗手,记录。

【注意事项】

1. 严格执行查对制度和无菌原则,注意药物配伍禁忌。

2. 针头刺入后,如无回血可用注射器轻轻抽吸,仍无回血时试推少量液体,若通畅无阻,皮肤无隆起、无变色,说明穿刺成功;注意区分头皮动静脉,如皮肤变白表明进入小动脉,应立即拔出针头重新穿刺。

3. 穿刺过程中要密切观察患儿面色和病情变化情况,以免发生意外。

4. 头皮针和输液管的固定应牢固,防止头皮针移动脱落。

5. 长期输液者,要注意保护和合理使用静脉,可选择静脉留置针或经外周穿刺的中心静脉置管。

实训12

头皮静脉穿刺
技术(视频)

实训十　静脉留置管术

【目的】

保持静脉通路畅通,便于抢救和给药;减轻患儿痛苦。

【实训准备】

1. 护士准备　评估患儿病情、年龄、意识状态、合作程度、药物过敏史,穿刺部位的皮肤及血管状况;着装整洁,修剪指甲,洗手,戴口罩。

2. 患儿准备　选择头部静脉时应剃去穿刺部位的头发,洗净并擦干穿刺部位;协助患儿排尿,为小婴儿更换尿布。

3. 用物准备　除同头皮针静脉输液用物外,另备静脉留置针一套、封管液(0.9%氯化钠溶液或依据病情选择低浓度肝素溶液)。

4. 环境准备　室内清洁、宽敞,光线充足;必要时屏风遮挡。

【操作步骤】

1. 按医嘱准备液体及药物,核对并检查药液及输液器,消毒输液瓶口,连接输液器。

2. 携用物至患儿床旁,核对,解释,选择静脉。

3. 再次核对药液,无误后将输液瓶挂于输液架上,排尽空气,备好胶布。

4. 检查留置针包装,取出留置针,将输液针头刺入肝素帽至针头根部,松开调节器,排尽留置针内气体。

5. 铺治疗巾于穿刺部位下,选择穿刺血管,以穿刺点为中心,由内向外螺旋式不间断消毒,面积大于贴膜面积,不小于8cm×8cm,待干。扎止血带,以同样方法反向消毒第二次,待干,再次核对。

6. 穿刺　去除留置针护针套,查看针尖和套管尖端完好,旋转针芯、松动外套管,左手拇指绷紧穿刺部位皮肤固定静脉,右手拇指、示指持留置针针柄,针尖斜面向上,使针头与穿刺部位皮肤成15°~30°角进针,进针速度宜慢,见回血后放小角度(5°~15°)顺静脉再进针少许,确保套管尖端进入血管,后撤针芯(2~3mm),将外套管及针芯全部送入静脉内,松止血带,打开输液调节阀,确定液体滴入通畅后,撤出针芯,放于锐器收集器中。

7. 固定　取出无菌透明敷贴,以穿刺点为中心,采用无张力固定方法对留置针作密闭式固定,记录穿刺日期和时间,将记录胶条粘贴在Y型连接座上。用胶布固定插入肝素帽内的输液器针头及输液管。

8. 调节滴速,再次核对,签字并向患儿及家长交代注意事项。

9. 封管　输液完毕,拔出输液器针头,常规消毒肝素帽胶塞,将5ml封管液针头连接肝素帽,脉冲式冲管3ml,后1ml正压封管,边推注边夹闭留置针,后边退边拔针。

10. 再次输液　常规消毒肝素帽胶塞,松开留置针延长管,抽吸回血,并用生理盐水5~10ml冲管,确认通畅后,将输液针头连接肝素帽,打开调节器,调节滴速。

11. 输液完毕,关闭调节器,去除胶布与贴膜,拔出留置针,局部按压至不出血为止,告知患儿或家属穿刺点24h勿沾水。

12. 整理床单位,整理用物,洗手并记录。

【注意事项】

1. 选用相对粗直、有弹性、血流丰富、无静脉瓣、易于固定且避开关节的血管。对外周静脉条件不好者可选择胸腹壁或腋下静脉。

2. 在满足治疗的前提下选用最小型号、最短的留置针。穿刺前,仔细检查套管尖端是否有分叉破损、针头有无倒钩,套管有无断裂、开叉等情况。

3. 妥善固定,告知患儿及家属不要抓挠留置针,护士应注意观察。

4. 在严密观察的情况下,留置针可留置到治疗结束。特殊情况下,可依据温度、湿度及是否存在感染征象等缩短留置时间,留置期间严密观察穿刺部位,如有异常情况,应立即拔出留置针并做好局部处理。

5. 如发生导管堵塞,应拔管重新穿刺,切忌用力推注。

📖 知识链接

静脉输液港

  静脉输液港,简称输液港,是一个全植入式、埋植于人体内的闭合输液系统,包括一条中央静脉导管、导管末端连接的穿刺座,是目前临床静脉输液系统的最新技术。利用小手术将导管经皮下穿刺置入人体大静脉中(如锁骨下静脉、上腔静脉等),部分导管埋藏于皮下组织,将另一端的穿刺座留置于胸壁皮下组织中并缝合固定,缝合伤口愈合拆线后患儿体表可触摸到一突出圆球。输液时将针经皮下穿刺垂直进入穿刺座的储液槽即可。适用于输注高浓度的化疗药物、血液制品和完全胃肠外营养,也可以长时间连续输液和采血。采用输液港的患儿输入的药物浓度可被迅速稀释,避免对血管壁的刺激和损伤;留置时间可达5年甚至更长,可减少反复穿刺血管之苦;患儿日常生活不受限制,治疗方便而轻松,生活质量大大提高。因此,输液港是需要长期及重复输液患儿的静脉通路选择之一。

实训十一　温箱使用法

【目的】

为体重在2 000g以下的早产儿、体温不升、新生儿寒冷损伤综合征等新生儿提供温湿度适宜的、安全的隔离环境,以保持患儿体温恒定。

【实训准备】

1. 护士准备　评估新生儿,测量体温,了解胎龄、出生体重、日龄等;着装整洁,修剪指甲,洗手,戴口罩。

2. 用物准备　清洁消毒的温箱(实训图11-1)、蒸馏水、体温计、尿布、护理记录单。

3. 环境准备　关闭门窗,室内无对流风,室温调节至22~26℃。

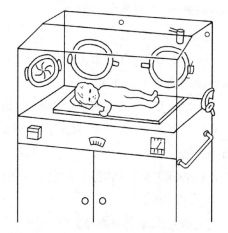

实训图 11-1　婴儿温箱

【操作步骤】

1. 检查温箱性能,铺好箱内婴儿床,温箱水槽内加蒸馏水至水位指示线。

2. 检查水槽内加蒸馏水至水位指示线。

3. 接通电源,打开开关,预热温箱。根据患儿体重及日龄设置温箱温度,箱内湿度一般为60%~80%。如果体温不升,箱温应设置为比新生儿体温高1℃。预热时间需30~60min。

4. 箱温达到预定温度后,核对新生儿,将新生儿穿单衣,裹好尿布后放入箱内。如果使用温箱的肤温控制模式调节箱温时,将探头肤温温度设置在36~36.5℃之间;并将温度探头置于新生儿剑突与脐部连线的中点处,用胶布固定。

5. 最初 2h,每 30~60min 测量体温 1 次,体温稳定后,1~4h 测量体温 1 次,并保持体温在 36.5~37.5℃。

6. 新生儿情况稳定,体重达 2 000g,或体重虽不到 2 000g,但一般情况良好,并且在 32℃ 温箱内,穿单衣能保持正常体温可出温箱。

7. 关闭电源,整理用物,对温箱进行终末清洁消毒处理。

【注意事项】

1. 严格执行操作规程,定期检查,确保安全。

2. 温箱避免放置在阳光直射、有对流风或取暖设备附近,以免影响箱内温度。一切护理操作应在温箱内进行,尽量减少开箱门,避免箱内温度波动。

3. 使用肤温控制模式时注意检查探头是否脱落,以免造成新生儿体温不升的假象,导致箱温调节失控。

4. 治疗过程中注意适当补充水分,以防体液丢失过多,护士操作应尽量在箱内集中进行,以免箱内温度波动。

5. 接触新生儿前后必须洗手,防止交叉感染。

6. 治疗过程中保持温箱门关闭,防止婴儿坠床。同时注意观察新生儿情况和温箱状态,如温箱报警,应及时查找原因,并妥善处理。

7. 保持温箱的清洁,每日清洁温箱,并更换蒸馏水。长期使用温箱者,应每周更换温箱,彻底清洁、消毒,并定期进行细菌监测。

实训十二　蓝光照射法

【目的】

降低血清胆红素浓度,辅助治疗新生儿高胆红素血症。

【实训准备】

1. 护士准备　了解患儿日龄、体重、黄疸的范围和程度、生命体征、精神状态等;着装整洁,修剪指甲,操作前洗手,戴口罩。

2. 患儿准备　患儿入箱前进行皮肤清洁,禁忌涂抹粉和油类,剪短指甲。

3. 用物准备　光疗箱、遮光眼罩、尿布、光疗记录卡。光疗灯管和反射板应清洁无灰尘,光疗箱需预热至适中温度。

4. 环境准备　室内温湿度适宜,关闭门窗。

【操作步骤】

1. 核对医嘱,作好解释工作。

2. 接通电源,检查线路及灯管的亮度。

3. 患儿全身裸露,戴遮光眼罩,避免光线损伤视网膜,用尿布覆盖会阴部,男婴要注意保护阴囊。

4. 将患儿放入预热好的光疗箱内(实训图 12-1),灯管与患儿皮肤距离 33~50cm,妥善处理输液及监护设备等。

5. 开始蓝光照射治疗前,护士需按医嘱设置光疗持续时间,并在护理记录单上记录光疗开始时间。

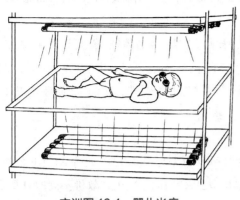

实训图 12-1 婴儿光疗

6. 加强巡视,随时监测体温,使体温维持在 36.5～37.2℃,如为单面光疗箱,每2h翻身1次,可以仰卧、侧卧、俯卧交替更换。俯卧位照射时要有专人巡视,避免口鼻受压影响呼吸。

7. 观察患儿精神反应、肌张力及黄疸程度的变化,每4h测量体温、呼吸、脉搏一次;每3h喂乳一次,观察大小便颜色与性状,皮肤有无发红、干燥、皮疹。

8. 遵医嘱静脉输液,按需哺乳,两次喂奶之间喂水,保证水分及营养的供给。

9. 定时监测血清胆红素,当血清胆红素低于 171μmol/L(10mg/dl)时可停止光疗,关闭灯管,摘掉眼罩,检查并清洁皮肤,给患儿穿衣,抱回原床位。

10. 清洁消毒光疗设备,记录出箱时间及灯管使用时间。

【注意事项】

1. 加强巡视,及时清除患儿的呕吐物、汗液、大小便,保持灯管的清洁和玻璃的透明度,防止灰尘影响光照强度,灯管使用300h后灯光能量输出减弱20%,900h后减弱35%,因此,蓝光灯管使用1 000h必须更换。

2. 光疗过程中患儿出现烦躁、嗜睡、高热、皮疹、呕吐、腹泻及脱水等症状时,及时与医生联系并处理,如体温高于37.8℃或者低于35℃,应暂停光疗,体温恢复正常后再继续治疗。

3. 光疗超过24h,应在光疗同时或光疗后补充核黄素,防止体内核黄素缺乏导致继发性红细胞谷胱甘肽还原酶活性降低而致溶血。

4. 光疗结束后,做好整机的清洗、消毒工作。

📖 **知识链接**

青 铜 症

青铜症是指患儿照射光疗后数小时,皮肤、尿液、泪液呈青铜色。目前发现当血清结合胆红素高于68.4μmol/L,并且血清谷丙转氨酶、碱性磷酸酶升高时,光疗可使皮肤呈青铜色。

青铜症的原因可能是由于胆汁淤积,胆红素化学反应产物经胆管排泄障碍导致。患儿的铜卟啉浓度明显升高,铜卟啉光疗后容易形成棕褐色物质,患儿的皮肤、血浆、肝、脾呈青铜色,但脑脊液和大脑并不受影响,所以无神经系统损伤。

青铜症患儿在光疗前就有肝功能损伤,光疗并不损害肝功能,当光疗停止后,青铜症可逐渐消退,没有明显的后遗症,但消退时间可较长,需2～3周。对于高结合胆红素血症和胆汁淤积症的患儿不宜进行光疗,出现青铜症后应停止光疗,关注患儿肝功能变化,积极治疗原发病,促进肝功能恢复及光氧化产物的排泄。

实训十三　换 血 疗 法

【目的】

换血疗法是抢救严重溶血患儿的重要手段。通过换血可以置换出致敏红细胞和血清中的免疫抗体,防止溶血并纠正贫血;降低未结合胆红素,防止胆红素脑病的发生;降低体内的各种毒素等。

【实训准备】

1. 护士准备　评估患儿身体状况,了解病史、诊断、日龄、体重、生命体征、黄疸等情况;着装整洁,修剪指甲,洗手,戴口罩,穿手术衣。

2. 患儿准备　换血前 4h 禁食,建立静脉通路;换血前根据患儿情况选择镇静剂,肌注苯巴比妥或水合氯醛灌肠。

3. 用物准备

(1)血源选择:Rh 血型不合采用 Rh 血型与母亲相同,ABO 血型与患儿相同,或抗 A、抗 B 效价不高的 O 型供血者;ABO 血型不合者可用 O 型红细胞加 AB 型血浆或用抗 A、抗 B 效价不高的 O 型血;根据具体情况决定换血量,新生儿溶血换血量为 150~180ml/kg,约为患儿全身血量的 2 倍,应尽量选用新鲜血,库存血不应超过 3d。

(2)药物准备:500ml 生理盐水 3 瓶、10% 葡萄糖酸钙 1 支、100ml 肝素盐水 1 瓶、20% 鱼精蛋白 1支,并按需要准备急救药物。

(3)物品准备:无菌换血手术包 1 套、静脉切开包 1 个,5ml、20ml、50ml 注射器各 3~5 个,三通管、采血管数个、弯盘、尿袋、换血记录单、心电监护仪 1 台、常规备氧气装置、吸痰器及其他急救设备,根据需要备输液泵或输血泵、输血加温仪、血糖仪。

4. 环境准备　在手术室或经消毒处理的环境中进行,预热辐射保暖床,室温保持在 26~28℃。

【操作步骤】

1. 核对患儿床号、姓名、性别、住院号,核对血制品。核对无误后,使患儿仰卧于辐射式保暖床上,贴上尿袋,固定四肢,安置心电监护仪。

2. 患儿换血前停止喂养 1 次,或于换血前抽出胃内容物,以防止换血过程中呕吐和误吸。

3. 选择脐静脉或其他较大静脉插管换血,也可选择脐动、静脉或外周动、静脉同步换血。

4. 常规消毒皮肤,铺治疗巾,行外周动、静脉留置套管针,连接三通管,抽血测定胆红素及生化项目后,测量静脉压后,再次核对血袋、姓名、腕带,确认无误开始换血。

5. 脐静脉换血以静脉压来决定换血速度,开始每次 10ml,逐渐增加到每次 20ml,以每分钟 2~4ml/kg 速度匀速进行;如果采用外周动、静脉同步换血,可用输液泵控制速度。

6. 密切监测心率、呼吸、血氧饱和度、胆红素、血气及血糖变化,每换血 100ml,监测血压 1 次,并给予 10% 葡萄糖酸钙 1ml 缓慢静推,以防止低钙血症。

7. 换血至总量的一半时,复查血气、血常规、电解质及血清胆红素,记录抽血量,两袋血之间用生理盐水冲洗换血皮条及输血装置。

8. 换血结束后,复查血气、血常规、电解质、血糖、凝血功能及血清胆红素,监测血压、心率、血氧饱和度及体温。

9. 换血完毕配合医生拔管,局部切口消毒,结扎缝合后用纱布压迫固定。

10. 记录,监测生命体征,观察心功能和局部切口情况。

【注意事项】

1. 向家属解释,签署换血知情同意书。

2. 严格遵守无菌技术要求,避免感染。

3. 插管动作应轻柔,避免造成静脉壁及内脏损伤;抽注速度均匀,注射器内不能有空气,每次注血前先抽回血,以防空气栓塞;注射器、管道、三通管需用含肝素的生理盐水冲洗,防止凝血。

换血疗法
(视频)

4. 换血过程中应注意保暖,密切观察患儿全身情况、末梢温度、血流灌注指数、血压变化及反应;使用新生儿输血加温装置对输入的血液预温,保持在 27~37℃ 之间,过低的库血温度可能会导致心律失常,温度过高则会导致溶血。

5. 详细记录每次出量、入量、累积出入量及用药量等。

6. 如情况稳定,换血 6h 后可试喂糖水,若无呕吐可进行正常喂养。

7. 在换血前、换血中、换血结束时均需抽取血标本,测定胆红素,视情况做生化检查,以判断换血效果及病情变化。

8. 换血后应继续光疗。

9. 脐静脉换血伤口未拆线前不宜沐浴,以防感染。

实训十四 儿童心肺复苏术

【目的】
使心跳呼吸骤停者在最短的时间内建立有效呼吸,恢复全身血液的供应。

【实训准备】
迅速评估和启动急救医疗服务系统,包括快速评估患儿的反应、呼吸,检查大血管搏动(婴儿触摸肱动脉,儿童触摸颈动脉),10s 内做出判断;迅速评估环境对抢救者和患儿的安全性,决定是否需要心肺复苏。

【操作方法】
婴儿(不包括新生儿)和儿童的基础生命支持程序为 C-A-B 方法,即胸外按压(chest compressions/circulation,C)、开放气道(airway,A)、建立呼吸(breathing/ventilations,B);由于新生儿心脏骤停主要为呼吸因素所致(已明确为心脏原因者除外),其基础生命支持程序为 A-B-C 方法。

1. 胸外按压 为达到最佳效果,应将患儿仰卧于硬板上。按压深度至少为胸部前后径的 1/3(婴儿约 4cm,儿童约 5cm,青春期至少 5cm,但不超过 6cm),按压频率 100~120 次/min,每次按压后让胸廓完全回弹,以保障心脏血流的充盈。常用的按压方法如下:

(1)双指按压法和双手环抱拇指按压法:适用于新生儿和婴儿。①双指按压法:急救者一手示指和中指置于患儿两乳头连线中点下方按压胸骨(实训图 14-1)。②双手环抱拇指按压法:急救者双手环抱患儿胸廓,两拇指重叠或并列放置于胸骨下 1/3 处,其余手指托住患儿背部起支撑作用,垂直按压胸骨(实训图 14-2)。

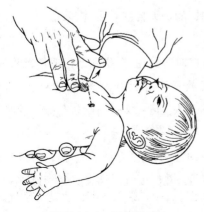

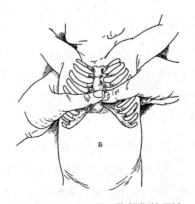

实训图 14-1 双指按压法   实训图 14-2 双手环抱拇指按压法

（2）单手按压法：适用于儿童。急救者一手固定患儿头部，以利通气，另一手掌根部按压患儿胸骨平乳头水平处（实训图14-3）。

（3）双手按压法，适用于年长儿，急救者一手重叠放于另一手背上，十指相扣，下方的手指抬起，手掌根部垂直按压患儿胸骨中、下1/3处（实训图14-4）。注意不要按压到剑突和肋骨。

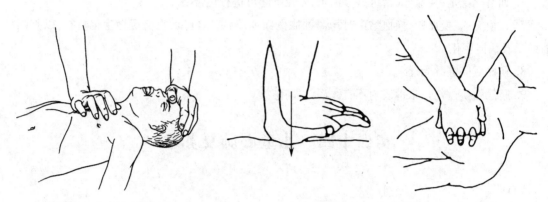

实训图 14-3　单手按压法　　　　　　　　　　　实训图 14-4　双手按压法

2. 开放气道　首先清除口、咽、鼻分泌物、异物或呕吐物。

（1）仰头抬颏法：急救者一手掌小鱼际部位置于患儿前额，另一手示指和中指将下颌骨上提，使下颌角和耳垂的连线与地面垂直（实训图14-5）。注意手指勿压颏下软组织，以免阻塞气道。

（2）托颌法（实训图14-6）：适用于疑有颈椎损伤者，急救者双手置于患儿头部两侧，握住下颌角向上托下颌，使头部后仰，下颌角和耳垂连线与地面成30°（婴儿）或60°（儿童）。

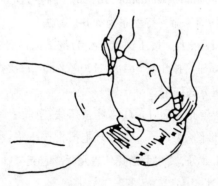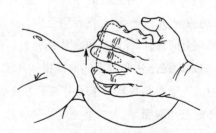

实训图 14-5　仰头抬颏法　　　　　　　　　　　实训图 14-6　托颌法

3. 建立呼吸　气道通畅后，患儿可能会出现自主呼吸；如仍无自主呼吸，应采用人工辅助通气，以维持气体交换。

（1）口对口人工呼吸：此法适用于现场急救。急救者口对口封住，拇指和示指捏紧患儿鼻孔，掌根部保持患儿头后仰，将气吹入，此时患儿胸廓抬起，然后放开鼻孔，使肺内气体自然排出，避免过度通气。如患儿为不足1岁的婴儿，采用口对口鼻吹气。每次人工呼吸3~5s，吹气与排气的时间之比为1:2。

（2）复苏气囊面罩通气：条件允许时可采用辅助呼吸的方法，选择合适的复苏气囊面罩，急救者采用C-E手法固定面罩，使其罩住患儿口鼻形成密闭的空间，并保证气道通畅，一手有节律地挤压、放松气囊。此法只用于短时间内的辅助通气。

（3）胸外按压与人工呼吸的协调：单人为婴儿和儿童复苏时，胸外按压与人工呼吸比为30∶2，即在胸外按压30次和开放气道后，立即给予2次有效的人工呼吸；若双人复苏则为15∶2。

复苏有效的标志：①扪及大动脉搏动。②出现自主呼吸。③扩大的瞳孔缩小，对光反射恢复。④口唇、甲床等处颜色转红。⑤肌张力增强。

心肺复苏术
（视频）

【注意事项】

1. 呼吸、心脏骤停一经确定，应分秒必争积极抢救，当心脏搏动、呼吸停止4～6min，大脑即发生不可逆转的损害，即使复苏成功，也会留有不同程度的神经系统后遗症。

2. 胸外心脏按压时部位要准确，用力要适宜，以防发生骨折或心肺损伤。

3. 按压放松时用力的手指抬起，但不离开胸壁皮肤，避免反复定位而延误抢救时间。按压中应保持连续性，中断时间不得超过10s。

4. 人工呼吸时，吹气应均匀，不可用力过猛，以免肺泡破裂；应观察患儿的胸廓起伏情况，以了解通气效果，如胸廓无抬起或抬起不明显，应考虑气道不通畅。

（于彩霞）

思考与练习

1. 女婴，足月顺产，7日龄。因皮肤黄疸较重就诊。体格检查：体温36.3℃，体重2 850g，按医嘱置于蓝光箱内照射治疗。

（1）为患儿进行蓝光照射过程中应注意哪些问题？

（2）患儿在蓝光照射过程可能出现哪些不良反应？如何处理？

扫一扫，
看总结

2. 患儿，女，1岁。因发热2d入院，根据医嘱，护士要为其进行盆浴。

（1）为患儿进行婴幼儿盆浴的目的是什么？

（2）盆浴过程中应注意哪些问题？

3. 患儿，女，7岁。因小腿骨折，术后1h。护士准备为患儿进行静脉留置针穿刺。

（1）护士应如何选择血管？

（2）穿刺操作中应注意什么？

扫一扫，
测一测

附 录

附录一 2015 年中国九市儿童体格发育测量值（$\overline{X}\pm S$）

1. 2015 年九市 3 岁以下儿童体格发育测量值（$\overline{X}\pm S$）

	年龄/月	体重/kg		身长/cm		头围/cm	
		男	女	男	女	男	女
城区	0~<1	3.4±0.4	3.3±0.4	50.4±1.6	49.8±1.6	34.0±1.4	33.7±1.3
	1~<2	5.0±0.6	4.6±0.6	56.3±2.1	55.2±2.0	37.7±1.2	37.0±1.2
	2~<3	6.2±0.7	5.7±0.6	60.2±2.2	58.9±2.1	39.5±1.1	38.6±1.1
	3~<4	7.1±0.8	6.5±0.7	63.4±2.1	61.9±2.2	40.9±1.3	39.9±1.2
	4~<5	7.8±0.9	7.1±0.8	65.8±2.2	64.1±2.1	41.9±1.3	40.9±1.2
	5~<6	8.3±0.9	7.6±0.9	67.7±2.3	66.1±2.3	42.9±1.3	41.8±1.3
	6~<8	8.7±0.9	8.0±0.9	69.5±2.3	67.9±2.3	43.8±1.3	42.6±1.2
	8~<10	9.4±1.0	8.7±1.0	72.5±2.4	70.9±2.6	45.0±1.3	43.9±1.3
	10~<12	9.9±1.1	9.2±1.1	75.1±2.6	73.7±2.7	45.7±1.4	44.7±1.3
	12~<15	10.3±1.1	9.7±1.1	77.6±2.7	76.2±2.7	46.3±1.3	45.3±1.3
	15~<18	11.1±1.2	10.5±1.2	81.4±3.0	80.1±3.0	47.0±1.3	46.1±1.3
	18~<21	11.5±1.3	10.9±1.2	84.0±3.0	82.8±3.0	47.6±1.3	46.6±1.3
	21~<24	12.4±1.4	11.7±1.3	87.3±3.1	86.1±3.1	48.1±1.3	47.1±1.3
	24~<30	13.0±1.5	12.4±1.4	90.6±3.6	89.3±3.6	48.5±1.4	47.5±1.4
	30~<36	14.3±1.7	13.6±1.7	95.6±3.8	94.2±3.8	49.1±1.4	48.2±1.4
郊区	0~<1	–	–	–	–	–	–
	1~<2	5.0±0.6[c]	4.7±0.6[c]	56.3±2.2	55.3±2.1	37.8±1.2[b]	37.1±1.2[c]
	2~<3	6.3±0.8[c]	5.8±0.7[c]	60.5±2.3[c]	59.0±2.2[b]	39.7±1.3[c]	38.8±1.2[c]
	3~<4	7.1±0.8	6.5±0.7	63.3±2.3	61.8±2.2	41.0±1.3	39.9±1.2
	4~<5	7.8±0.9	7.1±0.9	65.6±2.3[b]	64.0±2.2[b]	42.1±1.3[c]	41.0±1.3
	5~<6	8.2±1.0	7.6±0.9	67.5±2.3[b]	65.9±2.3[b]	43.0±1.3	41.9±1.3[c]
	6~<8	8.7±1.1	8.1±1.0	69.4±2.6	67.8±2.5	43.8±1.3	42.8±1.3[c]
	8~<10	9.2±1.1[c]	8.6±1.0[b]	72.2±2.6[c]	70.7±2.5[c]	44.9±1.3	43.8±1.3
	10~<12	9.8±1.1[c]	9.1±1.1[c]	74.8±2.7[c]	73.3±2.6[c]	45.7±1.3	44.6±1.3[b]
	12~<15	10.3±1.2	9.7±1.1	77.5±2.8	76.1±2.7	46.3±1.3	45.2±1.3[c]
	15~<18	10.9±1.2[c]	10.3±1.2[c]	81.1±2.8[c]	79.7±3.0	46.9±1.3	45.9±1.3[c]
	18~<21	11.5±1.3	10.8±1.3[b]	83.6±3.2[c]	82.3±3.1[c]	47.4±1.3[c]	46.4±1.3[c]
	21~<24	12.3±1.4[b]	11.7±1.3[b]	86.7±3.3[c]	85.5±3.2[c]	48.0±1.3[b]	47.0±1.3
	24~<30	13.0±1.5	12.3±1.5	90.6±3.6	89.1±3.5[b]	48.4±1.4[b]	47.4±1.4
	30~<36	14.1±1.7[c]	13.6±1.6	95.1±3.8[b]	94.1±3.7	49.0±1.4[c]	48.1±1.4[b]

2. 2015年九市3岁~<7岁儿童体格发育测量值($\bar{X}\pm S$)

	年龄/岁	体重/kg 男	体重/kg 女	身高/cm 男	身高/cm 女	坐高/cm 男	坐高/cm 女	胸围/cm 男	胸围/cm 女	腰围/cm 男	腰围/cm 女	BMI 男	BMI 女
城区	3.0~<3.5	15.5±2.0	14.9±1.8[a]	99±4	98±4	58.0±2.5	57.0±2.4	51.1±2.7	50.0±2.5	48.4±3.3	47.6±3.0	15.58±1.35	15.34±1.28
	3.5~<4.5	16.6±2.2	16.0±2.0[a]	103±4	112±4	59.6±2.5	58.7±2.4	52.4±2.7	51.0±2.6	49.7±3.4	48.6±3.2	15.57±1.33	15.29±1.30
	4.0~<4.5	17.8±2.5	16.9±2.2[a]	107±4	105±4	61.1±2.5	60.1±2.4	53.4±3.0	51.8±2.7	50.7±3.8	49.3±3.3	15.56±1.51	15.18±1.34
	4.5~<5.0	19.0±2.8	18.1±2.5	110±5	109±4	62.6±2.6	61.8±2.6	54.6±3.2	52.8±3.1	51.7±4.1	50.0±3.7	15.63±1.57	15.26±1.50
	5.0~<5.5	20.4±3.1	19.5±2.9[a]	114±5	113±5[a]	64.2±2.6	63.4±2.5[a]	55.6±3.5	54.0±3.3	52.3±4.3	51.0±4.1	15.57±1.66	15.25±1.62
	5.5~<6.0	21.7±3.5	20.7±3.2[a]	117±5	116±5[a]	65.5±2.7	64.8±2.5[a]	56.7±3.8	55.0±3.7	53.4±4.7	51.6±4.4	15.77±1.85	15.35±1.69
	6.0~<7.0	23.7±4.0	22.3±3.6[a]	122±5	120±5[a]	67.4±2.8	66.5±2.7	58.3±4.3	56.1±3.9	54.7±5.3	52.5±4.7	15.91±1.98	15.39±1.81
郊区	3.0~<3.5	15.4±1.9	14.8±1.9	99±4[a]	98±4[c]	57.8±2.5	56.9±2.5	51.2±2.6	49.9±2.5	48.5±3.3	47.7±3.3	15.68±1.30	15.41±1.30
	3.5~<4.0	16.5±2.1[b]	15.8±2.0	103±4[c]	102±4[c]	59.4±2.5[b]	58.5±2.4[b]	52.3±2.6	50.9±2.7	49.4±3.3[b]	48.4±3.3	15.58±1.30	15.32±1.30
	4.0~<4.5	17.6±2.4[c]	16.9±2.3	106±4[c]	105±4[b]	61.0±2.5[b]	60.0±2.5	53.2±2.9[b]	51.8±2.9	50.4±3.7[b]	49.2±3.6	15.51±1.38	15.27±1.40
	4.5~<5.0	18.7±2.8[c]	17.9±2.3[c]	109±5[c]	109±4[c]	62.4±2.6[c]	61.6±2.4	54.2±3.2[c]	52.6±2.8[c]	51.0±4.1[c]	49.7±3.6[c]	15.55±1.52	15.18±1.37
	5.0~<5.5	20.0±3.1[c]	19.1±2.7[c]	113±5[c]	112±5[c]	63.8±2.7[c]	63.1±2.5[c]	55.2±3.5[c]	53.5±3.2[c]	51.9±4.6[c]	50.5±4.0[c]	15.58±1.70	15.17±1.52
	5.5~<6.0	21.3±3.3[c]	20.3±3.2[c]	116±5[c]	115±5[c]	65.3±2.6[c]	64.4±2.7[c]	56.3±3.6[c]	54.4±3.6[c]	52.8±4.8[c]	51.1±4.5[c]	15.68±1.75	15.25±1.72
	6.0~<7.0	23.3±4.0[c]	22.0±3.5[c]	121±5[c]	120±5[c]	67.2±2.8[b]	66.4±2.7	57.9±4.1[c]	55.8±3.7[c]	54.2±5.4[c]	52.0±4.7[c]	15.80±1.96	15.24±1.74

注:男女比较,[a]$p<0.01$;与城区同年龄同性别比较,[b]$p<0.05$,[c]$p<0.01$;—为未测量。

附录二　中国儿童膳食营养素参考摄入值

1. 能量和蛋白质的 DRIs 及脂肪供能比

年龄/岁	能量 EAR/(kcal·d⁻¹)						蛋白质 RNI/(g·d⁻¹)		脂肪占总能量百分比/%
	躯体活动水平(轻)		躯体活动水平(中)		躯体活动水平(重)				
	男	女	男	女	男	女	男	女	
0~	–	–	90kcal(kg·d)	90kcal(kg·d)	–	–	9(AI)	9(AI)	48(AI)
0.5~	–	–	80kcal(kg·d)	80kcal(kg·d)	–	–	20	20	40(AI)
1~	–	–	900	800	–	–	25	25	35(AI)
2~	–	–	1 100	1 000	–	–	25	25	
3~	–	–	1 250	1 200	–	–	30	30	
4~	–	–	1 300	1 250	–	–	30	30	20~30
5~	–	–	1 400	1 300	–	–	30	30	
6~	1 400	1 250	1 600	1 450	1 800	1 650	35	35	
7~	1 500	1 350	1 700	1 550	1 900	1 750	40	40	20~30
8~	1 650	1 450	1 850	1 700	2 100	1 900	40	40	
9~	1 750	1 550	2 000	1 800	2 250	2 000	45	45	
10~	1 800	1 650	2 050	1 900	2 300	2 150	50	50	
11~	2 050	1 800	2 350	2 050	2 600	2 300	60	55	20~30
14~	2 500	2 000	2 850	2 300	3 200	2 550	75	60	20~30
18~	2 250	1 800	2 600	2 100	3 000	2 400	65	55	20~30
50~	2 100	1 750	2 450	2 050	2 800	2 350	65	55	20~30
65~	2 050	1 700	2 350	1 950	–	–	65	55	20~30
80~	1 900	1 500	2 200	1 750	–	–	65	55	20~30
孕妇									
早期	–	+0	–	+0	–	+0	–	+0	20~30
中期	–	+300	–	+300	–	+300	–	+15	20~30
晚期	–	+450	–	+450	–	+450	–	+30	20~30
乳母	–	+500	–	+500	–	+500	–	+25	20~30

注:未制订参考值者用"–"表示;"+"表示在同龄人群参考值基础上额外增加量。

2. 常量和微量元素的 DRIs 或 AIs

年龄/岁	钙 RNI/(mg·d⁻¹)	磷 RNI/(mg·d⁻¹)	钾 AI/(mg·d⁻¹)	钠 AI/(mg·d⁻¹)	镁 RNI/(mg·d⁻¹)	铁 RNI/(mg·d⁻¹) 男	女	碘 RNI/(µg·d⁻¹)	锌 RNI/(mg·d⁻¹) 男	女	硒 RNI/(µg·d⁻¹)	铜 RNI/(mg·d⁻¹)	氟 AI/(mg·d⁻¹)	铬 AI/(µg·d⁻¹)	锰 AI/(mg·d⁻¹)	钼 RNI/(µg·d⁻¹)
0~	200(AI)	100(AI)	350	170	20(AI)	0.3(AI)		85(AI)	2.0(AI)		15(AI)	0.3(AI)	0.01	0.2	0.01	2(AI)
0.5~	250(AI)	180(AI)	550	350	65(AI)	10		115(AI)	3.5		20(AI)	0.3(AI)	0.23	4.0	0.7	15(AI)
1~	600	300	900	700	140	9		90	4.0		25	0.3	0.6	15	1.5	40
4~	800	350	1 200	900	160	10		90	5.5		30	0.4	0.7	20	2.0	50
7~	1 000	470	1 500	1 200	220	13		90	7.0		40	0.5	1.0	25	3.0	65
11~	1 200	640	1 900	1 400	300	15	18	110	10.0	9.0	55	0.7	1.3	30	4.0	90
14~	1 000	710	2 200	1 600	320	16	18	120	11.5	8.5	60	0.8	1.5	35	4.5	100
18~	800	720	2 000	1 500	330	12	20	120	12.5	7.5	60	0.8	1.5	30	4.5	100
50~	1 000	720	2 000	1 400	330	12	12	120	12.5	7.5	60	0.8	1.5	30	4.5	100
65~	800	700	2 000	1 400	320	12	12	120	12.5	7.5	60	0.8	1.5	30	4.5	100
80~	800	670	2 000	1 300	310	12	12	120	12.5	7.5	60	0.8	1.5	30	4.5	100
孕妇																
早期	+0	+0	+0	+0	+40	—	+0	+110	—	+2.0	+5	+0.1	+0	+1.0	+0.4	+10
中期	+200	+0	+0	+0	+40	—	+4	+110	—	+2.0	+5	+0.1	+0	+4.0	+0.4	+10
晚期	+200	+0	+0	+0	+40	—	+9	+110	—	+2.0	+5	+0.1	+0	+6.0	+0.4	+10
乳母	+200	+0	+400	+0	+0	—	+4	+120	—	+4.5	+18	+0.6	+0	+7.0	+0.3	+3

注：未制订参考值者用"—"表示；"+"表示在同龄人群参考值基础上额外增加量。

3. 脂溶性和水溶性维生素的 DRIs

年龄/岁	维生素A RNI/(μg RAE·d^{-1}) 男	女	维生素D RNI/(μg/d)	维生素E AI/(mg α-TE·d^{-1})	维生素B$_1$ RNI/(mg·d^{-1}) 男	女	维生素B$_2$ RNI/(mg·d^{-1}) 男	女	维生素B$_6$ RNI/(mg·d^{-1})	维生素B$_{12}$ RNI/(μg·d^{-1})	维生素C RNI/(mg·d^{-1})	泛酸 AI/(mg·d^{-1})	叶酸 RNI/(μg DFE·d^{-1})	烟酸 RNI/(mg NE·d^{-1}) 男	女	胆碱 AI/(mg·d^{-1}) 男	女	生物素 AI/(μg·d^{-1})
0~	300(AI)		10(AI)	3	0.1(AI)		0.4(AI)		0.2(AI)	0.3(AI)	40(AI)	1.7	65(AI)	2(AI)		120		5
0.5~	350(AI)		10(AI)	4	0.3(AI)		0.5(AI)		0.4(AI)	0.6(AI)	40(AI)	1.9	100(AI)	3(AI)		150		9
1~	310		10	6	0.6		0.6		0.6	1.0	40	2.1	160	6		200		17
4~	360		10	7	0.8		0.7		0.7	1.2	50	2.5	190	8		250		20
7~	500		10	9	1.0		1.0		1.0	1.6	65	3.5	250	11	10	300		25
11~	670	630	10	13	1.3	1.1	1.3	1.1	1.3	2.1	90	4.5	350	14	12	400		35
14~	820	630	10	14	1.6	1.3	1.5	1.2	1.4	2.4	100	5.0	400	16	13	500	400	40
18~	800	700	10	14	1.4	1.2	1.4	1.2	1.4	2.4	100	5.0	400	15	12	500	400	40
50~	800	700	10	14	1.4	1.2	1.4	1.2	1.6	2.4	100	5.0	400	14	12	500	400	40
65~	800	700	15	14	1.4	1.2	1.4	1.2	1.6	2.4	100	5.0	400	14	11	500	400	40
80~	800	700	15	14	1.4	1.2	1.4	1.2	1.6	2.4	100	5.0	400	13	10	500	400	40
孕妇																		
早期	−	+0	+0	+0	−	+0	−	+0	+0	+0.5	+0	+1.0	+200	−	+0	−	+20	+0
中期	−	+70	+0	+0	−	+0.2	−	+0.2	+0.8	+0.5	+15	+1.0	+200	−	+0	−	+20	+0
晚期	−	+70	+0	+0	−	+0.3	−	+0.3	+0.8	+0.5	+15	+1.0	+200	−	+0	−	+20	+0
乳母	−	+600	+0	+3	−	+0.3	−	+0.3	+0.3	+0.8	+50	+2.0	+150	−	+3	−	+120	+10

注:未制订参考值者用"−"表示;"+"表示在同龄人群参考值基础上额外增加量。

中英文名词对照索引

参考文献

1. 张玉兰. 王宝香. 儿科护理学. 4 版. 北京：人民卫生出版社, 2018.

2. 崔焱. 仰曙芬. 儿科护理学. 6 版. 北京：人民卫生出版社, 2017.

3. 王卫平, 孙锟, 常立文. 儿科学. 9 版. 北京：人民卫生出版社, 2018.

4. 张玉兰. 卢敏芳. 儿科护理. 北京：人民卫生出版社, 2016.

5. 张玉兰. 儿科护理学. 3 版. 北京：人民卫生出版社, 2014.

6. 崔焱. 儿科护理学. 5 版. 北京：人民卫生出版社, 2012.

7. 王卫平. 儿科学. 8 版. 北京：人民卫生出版社, 2013.

8. 桂永浩, 薛辛东. 儿科学. 3 版. 北京：人民卫生出版社, 2015.

9. 薛辛东. 儿科学. 2 版. 北京：人民卫生出版社, 2012.

10. 薛辛东, 杜立中. 儿科学. 2 版. 北京：人民卫生出版社, 2011.

11. 于海红, 张玉兰. 儿科护理学实训与学习指导. 北京：人民卫生出版社, 2014.

12. 胡亚美, 江载芳. 诸福棠实用儿科学. 7 版. 北京：人民卫生出版社, 2011

13. 胡亚美, 江载芳. 诸福棠实用儿科学. 8 版. 北京：人民卫生出版社, 2015.

14. 高凤, 张宝琴. 儿科护理. 3 版. 北京：人民卫生出版社, 2015.

15. 王辰, 王建安. 内科学. 3 版. 北京：人民卫生出版社, 2015.

16. 于海红. 儿科护理. 北京：人民卫生出版社, 2008.

17. 于海红. 母婴及儿童护理. 北京：高等教育出版社, 2005.

18. 古桂雄, 戴耀华. 儿童保健学. 北京：清华大学出版社, 2011.

19. 刘湘云, 陈荣华等. 儿童保健学. 4 版. 南京：江苏科学技术出版社, 2011.

20. 2018 年我国卫生健康事业发展统计公告. 北京：国家卫生健康委员会, 2019.

21. 中国卫生和计划生育统计年鉴委员会. 中国卫生健康统计年鉴 2018. 北京：统计局, 2018.

22. 金星明. 促进发育行为儿科学与儿童保健学的和谐发展. 中国儿童保健杂志, 2011, 19(1)：5-6.

23. 卫疾控发[2007]305 号. 扩大国家免疫规划实施方案. 首都公共卫生, 2008(2)2：49-51.

24. 全国护士执业资格考试用书编写专家委员会编写. 2019 年全国护士执业资格考试指导. 北京：人民卫生出版社, 2018.

25. 全国护士执业资格考试用书编写专家委员会编写. 2019 年全国护士执业资格考试同步练习题集. 北京：人民卫生出版社, 2018.

26. 王秀玲. 2019 全国护士执业资格考试考前狂背 100 天. 北京：人民卫生出版社, 2018.

27. 范言诗, 谢晓恬. 儿童 1 型糖尿病早期识别与诊断研究进展. 中华实用儿科临床杂志, 2017, 32(20), 1595-1598.

28. 夏华, 李霞, 施露. 风湿热的二级预防—美国心脏病学会及儿科学会 2009 年建议. 医学信息, 2014, 27(1)：511-512.

29. Marllyn J. Hockenberry. Wong's Nursing Care of Infants and Children. Seventh Edetion. philadelphia：Mosby, 2003.

30. 刘小红. 肾病综合征儿童心理行为问题的防治. 中国儿童保健杂志, 2010, 18(8)：636-637.

31. 袁斌, 王璐, 赵长江. 中医儿科临床诊疗指南·小儿急性肾小球肾炎(修订). 中医儿科杂志, 2016, 12(6)：1-5.

32. 中华医学会风湿病学分会. 风湿热诊断和治疗指南. 中华风湿病学杂志,2011,15(7):483-486.

33. 中华医学会儿科学分会儿童保健学组,儿童微量营养素缺乏防治建议. 中华儿科杂志,2010,48(7):502-509.

34. 金星明. 促进发育行为儿科学与儿童保健学的和谐发展. 中国儿童保健杂志,2011,19(1):5-6.

35. 中国医师协会新生儿专业委员会. 中国新生儿病房分级建设与管理指南(建议案). 中华实用儿科临床杂志,2013,28(3):231-237.